滇南医学名医丛书

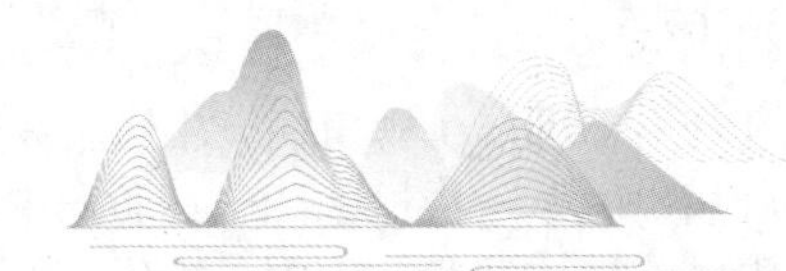

龙祖宏诊治脾胃肝胆病经验撷萃

主　编　王华宁

副主编　曹艳萍　沈　静

编　委（按姓氏笔画排序）

马　可　冉　滨　杜义斌　李　莉

李　襄　李喜云　杨秋萍　张胜华

陈必勤　陈建华　罗树培　周文静

徐　敏　郭欢芳　涂家荣　董洁群

韩　壮　韩东光　焦芹顺　蔡开莉

秘　书　蔡开莉

人民卫生出版社

·北　京·

图书在版编目（CIP）数据

龙祖宏诊治脾胃肝胆病经验撷萃 / 王华宁主编. —
北京：人民卫生出版社，2024.4
（滇南医学名医丛书）
ISBN 978-7-117-36167-5

Ⅰ. ①龙…　Ⅱ. ①王…　Ⅲ. ①脾胃病－中医临床－经验－中国－现代②肝病（中医）－中医临床－经验－中国－现代③胆道疾病－中医临床－经验－中国－现代　Ⅳ. ①R256.3②R256.4

中国国家版本馆 CIP 数据核字（2024）第 070108 号

龙祖宏诊治脾胃肝胆病经验撷萃
Long Zuhong Zhenzhi Pi Wei Gan Dan Bing Jingyan Xiecui

主　　编：王华宁
出版发行：人民卫生出版社（中继线 010-59780011）
地　　址：北京市朝阳区潘家园南里 19 号
邮　　编：100021
E - mail：pmph @ pmph.com
购书热线：010-59787592　010-59787584　010-65264830
印　　刷：三河市博文印刷有限公司
经　　销：新华书店
开　　本：710 × 1000　1/16　　印张：15
字　　数：269 千字
版　　次：2024 年 4 月第 1 版
印　　次：2024 年 5 月第 1 次印刷
标准书号：ISBN 978-7-117-36167-5
定　　价：89.00 元
打击盗版举报电话：010-59787491　E-mail：WQ @ pmph.com
质量问题联系电话：010-59787234　E-mail：zhiliang @ pmph.com
数字融合服务电话：4001118166　E-mail：zengzhi @ pmph.com

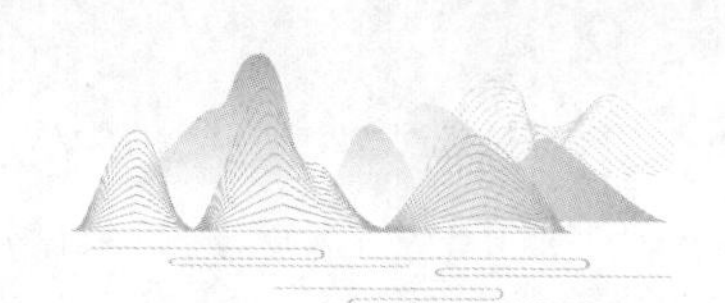

“滇南医学名医丛书”

编 委 会

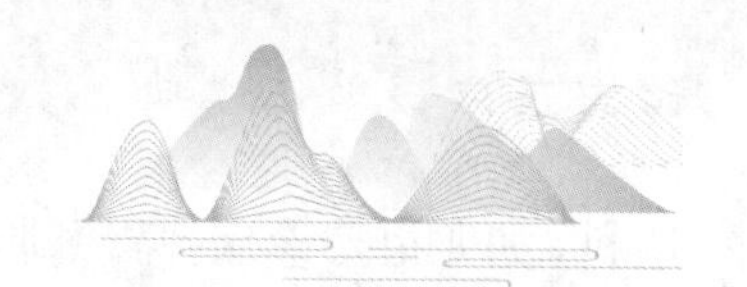

路志正序

文化是一个民族的血脉，更是一个民族的灵魂，文化兴则国运兴，文化强则民族强。中医药学根植于中华优秀传统文化，是中华民族原创且具有鲜明华夏特质的医学体系。

在这源远流长、博大精深的医药体系中，一源多流，枝繁叶茂，可细化、分化和深化为不同流派。历代传承，发展至今，中医各学术流派更是精彩纷呈，滇南医学正是祖国医学流派中的灿烂瑰宝。

一方水土孕育一方文明，云南是人类文明重要发祥地之一，是独具秀美山川和民族特色的旅游胜地，更是拥有繁多道地瑞草、稀有金石灵兽的民族医学的传承创新之地。一方文明引领一方医学，庄蹻入滇，中原医药文化渐兴，并与各少数民族医药交相辉映，传承千年，形成了以兰茂为代表的，璀璨绚烂、卓尔不群的滇南医学。明代的兰茂是一位了不起的苍生大医，身处云岭大地，心系岐黄大业，著有《滇南本草》和《医门揽要》等传世之作。明清以降，滇南医学流派纷呈，名家辈出，如彭子益和曲焕章等皆为翘楚。民国乃至新中国成立后，名声显赫的吴氏、姚氏、戴氏、康氏四大名家亦是有口皆碑，家喻户晓。

作为后来者，吾辈中医人理应继承精华，更需发扬光大。“滇南医学名医丛书”涵盖了近现代云南中医界中具有显著代表性的诸位名医大家，该书首叙医家平生事略，“学术思想”和“理论探幽”章节介绍医家主要学术思想，“辨治思路”和“临证心得”章节论述医家于多年临床中独创或改良的内外治法，“方药辨析”章节总结医家的用药心法，运用经方、时方乃至原创验方的心得，并列举相关临床验案，以便读者能进一步学习医家的诊疗思想。此外，尚有“医话与文选”章节，通过医家讲演和诊余漫谈的内容，诸位滇南医家的形象更加丰满生动，跃然纸上，而“传承与创新”章节，则突出了医家毕生于医疗、教学、科研领域的守正创新，上下求索。丛书由以上诸多专题组成，可谓呕心沥血之作。

丛书有四大亮点。一者立足经典学术，如吴佩衡承郑钦安扶阳奥旨，以温通大法独步杏林；严继林承戴丽三之学，阐仲景六经辨证法式。二者囊括临证诸科，如龙祖宏诊疗脾胃肝胆疾病，刘复兴诊疗皮肤病，易修珍、张良英诊疗妇人病，吕重安诊疗小儿病，罗铨诊疗老年病，苏藩诊疗眼病等，皆为当代滇南医家立足临床各科，毕生躬耕实践的精华集成，诸位医家扎根高原土地，服务一方百姓，体现了滇南医者的责任与担当。三者涵盖多元诊疗，如张沛霖擅针灸，夏惠明擅推拿等，由此突出了中医具有显著优势的传统外治法。四者彰显守正创新，如姚氏家学传承数代，成一家之言，可谓守正；张震创立证候层次结构学说，独具卓见，可谓创新。丛书编排合理，搜罗广泛，纲举而目张，承前而启后，可谓滇南医学的集大成之作。

滇南医学是新时代云南中医人的学术家园，于此国运昌隆之际，“滇南医学名医丛书”应运而生，希望将来有更多相关的学术研究与实践经验得以呈现，同时注重宣传推广，将丛书成果转化为社会价值，以此造福全民健康。

余嘉勉其志，故乐为之序。

燕州医叟 路志正

2022年10月1日于北京

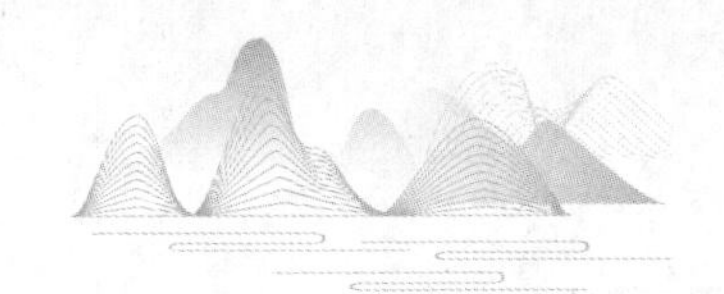

张震序

云南简称滇，地处我国之南，故又称滇南。钟灵毓秀，民风淳朴，兄弟民族众多。自十三世纪后医药文化已较发达，明代云南中医药学术杰出代表止庵兰茂先生撰《滇南本草》，其序云："余幼酷好本草，考其性味，辨地理之情形，察脉络之往来……余留心数年，审辨数品仙草，合滇中蔬菜草木种种性情，著《滇南本草》三卷，特救民病以传后世……后有学者，以诚求之。切不可心矢大利而泯救病之心……凡行医者，合脉理参悟，其应如响，然凡奇花异草，切勿轻传匪人，慎之慎之。"展转传承，渐形成滇南医派群，代有发展。近百余年来，以云南四大名医为代表的医家各有专长，为民祛疾，深受群众爱戴。新中国成立后，毛泽东同志指明中国医药学是一个伟大的宝库，应当努力发掘，加以提高。十八大以来，党中央习近平总书记把发展中医药事业摆在突出的位置，指示遵循中医药发展规律，传承精华，守正创新。在省卫生健康委中医药管理局的领导下，云南名中医、省中医药学会会长郑进教授和彭江云教授、秦国政教授，鉴于滇南医派众多，精英汇集，各具特色，可供交流，积极主动组织各派骨干共同参与本丛书之编写以供同道诸君参考。此举难能可贵，故为之序。

云南省中医中药研究院 张震

2022年3月20春分日于昆明

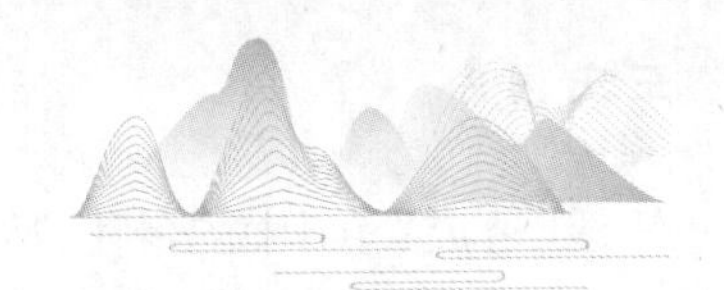

王庆国序

作为弘扬我国优秀传统文化的重要载体，中医药为中华民族的富强昌盛作出了巨大贡献。中医学在历代发展的历史长河中，诞生了伤寒、河间、攻邪、滋阴、易水、温补、温病等影响深远的学术流派，进而发展了中医学术理论与实践特色。近些年来，地域文化特色鲜明的学术流派又相继诞生，如岭南医学、新安医学、孟河医派、龙江医派等，中医学术流派由此进入了百花齐放、百家争鸣的新时代。

云南位于祖国西南，复杂的地形地貌及海拔差异造就了云南多样的立体气候，39 万平方千米的土地上孕育了多种生态类型的丰富物种，拥有全国种类最为繁多的天然药物资源，云南由此成为世界著名的生物多样性中心。战国伊始，庄蹻入滇，开启了古滇文明的发展历程，25 个少数民族世居于此，孕育了璀璨多元的民族文化，而随着汉、唐和明代三次较大规模的汉族士人南迁入滇，中原文化亦不断传入云南。基于云南独特的地理时空环境和文化融合积淀，古滇文明与中原文化交相辉映，以中医药学理论体系为主体，融汇多种世居少数民族的医学特色，寓鲜明地域性、民族性、文化性、兼容性于一体的医学流派——“滇南医学”由此诞生。

明清以降，滇南医学发展盛极，名医辈出，著述颇丰。明代著名医药学家兰茂所著《滇南本草》《医门揽要》，为滇南医学成型阶段的标志性著作。清末民国时期，大理白族名医彭子益著《圆运动的古中医学》，阐河图中气升降圆运动之秘，今人李可大为推崇。曲靖彝医曲焕章创“云南白药”，乃中医药民族品牌之瑰宝。新中国成立后，云南四大名医吴佩衡、姚贞白、戴丽三、康诚之可谓家喻户晓，众口皆碑，而吴氏扶阳学术流派、姚氏妇科学术流派、戴氏经方学术流派、管氏特殊针法学术流派等亦相应诞生，诸家流派弘化一方，医道法脉传承至今。

为充分发挥中医药防病治病的独特优势和作用，传承精华，守正创新，云南省大批专家学者对云南中医界的多家中医学术流派以及诸位名医名家的学术思想、临床经验、名著名方及特色诊疗方法等进行系统梳理，深化其内涵，拓展其外延，著成“滇南医学名医丛书”，可谓滇南医学发展史上具有里程碑和划时代意义的盛事盛举。相信本套丛书的出版问世，将能大力弘扬滇南医学流派的学术思想，分享名医名家的临床经验、治病方略和特色技艺，也能为中医药界广大同仁深入了解滇南医学提供良好有效的途径，医者受益的同时，亦可泽被滇南百姓，造福民生健康。

滇南医学，于斯为盛，兰茂垂范，道不远人。丛书即将付梓，余欣喜之际，乐而为序也。

北京中医药大学 王庆国

2022年10月

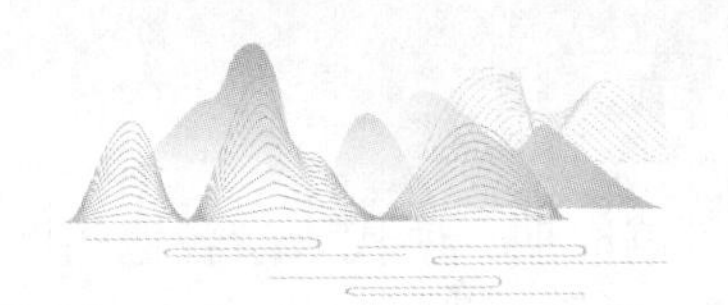

前　言

首论滇南医学之起源，可谓：医学肇三皇，滇南无尽藏。

轩岐仁术，肇自三皇，广大精微，源远流长。中医药学的发展，一源而多流，理一而分殊，故细化、分化和深化为不同流派。祖国幅员辽阔，国土广袤，由于地理物候和社会人文等因素的影响，故而有中医流派发展之广度。经数千年来的发挥演绎、整合积淀，中医药学得以传承精华、守正创新，故而有中医流派发展之深度。历代传承，深广结合，时至今日，中医学术流派更是精彩纷呈。

西南之疆，云岭之上，地灵人杰，历史悠长。云南因其特殊的地理环境和气候，动植物种类数为全国之冠，是世界著名的生物多样性中心，生物资源尤其是天然药物资源十分丰富，此即滇南之地域。史有庄蹻入滇、秦开五尺、蜀汉南征，开启滇南与中原之交流。间有建宁爨氏、南昭大理，素与中原往来密切、水乳交融。近代重九起义、护国运动、滇缅抗战，树中华国威，扬国士侠义，此即滇南之历史。25个少数民族世居云南，其宗教信仰与饮食习俗各异，孕育了古滇文明和绚烂多彩的民族文化。再经有汉、唐、明代三次大规模的汉族士人移民入滇，中原文化遂成主流，此即滇南之人文。基于云南独特的地域、历史、人文，古滇文明、民族文化与中原文化交相辉映，以中医药学理论体系为主体，融汇多种少数民族医学特色，寓地域性、民族性、文化性、兼容性于一体的医学流派——“滇南医学”由此诞生。

次论滇南医学之沿革，可谓：兰茂弘医道，源远且流长。

滇南医学起源于秦汉，发展于南诏大理，成型于明清，兴盛于近现代，是祖国医学不可或缺的重要组成部分。秦汉之际，彝族、苗族、傣族、藏族等各族人民探索治病之法，形成地方独特的民族医疗模式。南诏大理时期，积极学习中原文化及医学，亦融汇印度密教医学与波斯医学，代表医家有溪智、白和原、白长善等，代表著作有《脉诀要书》《元阳彝医书》。

明清时期，云南与中原交往甚密，经济文化发展迅速，是滇南医学成型的高峰时期。明代云南各地州医学蓬勃发展，涌现出不少名医贤达，如随明军入滇之军医董赐、巍山张羲、鹤庆全祯、昆明孙光豫、石屏何孟明、保山刘寅、通海孔聘贤、曲靖赵汝隆等。明代云南最负盛名的医家当属兰茂，乃推动云南民族医药与中医药交流融汇的奠基人物，著有《滇南本草》《医门揽要》，对后世影响深远，道光《云南通志》谓“二百年滇中奉为至宝，不可遗也”。清代云南医学体系的设置多承明之旧制，临床分科愈加细致。既有诸多医家醉心先贤经典，热衷整理古典医学文献，如管暄、管濬、张佩道、奚毓嵩、曹鸿举等，也有躬耕于临床儿科、眼科，或精通伤寒、或擅长针灸、或长于治疫的多位医家，如杨宗儒、李钟溥、赵琳、王恩锡、熊彬等。既有精通本草的刁谭，也有手录方书十六卷的罗名模。既有收录226种彝药的抄本《医病好药书》，也有老拨云堂的代表方药制剂“拨云锭”。综上所述，在鼎盛时期的明清两朝，滇南医学基本成型。

近现代涌现了运用中医理法方药结合云南道地本草、民族医学特色进行辨证施治的大批中医名家，滇南医学呈现出百花齐放的繁荣景象。曲靖陈子贞著《医学正旨择要》，被奉为云南中医界的经典教材。大理彭子益著《圆运动的古中医学》，今人李可大为推崇。彝人曲焕章创云南白药，成为当今著名的民族医药品牌。新中国成立后，云南四大名医吴佩衡、姚贞白、戴丽三、康诚之可谓家喻户晓，名家李继昌、吕重安等亦众口皆碑，而吴氏扶阳学术流派、姚氏妇科学术流派、戴氏经方学术流派、管氏特殊针法学术流派、张氏云岭疏调流派等亦相应诞生。1960年云南中医学院成立，云南的中医药教育事业更上层楼，家传、师承、院校教育等人才培养模式多措并举，傣医药学、彝医药学国家级规划教材出版，推动滇南医学人才队伍持续壮大。

再论名医丛书之出版，可谓：丛书传心法，医名后世扬。

滇南医学，蔚为大观，无尽宝藏，亟待发掘。然而即使距今尚近的现代滇南名医，其学术思想与临床经验的发掘整理，亦是现状堪忧。诸多名家贤达，或平生所学濒于失传；或既往虽发表出版，然几经辗转，今已难觅其踪；或未能公开问世，医家仅个人整理，赠予门人弟子，时日既久，以至湮没无闻；或虽有医家个人专著得以行世，如现代已故滇南名医之著作《吴佩衡医案》《戴丽三医疗经验选》《姚贞白医案》《康诚之儿科医案》等，但仅能反映其学术成就的某一方面，未能囊括学术思想与临证经验之全貌，故一直缺乏一套丛书将医家平生学验进行系统完善的整理与汇总。

我们深感老前辈们学验俱丰，独具卓见，临证确有佳效，遗留资料内容丰富多彩，具有颇高的学术和应用价值，若不善加搜集整理，汇总出版，则有绝薪之危。有鉴于此，我们广邀贤达，系统整理出版“滇南医学名医丛书”，此亦云南乃至全国中医药界翘首以盼之盛事。丛书的编写得到云南广大同仁的热烈响应，众多名医专家和流派传人都积极参与。大家怀着强烈的事业心、责任心，克服工作忙、任务多、时间紧等困难，坚守科学精神，贯穿精品意识，做到内容准确、表达流畅、图文并茂。通过努力，如今“滇南医学名医丛书”得以呈现在全国读者的眼前。

我们进行丛书编写的基本立足点有二：一是面向临床，围绕各科的临床问题，提供滇南名医的宝贵思路与诊疗经验。二是系统展现滇南医家学验之全貌，本丛书并非仅叙学术思想，仅载临床验案，或仅摘医论医话，而是分章别论，详尽阐述，将医家之学术思想和临床经验完整赅于一书，以全面反映医家之学术特色。每分册首叙“医家事略”，“学术思想”和“理论探幽”章节介绍医家主要思想，“辨治思路”和“临证心得”章节论述医家多年来独创或改良的内外治法，“方药辨析”章节总结医家的用药心法，运用经方、时方乃至原创验方的心得，附以相关“临床验案”。“医话与文选”章节通过讲演和医论的内容，使诸位滇南医家的形象更加丰满生动；“传承与创新”章节则突出了医家毕生于医疗、教学、科研领域的守正创新和上下求索。

丛书有四大亮点。一者立足经典学术，如吴佩衡承郑钦安扶阳奥旨，以温通大法独步杏林；严继林承戴丽三之学，阐仲景六经辨证法式。二者囊括临证诸科，如龙祖宏诊疗脾胃肝胆疾病，刘复兴诊疗皮肤病，易修珍、张良英诊疗妇人病，吕重安诊疗小儿病，罗铨诊疗老年病，苏藩诊疗眼病，等等，皆为当代滇南医家立足临床各科，毕生躬耕实践的精华集成。三者涵盖多元诊疗，如张沛霖擅针灸，夏惠明擅推拿等，突出了中医具有显著优势的传统外治法。四者彰显守正创新，如姚氏流派今传至第八代，成一家之言，可谓守正；张震创立证候层次结构学说，独具卓见，可谓创新。丛书编排合理，搜罗广泛，可谓滇南医学的集大成之作。

末论滇南医学之未来，可谓：今朝将付梓，明日更辉煌。

此套丛书的出版，得到了众多名医专家和学术流派传承人鼎力相助，依靠大家的齐心协力，我们才能完成“滇南医学名医丛书”的编写。最后，尤其要诚挚感谢路志正、张震、王庆国三位国医大师，三位耆宿大德在百忙之中一起为丛书作序，珍贵无比，蓬荜生辉，体现了对滇南医学的关心与厚爱。丛书虽几经易稿，然限于时间与水平，难免有不妥和不周之处，望读者批评指正，以便今后修订、提高。

2018 年云南省中医药学会学术流派传承专业委员会成立，滇南医学研究院挂牌，“滇南医学”自此成为云南中医界的闪亮名片。我们搭建起滇南医学学术流派发展论坛，每年邀请省内外名家齐聚一堂，春城论道。我们开办“滇南医学讲坛”，充分利用互联网传播优势进行线上直播。我们遍访名医，广求贤达，摸底、整理、抢救诸多珍贵资源，将医家平生之学验以影像“留声”，进行“活态”传承。从线下会议、线上平台的交流发展，到影像视频的传承记录，再到如今名医丛书的出版问世，滇南医学正与广大同仁携手并进，以崭新的姿态谱写明日的辉煌。

国运昌隆飞腾，中医流派兴盛，愿以是书为贺，昭显滇南医学诸位名家近年来的成果，贻飨同道，幸甚至哉。丛书得以出版，前辈心法得传，于弘扬滇南医学不无小益，当可告慰止庵先师及众位前贤。若是丛书可增后学之志趣，勤求古贤之慧论，或幸使达者于医道多一分知解，绵绵若存，保之不泯，期能光大我轩岐仁术，弘扬我滇南医学，如此幸事，于愿足矣。

文辞有尽，余绪无穷，付梓之际，谨作是叙。文末以诗纪之：

轩岐仁术肇三皇，兰茂弘道于南滇。
妙香佛国承医法，性天风月亦通玄。
四大医家荷祖业，流派广纳诸名贤。
离火九运甲辰至，丛书付梓启新篇。

彭江云

壬寅仲冬于云南中医药大学

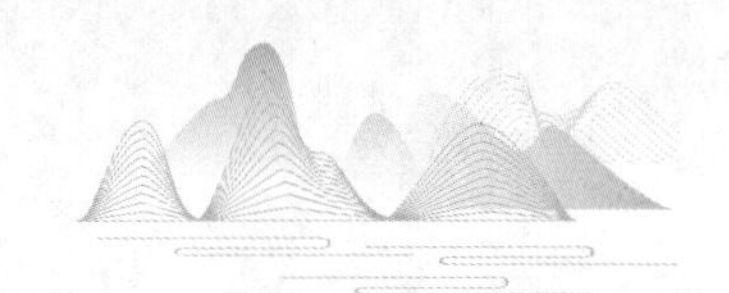

前言

龙祖宏教授从医六十余年，精研中医经典，厚古不薄今，长期潜心于脾胃病的研究，擅长诊治消化系统疾病，疗效显著。龙老临床辨证准确，用药精练，不论诊病识证还是立法开方，都有其特色，可供广大医者借鉴。

近年来，随着社会的发展，人民生活水平不断提高，但另一方面，竞争压力加大，肥甘厚味摄入过多，致使脾胃病的发病率越来越高。口腔溃疡、胃食管反流病、功能性消化不良、慢性胃炎、肠易激综合征、慢性肝炎、脂肪肝、肝硬化、溃疡性结肠炎、难治性幽门螺杆菌感染等疾病，西医治疗效果不尽如人意且易复发，而中医药治疗这些疾病有独特的优势。因此，全面深入地挖掘、整理名中医关于脾胃肝胆病的学术思想、辨治理论及临床经验，可为中医药防治脾胃病提供临证用药思路，对提高临床疗效大有裨益。

该书包括医家事略、学术思想、理论探幽、方药辨析、临证辨治撷英等部分，全面展示了龙祖宏教授学术思想的丰富内涵。该书以新的视角，阐述其学术思想及临床经验，实用性强，适合广大中医同仁参阅。

我们有幸师从龙祖宏教授，聆听教诲，获益良多，择其精要，以飨同道。虽然在编写过程中付出了大量心血，但由于水平有限，难免存在遗漏、不足和错误之处，恳请同行斧正。

王华宁

2024年2月

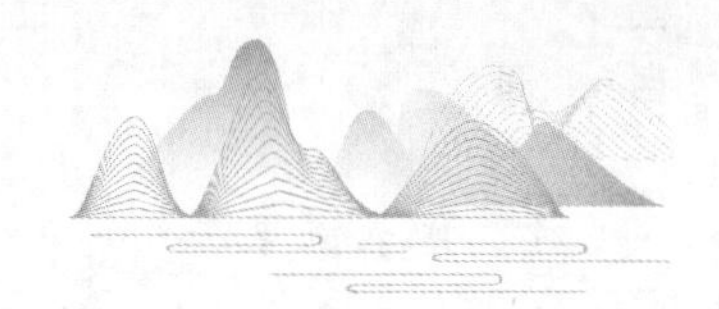

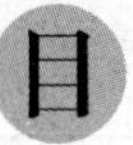 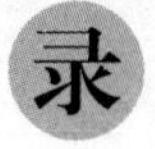

目录

第一章 医家事略

龙祖宏教授从医六十余年，擅长诊治脾胃肝胆疾病，医德高尚，医术精湛，在云南省乃至全国都享有很高的声誉。他教书育人，诲人不倦，注重传承与创新，桃李满天下，2019 年被云南中医药大学授予“终身教授”光荣称号。龙祖宏教授是全国老中医药专家学术经验继承工作指导老师、云南省荣誉名中医，2018 年 10 月被中华中医药学会脾胃病分会授予“学科建设与学术发展突出贡献专家”光荣称号，现任中华中医药学会脾胃病分会学术顾问。

第一节 少年立志

龙祖宏，男，1936 年 11 月出生于广西桂林市临桂县（现为桂林市临桂区，为桂林市人民政府所在地）一个普通的家庭，在缺医少药的年代，家中亲人常年患病，痛苦不堪，这给他的内心留下了深深的创痛，他的心里默默有了这样一个念头：“我能做点什么呢，难道就要这样眼睁睁看着亲人受苦吗？”家中祖父喜爱中国传统文化，对《诗经》《论语》《周易》等钻研颇深，尤其热爱中国传统医药文化，曾在艰苦的环境中自学中医药知识。幼年的龙祖宏常常跟随祖父外出采药，田间地头的一棵棵毫不起眼的草药，有的可以强身健体，有的能够解除病痛，这给幼年的龙祖宏留下了深刻的印象。那时，家人的疾病多由祖父亲自诊治，处方简单，药材易得，效果良好，幼年的龙祖宏目睹中医药能救亲人于疾苦之中，深受熏陶，因而有志走中医药学之路。

第二节 青年求学

1956 年 9 月，在家人的殷殷嘱托中，怀着对中医药的无限热爱，青年的龙祖宏来到广州中医学院求学，他所在的是广州中医学院第一届六年制本科班，这个班人才辈出，目前很多同学都已是“杖朝之年”的老人，却仍然坚持出诊看病。

读书期间，我国著名中医药学家邓铁涛教授是中医基础理论的任课教师，邓铁涛教授精心研究中医理论，极力主张“伤寒”“温病”统一辨证论治，强调辨证方法在诊断学中的重要地位，于中医诊断学的内涵建设提出新的见解，引领龙祖宏走入中医药学的大门，给他留下了深刻的印象。在孜孜不倦地吸取中医经典精华的同时，龙祖宏还跟随多位名家侍诊抄方，在老师的指导下，龙祖宏对中医药的兴趣与日俱增，用心学习，勤于思考，在中医理论和临床方面均有了很大的进步。在学习中，龙祖宏一面用心留意老师诊病的一言一行，一面暗暗琢磨自己处方的理法方药与老师的差距，差距大时就回去看书寻求答案，做到心中有所悟，再与老师探讨一寻究竟，这样逐渐就对老师的辨证方法和诊疗特点有了很深的领悟，也逐步形成了自己的诊疗思路。读书期间，龙祖宏还多次跟随老师到广东顺德、番禺等地进行小儿麻疹等传染病的防治工作，在临床中不断锤炼自己，提高自己的诊疗水平。在佛山地区医院及广东省中医院进行毕业实习期间，龙祖宏更是每天来的最早，走的最迟，虚心地跟着带教老师学习，认真负责地诊治每一个接诊的患者，不但提升了自己的西医诊断水平，也增强了作为一名中医师的信念，同时还认识到中西医各有所长，亦各有所短，只有团结协作、取长补短才能提高疗效。理论学习和临床实践相结合，为他今后成长为一位深受爱戴的名中医打下了基础。

第三节 扎根边疆

1962 年 8 月以优异的成绩毕业后，龙祖宏响应国家号召，经分配来到了千里之外的云南省中医医院，从事中医、中西医结合临床、科研、教学工作，为医院内科的筹建与发展付出了很多心血，历任大内科、内一科、消化科、肝病中心主任及云南中医学院内科教研室主任等职。1969 年，龙祖宏加入“五三三”工作队，作为民族医药工作队的一员到西南边陲的西双版纳，从事中医药防治恶性疟疾的研究工作。1970 年为更好地保护利用云南地方中草药，龙祖宏参与了云南省中草药药性、药效、药理等方面的挖掘整理工作，还参与了《云南中草药》一书的编写，对云南道地中草药的保护利用做出了一定的贡献。1971—1972 年，先后两次带队与思茅地区（现普洱市）防疫站合作，进行中医药防治传染病的有效探索。1973 年再次到西双版纳开展钩端螺旋体病的流行病学调查与中医药防治工作，与当地医疗机构共同研制的“复方三丫苦片”对钩端螺旋体病的治疗取得了良好的效果。1984 年，云南省卫生厅组织专家医疗队赴前线慰问官兵指战员，龙祖宏是当时最年轻的中医药专家。20 世纪 90 年代，龙祖宏多次到文山、德宏、禄劝、东川矿区等地进行讲学、会诊，为当地医务工作者讲授中医药防治疾病的知识，为当地百姓义诊看病。龙祖宏几十年扎根边疆，无私奉献，几乎走遍了云南的山山水水，在云南8个地级市8个自治州中，仅剩下最为偏远的香格里拉没有涉足。

第四节 精研医术

龙祖宏从医以来，始终铭记国医大师邓铁涛老师的教诲，深知只有打下牢固的中医基础理论功底，才能在临床实践中得心应手。龙祖宏坚持白天看病、晚上读书的习惯，至今已几十年。无论是《黄帝内经》《难经》《伤寒论》《金匮要略》《诸病源候论》《备急千金要方》《太平惠民和剂局方》《脾胃论》《兰室秘藏》《内经知要》《医宗必读》《先醒斋医学广笔记》《温病条辨》《临证指南医案》等医学经典著作，还是《本草备要》《寓意草》等本草书籍，龙祖宏教授认为要先学好经典，然后旁通诸家。龙祖宏教授曾说："中医基础就像一块基石，历代医家的论著犹如一块块砖瓦，经过上千年的累积才筑成中医的大厦，我们要想看得更远，就得站在巨人的肩膀上。"作为治疗脾胃病的临床专家，龙祖宏教授对李东垣的《脾胃论》及叶天士的《临证指南医案》最为推崇。《脾胃论》全面揭示了脾胃病的病变规律，提出了脾胃病的治疗方法，当属后世治疗脾胃病的圭臬。《临证指南医案》搜罗宏富，征引广博，按语精当，实用性强，不仅比较全面地展现了叶天士在温热时证、各科杂病方面的诊疗经验，而且充分反映了叶天士融汇古今、独创新说的学术特点。龙祖宏教授指出，《脾胃论》是《黄帝内经》(以下简称《内经》)"人以水谷为本""有胃气则生，无胃气则死"理论的发展，且李东垣强调脾胃之阳；叶天士对脾胃的生理功能做了进一步阐发，主张脾胃分治，不但充实和丰富了李东垣的脾胃学说，而且开创性地提出了"胃阴"学说。龙祖宏教授对经典论述不仅熟记于心，而且运用娴熟，在临床上每起沉疴。"书到用时方恨少"，在多年的临床实践中，龙祖宏教授接诊的病种广泛，他深感自己学识的不足，怀着对中医的无限热爱于1981年重返母校，来到广州中医学院学习进修，出于对恩师邓铁涛教授深厚中医造诣及精湛医术的崇拜，龙祖宏教授再次跟随邓老学习，两年的刻苦学习，龙祖宏教授不但深得邓老学术经验之要，而且提高了中医理论及临床水平。龙祖宏教授在临床中不但善于总结成功的经验，也勇于总结失败的教训，他深感医者责任重大，不可疏忽大意，正如孙思邈言"胆欲大而心欲小，智欲圆而行欲方"。

第五节 传道授业

龙祖宏教授提倡中医传承教育，奖掖后人，提携后辈，在担任云南中医学院内科教研室主任期间，治学严谨，诲人不倦。龙祖宏教授是云南省首批名老中医药专家师带徒指导老师，2000年8月至2003年7月期间，培养出淦家荣、陈必勤两位优秀的徒弟；2002年被国家中医药管理局确定为第三批全国老中医药专家学术经验继承工作指导老师，培养出李莉和冉滨两位优秀的徒弟；2012年6月龙祖宏教授再次被确定为第五批全国老中医药专家学术经验继承工作指导老师，培养出王华宁、杜义斌两位学术继承人。龙祖宏全国名老中医药专家传承工作室于2014年9月获得国家中医药管理局的确立，工作室人员结构稳定合理，其中高级职称9人，中级职称5人，初级职称1人；博士1人，硕士6人，本科8人；中医专业13人，占87%，其他专业2人，占13%。人才培养效果显著，工作室人员分别获得"云南省名中医""第四批全国中医临床优秀人才""云南省青年名中医"等荣誉称号。自名医工作室建立以来，在龙祖宏教授学术思想的指导下，共形成了六个优势病种诊疗方案，推广至多家基层医院使用，反应良好，产生了一定的社会影响力。同时工作室成员认真学习龙祖宏教授的临床经验，继承龙老的学术思想，总结各自的读书心得，撰写典型医案，并发表与龙老学术经验有关的论文论著10余篇，多发表于《新中医》《中国中西医结合消化杂志》《山东中医杂志》《时珍国医国药》等中文核心期刊或中国科技核心期刊。多位临床医师因仰慕龙祖宏教授学识而跟师学习，在跟师过程中整理收集了许多跟师医案、临证心得等内容丰富的原始资料，其中，建室前有较高学术价值的医案验案86份、读书笔记82篇、继承人的跟师笔记12本、系统整理的跟师医案140篇、读书临证心得99篇，总数400余篇。工作室建设期间，龙老对人才培养工作尤为重视。团队成员每月围绕其学术思想和临床经验结合临床实际病例，开展病案讨论及经验交流活动。在3年多的时间里，每月定期进行不少于2次的人才培养相关活动，共计80余次，使工作室成员、研究生、规培生及实习生及外单位进修医师学习其学术思想和临床经验，在临床工作中不断提高中医诊治脾胃肝胆疾病的水平。2016年和2017年分别在弥勒市中医医院、开远市人民医院建立龙祖宏名医工作室二级站，收徒3人，并定期到二级工作站所在医院进行教学查房、临床带教，为基层医院培养高层次的脾胃肝胆病临床医生。工作室成功举办国家级和省级中医药继续教育项目3次，共培训600余人次，其中外埠人员300余人，将龙祖宏教授的学术思想和临床经验很好地宣传推广至全省甚至全国。师者，传道、授业、解惑也。如今，龙祖宏教授仍然不忘中医学术经验的传承与创新，倾心育人，且不遗余力、毫无保留，体现出一代中医大家的风范。

第六节 医者仁心

“医乃仁术”“医者，德之本”，《中庸》有云“博厚，所以载物也，高明，所以覆物也”，说明一个人道德应像博大而深厚的大地，足以承载万物，一个人的智慧应像高远而澄明的天空，足以覆盖万物。龙祖宏教授无论身处何位，无论是一名普通医者还是名中医，无论是科室主任还是退休返聘，无论对病患还是对同事，无论对领导还是对学生，始终正直坦荡、宽厚无私，既不争名夺利，也不惹是生非，为人处世自有法度。龙祖宏教授对病患有着高度的责任感和同情心，对患者的耐心和对工作的严谨无不让身边的每一个人敬佩。专家门诊工作时常加班加点，查房时也常常一站就是几个小时，年轻人都感到腰酸背痛、疲倦不堪，但龙祖宏教授始终精神饱满、从无怨言；对待患者无论贫富贵贱、睿智愚钝都一视同仁、和蔼可亲，从中医的望闻问切到遣方用药、煎煮调护皆耐心细致、不厌其烦；对远道而来却未能挂上号的患者，则宁愿牺牲自己的休息时间也要耐心诊治；对经济条件差的患者，则在处方用药中力求做到效优价廉。“宅心醇谨，举动安和，言无轻吐，目无乱观，忌心毋起，贪念罔生，毋忽贫贱，毋惮疲劳，检医典而精求，对疾苦而悲悯，如是者谓之行方”，明代医学家李中梓的这段关于医家道德修养的论述，就是龙祖宏教授的真实写照，无论岁月流逝、社会变迁，始终秉持初心，垂范感召后辈。

第七节 学术成果

龙祖宏教授治学严谨、潜心临床，在云南省乃至全国的消化领域都享有很高的声誉，曾任中华中医药学会脾胃病分会委员、云南省中医药学会脾胃病分会主任委员、卫生部临床药理基地云南中医学院基地成员兼肝病药组组长、第二届云南省中西医结合学会虚证与老年医学专业委员会委员；1984—1991 年参加全国急症胃痛协作组，成果获中国中医研究院及北京市中医药管理局科技进步奖；1996—1999 年主持完成“调胃降逆胶囊治疗胆汁反流性胃炎”的临床研究，其研究成果经鉴定达省内领先水平。2003 年被聘为云南省中医医院“名医馆”专家，2006 年被授予“云南省荣誉名中医”称号，现担任中华中医药学会脾胃病分会学术顾问、云南省干部医疗保健委员会专家组成员及云南省中医医院脾胃肝胆病科学术顾问。参与《实用中医内科学》的编写，为《云南中药志》《中医胃肠病学》《实用中医消化病学》等书的编委、编者。撰写发表《慢性萎缩性胃炎的辨证论治》《调胃降逆汤治疗胆汁反流性胃炎疗效观察》《调胃降逆胶囊治疗胆汁反流性胃炎 70 例》等多篇论文。2018 年 10 月，鉴于龙祖宏教授为中医脾胃病学科建设与学术发展做出的突出贡献，中华中医药学会脾胃病分会授予其“学科建设与学术发展突出贡献专家”；2019 年 3 月又被聘为云南中医药大学终身教授。以国家中医药管理局“龙祖宏名老中医工作室”的建设为依托，由继承人王华宁教授主持完成的项目“云南名老中医脾胃病学术思想的传承与创新”荣获“2018 年度云南省卫生科技成果奖三等奖”及“2019 年度云南省科学技术进步奖三等奖”。

（沈　静）

第二章 学术思想

龙祖宏教授从少年时代就十分喜爱中医，在其祖父的影响下，逐步走上了学医的道路。熟读研究《内经》《伤寒论》《金匮要略》《神农本草经》《脾胃论》《医学衷中参西录》《临证指南医案》等中医经典著作，将历代古人先贤的学术思想融会贯通并用于指导临床，取得了显著的疗效，全国各地甚至东南亚等外国的患者纷纷慕名前来就诊，一号难求成为常态。龙老的临床疗效显著，主要与其跟名师、勤读书、善思考、多临床密切相关。首先，龙老早年师从我国著名的脾胃病大家邓铁涛教授，得到了其学术思想的熏陶和真传；其次，龙祖宏教授十分重视读书，他常常告诫我们要养成终身读书的好习惯，尤其要多读《内经》《伤寒论》《金匮要略》《脾胃论》等中医经典医著，这些书不仅仅是几千年来中华民族与疾病做斗争的知识宝库，更是经过长期临床实践检验而被公认的医学标准。学懂、弄通中医经典理论，就能开阔视野、拓展、启迪临床思路，就不会在疑难杂症面前一筹莫展。清代宁松生《书林选青》曰："不读书穷理，则所见不广，认证不真，不临证看病，则阅历不到，运用不熟。"《医宗金鉴》中也说："医者，书不熟则理不明，理不明则识不精。临证游移，漫无定见，药证不合，难以奏效。"读书明理的重要性不言而喻。再次，要边读书，边思考，掌握书籍的主旨、要领，千万不能死记硬背，把书读死。最后，要多临床、多实践，把学到的知识和本领活用于临床，指导临床，多读书才会突显其价值和意义。

龙祖宏教授临证六十余年，遣方用药法度严明，用药精专，疗效显著。叶天士在《临证指南医案》中载："医道在乎识证、立法、用方，此为三大关键。"龙祖宏教授谨遵古训，认为临证取胜的关键在于辨证准确、恰当选方、深谙药性。强调"方从法出，法随证立，方以药成，以法统方"，临证开方切不可东拼西凑、杂乱无章。龙祖宏教授认为，中医经典方是人类宝贵的文化遗产，是无数前辈临证经验的总结，值得后辈深入挖掘研究。另外，尊古而不泥古，临床遣方用药应遵循"因人、因时、因地"的原则，根据患者的病情，灵活加减处方。对于一些慢性病，因其病情相对稳定，非朝夕之功可奏效，应缓而图之，但如果出现变证，则又应当及时更方用药。

人以水谷为本，人以胃气为本，脾胃为后天之本。正如《素问·阴阳应象大论》所云："谷气通于脾，雨气通于肾。六经为川，肠胃为海，九窍为水注之气。"如果脾胃运化失职，可导致其他脏腑受累，如《素问·通评虚实论》所云："头痛耳鸣，九窍不利，肠胃之所生也。胃气一虚，耳目口鼻，俱为之病。"寒凉派的代表人物刘完素虽以火热立论，用药以寒凉为主，但也十分重视脾胃的作用，他在《素问玄机原病式·六气为病·热类》中指出："土为万物之母，故胃为一身之本。"《医宗金鉴·幼科杂病心法要诀》谓："中土为四运之轴，上输心肺，下益肝肾，外溉四旁，充养营卫，脾胃一健，则谷气充旺，可令五脏皆安。"李东垣的《脾胃论》十分重视脾胃，与《内经》《伤寒》重视胃气的思想一脉相承。《脾胃论》指出"其治肝、心、肺、肾，有余不足，或补或泻，惟益脾胃之药为切"。叶天士重视胃阴，主张脾胃分治，倡导甘凉濡润养胃，同时强调"上下交损，当治其中"。《景岳全书·杂证谟·脾胃》说："凡欲察病者，必须先察胃气；凡欲治病者，必须常顾胃气。胃气无损，诸可无虑。"一言蔽之，历代医家，均在阐释脾胃的重要性。

脾胃同居中焦，升降相因，相反相成，生理上相互协调，病理上互相影响。正如《素问·太阴阳明论》所云"阳道实，阴道虚"，脾为太阴湿土，"阳气不足，阴气有余"，易为湿困，易伤阳，阳虚则寒；胃为阳明燥土，"阳常有余，阴常不足"，多气多血而易壅滞，实则易热。脾胃易受到外感六淫、内伤饮食、情志失调等诸因素的影响，而产生寒热之变。这些因素可以单独或者兼夹为病，可造成脾胃升降失常、运化失常，久而久之，脾阳受损则寒化；邪滞胃腑，郁久则易热化，从而导致寒热错杂之证。加之脾胃病常反复发作、缠绵难愈，易造成虚实夹杂。脾胃两脏燥湿相济，阴阳相合，才能完成食物的受纳和运化。喻嘉言曾言："脾胃者，土也。土虽喜燥，然太燥则草木枯槁，水虽喜润，然太润则草木湿烂。是以补脾滋润之剂，务在燥湿相宜，随证加减。"因此，脾胃燥湿相宜，才能阴阳平衡。

龙祖宏教授指出脾胃病常常表现出虚实夹杂、寒热错杂的证候特点，治疗上，若纯用辛温燥湿之剂则恐有助热化燥之弊，单用苦寒清热之品又有损伤脾阳之忧；若纯补有闭门留寇之嫌，单攻又有损伤人体正气之虑，故治疗上应以平调寒热、攻补兼施为原则。正如张景岳云："和方之剂，和其不和者也。凡病兼虚者，补而和之；兼滞者，行而和之；兼寒者，温而和之；兼热者，凉而和之；和之为义广矣。亦犹土兼四气，其中补泻温凉之用，无所不及。务在调平元气，不失中和贵也。"故处方用药当遵循"治中焦如衡，非平不安"，以调气复平为要。

龙祖宏教授常常告诫我们整体观和辨证论治是中医理论的核心要素，在临床实践中要注意把控。脾胃肝胆疾病，由于症状繁多、病情复杂，因此中医辨治处方用药，不能固守一证一方，要因人、因地、因时制宜，重视整体与局部的关系，辨病与辨证相结合，阴阳兼顾、脏腑同治、气血同调，方可取得良效。龙祖宏教授长期精研中医经典理论，善于师古人之法，而不拘泥于古人之方，且经过多年的临床实践，对中医治法有精深的研究感悟，尤其擅长于应用中医“和法”治疗复杂性、难治性脾胃肝胆疾病。现将“和法”的相关论述总结如下。

第一节　“和法”含义

顾名思义，“和法”就是通过和解或调和的手段来治疗疾病的一种方法，简单来说它就是一种复合治法。《辞源》注释“和”为“顺也”“平也”“谐也”“不刚不柔也”。“和”，在汉代和汉以前，它是一个哲学名词，含有协调平衡或双向调节的含义；在《说文解字》中注释为“和者，应也”。“和”又被引申为诸多含义。《内经》指出“和为圣度”，涵盖了中医学整个理论体系。“和”有和谐、和解、平衡、调和、协调、调治等多种意义，与诸子百家之“和”一脉相承。中医古籍中有大量对“和”的论述记载，例如老子《道德经》所云：“道生一，一生二，二生三，三生万物，万物负阴而抱阳，冲气以为和。”《素问·生气通天论》说：“凡阴阳之要，阳密乃固……因而和之，是为圣度。”戴天章《广瘟疫论》指出“寒热并用之谓和，补泻合剂之谓和，表里双解之谓和，平其亢厉之谓和”“法于阴阳，和于术数”“和于阴阳，调于四时”“阴者，藏精而起亟也；阳者，卫外而为固也……如是内外和调而不能害……气立如故”“谨察阴阳所在而调之，以平为期”。因此，追求“和”的状态是中医养生和防治疾病重要思想的体现。张仲景、孙思邈、吴鞠通等诸多大家在各自的著作中均有对“和”的论述，极大促进了中医学对“和”的理解和应用。近现代医家秦伯未、岳美中、蒲辅周，他们都给“和法”下过定义，但尚未形成共识和定论。广义的“和”，包括了调和机体之阴阳、表里、寒热、脏腑虚实、营卫、气血津液等中医治法。中医理论认为，“和”对机体而言，蕴含着气血的冲和，身心的和谐，脏腑的和调，精、气、神的调和及人类社会与自然界和谐平衡等具体内涵，是人体生命运动的最佳状态。《素问·宝命全形论》曰“人生有形，不离阴阳”，由于疾病的根本原因是阴阳失衡，因此调整阴阳，补其不足，泻其有余，强者抑之，弱者扶之，寒者温之，热者凉之，恢复阴阳的平衡就是治疗疾病的关键所在，使脏腑重新恢复协调，这就是和法的真谛所在。脾胃为阴阳相和之要地，上承阳而下联阴，因此，调和脾胃阴阳尤其重要，正如《景岳全书》中指出：“和方之制，和其不和者也……不失中和之为贵也。”

“和法”在立法层面上，不同于其他治法，既有别于其他中医治法，但又涵盖和包括其他治法。狭义的“和法”指中医治法“汗、吐、下、和、温、清、消、补”八法中的一法，即指“和解”和“调和”法。常用的治法有：和解少阳（代表方：小柴胡汤）、调和肝脾（代表方：逍遥散）、调和寒热（代表方：半夏泻心汤）、表里双解（代表方：葛根芩连汤）等。近代医家发挥其义，把具有同时调和多方矛盾、协调多种矛盾体作用的疗法归属于“和”法。通过和法，使人体正气和外界邪气之间取得某种和平，也使人体各个脏腑在功能运转上达到某种和谐。

总之，广义“和法”为总体的治疗思想和法则，狭义的“和法”为一种具体的治疗方法，属中医传统八法之一。

中医学强调人与自然的和谐统一，在某种情况下，对入侵人体的病邪，常采用因势利导的方法，给邪以出路，如常用的汗、吐、下法等，而不是以对抗、围攻等方法来对待之，这种以“和为贵”的中庸思想，千百年来一直指导着中医的临床实践，尤其是疑难病症的诊治，取得了诸多令人满意的疗效。清代戴天章云：“寒热并用之谓和，补泻合剂之谓和，表里双解之谓和，平其亢厉之谓和。”通过调和寒热、调和表里、调和虚实、调和阴阳，使机体处于相对平衡，达《内经》“阴平阳秘，精神乃治”之目的。经过多年跟师学习和临床实践，对龙祖宏教授学术思想有了较深入的理解和感悟，研习历代前贤对“和法”的相关论述，感悟到龙祖宏教授在脾胃肝胆病诊治中擅长应用的中医综合性治疗方法属狭义“和法”的范畴，但蕴含有广义“和法”的学术思想，体现出深厚的理论功底、广泛的适用性和显著的临床疗效。

第二节 “和法”源流

《素问·生气通天论》曰“凡阴阳之要，阳密乃固，两者不和，若春无秋，若冬无夏，因而和之，是为圣度”，又云“圣人陈阴阳，筋脉和同，骨髓坚固，血气皆从，如是则内外调和，邪不能害，耳目聪明，气立如故”，即阐述了人体阴阳之“和”是康健的前提。唐代以前对“和法”认识较为宽泛，早在春秋战国时期中医古籍就有了大量的记载。此时期的“和”主要指调和阴阳之大法，为后世“和法”的形成奠定了理论基础。汉代张仲景秉持《内经》的思想与认识，创造性地将“和法”应用于伤寒病的治疗中，虽未明确提出“和法”一词，但是在医疗实践中应用了“和法”的原则和方药。

在和法思想的指导下，《伤寒论》开创了小方汇总为大复方的先河，如麻黄升麻汤的药物组成，涉及到理中、桂枝、白虎、黄芩、越婢等汤方，是多个小方的复合剂，以治疗多重复杂病机的证候。这种组方思路和合方应用，对后世历代中医学家有颇多启发。如孙思邈的千金葳蕤汤，在组方上也是类似麻黄升麻汤；我们现今常用阳和汤治疗阴疽流注，用普济消毒饮治疗大头天行，用补中益气汤治疗阳虚外感，用升麻汤治疗阳毒，用升麻葛根汤治疗时疫痘疹，在理、法、方、药上，或多或少都可以看到受到仲景麻黄升麻汤这种复杂病机、混合治法立法组方的影子。总之，《伤寒杂病论》中"和法"作为明确的概念虽然尚未确立，但开创了和解方剂及组方思路的先河，为后世"和法"的理论形成及发展奠定了基础。明确提出小柴胡汤是"和解少阳法"的医家是南宋时期的成无己，阐发张仲景的"和法"理论。作为和法的代表方剂，柴胡类方赋予了和解少阳新的内涵。以汗之不可，引吐、泻下也不宜的少阳病证作为"和法"典型的证候，首次明确了"和法"的内涵及适应证和代表方剂，将"和法"单列出来，标志着"和法"作为正式治法的独立形成，为后世所宗。明代张介宾也深入研究了"和法"，并认为和法治法属"八阵"之一，并提出"和方之制，和其不和者也……和之为义广矣"之论。清代戴天章、汪昂、程钟龄对和法的研究达到了新的高度，他们明确了"和法"的概念，概括了"和法"的本质意义，大大加深了中医理论对"和法"的理解，扩展了"和法"应用范围，突出了"和法"在治法学中的地位与价值，"和法"作为中医治疗大法之一的地位被中医学认同，使"和法"的内涵、外延及理论更加明确和丰富，将"和法"的实质推向了新的深度。但这种概念的无限扩大也给后世临床应用带来了一定的困惑。明末清初随着温病学的兴起与成熟，对"和法"及其方剂的认识有了新的扩展，如吴又可在《温疫论》中详述了"膜原"的概念、位置，倡导邪伏膜原学说，创疏利透达之法，研制了达原饮，开达膜原之邪，为"和法"又立了新法、新方。开达膜原治法作为"和法"的又一方法，逐步为后世医家普遍认可，并研制了许多有效的方剂，如雷氏宣透膜原法等。俞慎初在小柴胡汤的基础上，创立了少阳湿热兼痰浊之蒿芩清胆汤、少阳偏于半表证之柴胡枳桔汤，叶天士阐述了温邪夹痰湿留于三焦的病症亦适于应用"和法"治疗，更加丰富了"和法"的内容。至此，"和法"的理论及实践体系基本形成和完善。

综上所述，"和法"之中融会了中医理论的核心内容"和其不和者也"。"和法"历经了千余年的发展，大致有三个主要时期：《黄帝内经》立"和法"之论；张仲景《伤寒杂病论》立小柴胡汤等和解方剂，开创了和解方剂应用的先河，创立了许多经典的"和法"方剂，奠定了"和法"基础；唐宋金元时期医家将"和法"广泛应用于临床实践。成无已阐明了"和法"的内涵及适应证、代表方剂，虽只有和解少阳一法，但其立法思路为和法的发展指出了方向。金、元、明代医家对其理论及配伍应用的不断补充与完善日趋成熟。汪昂扩大了“和法”的内涵，清代程钟龄确立了“和法”的地位，温病学的兴起与发展，又使“和法”特别是调和肝(胆)脾(胃)在组方原则、配伍理论和临床应用上日趋完备。至此，“和法”作为八法中特殊的治疗方法，开始与其他七法并列，“和法”成为和解少阳、协调脏腑功能、调和阴阳的治疗大法，广泛应用于临床。

第三节 “和法”内涵

“和法”不同于其他七法或专事攻邪，或专事扶正等单一形式，除和解祛邪外，“和法”更善于采取脏腑同治、寒热并用、升降相因、补泻同施、气血兼顾、营卫共调等配伍方法与措施，使不协调的状态重新恢复到平衡协调状态，是一种用以治疗复杂证型，多种病机并存的一种治疗方法，实际上是综合运用多种治法的一种治法。正如清代周学海在《读医随笔》中谈到和法时指出：“寒热并用，燥湿并用，升降敛散并用，非杂乱而无法也，正法之至妙也。”“和法”有和解少阳、调和肝脾的作用，既能治疗不能汗也不能下的少阳证，也能治疗脏腑功能失衡所致的内科杂病，又具有兼顾整体、综合调治、作用和缓、性质平和、内涵丰富、应用广泛的特性，具备和解、调节、疏畅、解郁、分消、透达等治疗作用。“和法”使用得当，就能达《内经》所云“阴平阳秘，精神乃治”的境界。

第四节 “和法”适应证

“和法”在临床上可广泛应用于内、外、妇、儿科多种疾病，主要适用于表里不和、营卫不和、气血不和、虚实夹杂、寒热失调、脏腑失衡、半表半里等证。“和法”在脾胃肝胆病中应用广泛，这主要是由脾胃所处位置、生理功能和病理特点所决定的。脾胃肝胆同居中焦，生理、病理上易受外来饮食和自身情志的影响；中焦还是全身气机、水液上下运行的通道，所以相对平衡的生理状态极易被打破和干扰。常因某些诱因，如先天禀赋、时辰、季节、饮食、劳倦、起居、情志、药物、病症及气运等的影响而出现升降失序、寒热错杂、虚实相间、燥湿偏盛的复杂病机。人体又有“肝常有余、脾常不足”的特性，肝胆脾胃生克制化的相对平衡状态也常被打破，造成脏腑失调并形成恶性循环。然而，龙祖宏教授强调，尽管“和法”的适应证广、药用平和、也须认证准确，恰当选方用药，才能彰显疗效。

第五节 “和法”分类

“和法”主要具有和解少阳、透达膜原、平调脏腑、调和阴阳、分消走泄、调和寒热、调节升降等作用，亦有祛痰化湿、疏通气机、透热外达之功效。总结龙祖宏教授临床应用的和解治法，主要有以下几种。

一、和解少阳法

少阳的病位非表非里，治疗既不可发汗，又不可吐下，既要解散郁积之热邪，又要和调脾胃枢机，宜用随其所在而调之的和解少阳之法，使邪气从表里分消，以达解表和里、祛除外邪、调畅气机的目的，正如著名中医学家秦伯未所言："和解，是和其里而解其表。和其里不使邪再内犯，解其表仍使邪从外出，含有安内攘外的意义，目的还在祛邪。"代表方如小柴胡汤及其类方。

二、调和营卫法

调和营卫是纠正营卫失和、解除风邪的方法。风邪自表而入，可引起营卫失和，表现为头痛发热、汗出恶风、鼻鸣干呕、脉浮弱、苔白滑、口不渴等症。针对营卫不和，卫气亢盛于外、营阴虚弱于内的病症，通过调节营卫之气，达到外散风邪、内益营阴，使之和谐的治疗目的。代表方如桂枝汤。柯琴在《伤寒附翼》中赞桂枝汤“为仲景群方之魁，乃滋阴和阳，调和营卫，解肌发汗之总方也”。

三、调和肝脾法

应用五行生克制化理论，通过扶持虚衰、平抑亢戾，以恢复肝胆疏泄之功、脾胃受纳运化之职，使木土制衡、脏腑关系融洽的一种治法。主要用于治疗肝气犯脾、肝脾不和的病症。症见胸胁胀满、胁肋疼痛、腹痛泄泻、月经不调、性情急躁、食欲不振，舌苔薄白，脉弦细等。代表方如痛泻要方、逍遥散等。

四、疏肝利胆法

肝胆在生理上相表里、病理上互为因果，因此常常肝胆同病。疏肝利胆法是通过升发胆气、舒畅肝气和清利胆热，解除郁结的一种治法。代表方如龙胆泻肝汤等，龙祖宏教授常用自拟方茵陈柴芍六君汤，亦有疏肝利胆之功效。

五、疏肝和胃法

肝胃密切相关，故临床上肝胃不和甚为常见。因为肝脉挟胃贯膈，布于胸胁。所以，当肝气太过或疏泄不及时，皆可犯胃，以致胃失和降，而见呕吐、胃脘痛、吞酸。通过恢复肝脏的疏泄和胃腑的通降功能，使肝气通达、胃气下降，气机和顺，达到肝胃同调之目的。代表方如柴胡疏肝散、香苏散等。

六、调和脾胃法

通过斡旋脾胃升降、调理中焦气机等作用，使脾升胃降，中焦和健，从而达到调理脾胃之目的。代表方如香砂六君汤等。

七、寓消于补法

对于脾胃虚实夹杂证，要根据虚实之多寡，或补消参半，或三补七消，使得补而不滞，消而不耗，从而达到调和脾胃之目的。代表方如枳术丸、厚姜半甘参汤等。

八、平调寒热法

通过同时运用清热、散火、温中、祛寒等性质相反的药物，达到寒温并用、清上温下、清下温上等目的。代表方如半夏泻心汤、乌梅丸等。

九、解表清里法

采用发散表邪和清解里热，外疏内清，而达到表里两解的治法。代表方如葛根芩连汤等。

十、解表温里法

通过发散表邪和温散里寒，温里解表，而达到表里两解的治法。代表方如桂枝人参汤等。

十一、调和气血法

通过补气、理气、养血、和血等治疗，使气畅血和、气血调和。代表方如归脾汤、八珍汤、十全大补汤等。

十二、透达膜原法

膜原位于半表半里之间，邪在其中。既要温燥湿浊、芳香化湿，又要疏利透达，运用和法方药，破戾气所结，祛除深伏膜原之邪，使伏邪外透。代表方如达原饮等。

简而言之，“和法”就是用调和的方法来治疗复杂证型（两种或两种以上病机兼夹）的一种治疗方法。其核心为诸法合一，调和为要。“和法”在中医治法中有着独特的地位，对于疾病的治疗，尤其是疑难杂症的治疗有着特殊的意义。临床如果“和法”运用恰当，治疗将每中肯綮，效如桴鼓。

第六节 “和法”应用

一、培补脾土，顾护中州

龙祖宏教授十分重视脾胃在疾病发生发展中的重要地位。龙祖宏教授善于师古人之法，而不泥于古人之方，既善于借鉴前贤经验，又善于灵活变通。例如对于胃胀、胃痛的患者，并不拘泥于“甘能满中”而不用补气药，亦不拘泥于朱丹溪“诸痛（胀）不可补气”，而是每当出现虚性胀闷疼痛时果断使用补气药，同时少佐理气药，临床常能取得良效。谨记单纯补虚不利于消胀止痛，而一味行滞则有悖于脾气恢复，临证应该补消兼施，同时掌握好补消药物的剂量配伍比例。

龙祖宏教授强调治疗脾胃病，不但要顺应脾胃的生理特性，开其纳运之机，而且要注重脾胃本体，强调壮其生化之源，兼顾“运”与“补”。他常告诫我们，要牢记脾胃的生理功能，脾喜燥，胃喜润；脾宜升、胃宜降；脾宜健，胃宜和，要谨守“中庸”之道，使用药物既不可过补，也不可蛮泄，既不可大热，也不可大寒。脾与胃相互表里，脾为太阴，其气易虚，虚则易寒；胃为阳明，易实，实则易热，正如清代医家柯韵伯所云“实则阳明，虚则太阴”。谨记脾虽喜燥而恶湿，然用药亦不可过燥，脾过燥则胃津日枯、燥热内生；胃虽喜润而恶燥，然用药亦不可过湿，胃过湿则脾阳易损，痰饮易生。处方用药要顺应脾胃的生理功能，使脾健胃和，升降协调，阴阳平衡，则可达病去正复之效。

龙祖宏教授强调处方时药物配伍要精准，药味不可过多，要有主次，先解决主要矛盾，后解决次要矛盾，不可眉毛胡子一把抓，否则既浪费药物，又损害患者身体，正如古人所云“粗工凶凶，以为可攻，故病未已，新病复起”。尤其对于脾胃本已虚弱的患者，用药稍有不慎则易变生他证。选方用药时时以顾护胃气为要领，无一不体现龙祖宏教授“以平为期，以和为贵”的治病理念。《医林绳墨》指出：“脾胃一虚，则脏腑无所禀受，百脉无所交通，气血无所荣养，而为诸病。”龙祖宏教授认为，慢性病或多或少都存在脾虚的情况，正如《脾胃论》所云：

“不因虚邪，贼邪不能独伤人，诸病从脾胃而生，明矣。”治疗时不忘抓住健脾这根主线，常以四君子汤为基础方加减治疗。遵循叶天士的“脾喜刚燥、胃喜柔润”观点，善用养阴宜胃法治疗因各种原因导致的胃阴不足而致的胃脘闷痛、纳呆、口干、便干等症，临床常选用沙参、麦冬、玉竹、石斛、天花粉、扁豆、怀山药等药物，润而不腻，养而不燥。对于脾虚夹湿而出现的乏力、纳呆、便溏者，则常用参苓白术散或香砂六君子汤加减治之，常能应手而效。尤其是多种疾病后期，更加重视补益脾胃以资复元。

另外，龙祖宏教授善取李东垣的“升发脾阳”之法，强调脾虚不但宜补，而且宜升，来源于李东垣《脾胃论》的“补中益气汤”“升阳散火汤”“升阳除湿防风汤”等方剂中随处可见健脾药与风药相配，可以增强益气健脾之功。这种用药经验，亦被历代医家实践所证实。《素问·至真要大论》有“湿伤肉，风胜湿”的记载，提出了“风能胜湿”的观点。《医宗必读》曰“地上淖泽，风之则干”；《医方集解》云“如物之湿，风吹则干”，以上均为“风能渗湿”提供了理论依据。龙祖宏教授认为治疗脾胃病，除补中气外，适当配伍柴胡、升麻、防风、葛根、白芷等风药，可起到升阳、除湿、散火、疏肝、引经等作用。龙祖宏教授指出风药单用无补益作用，可在健脾药中配伍使用，因风药性多升浮，不但能鼓动中阳、助脾气上升，还能疏达肝气，一举两得，使用恰当，每每能获良效。治疗脾胃病常在四君子汤、补中益气汤等方中加入 1 至 2 味风药，例如防风、白芷、羌活、独活、葛根等，可以起到引经报使的作用，引药直达病所，况且风药与健脾药配伍也体现了动静结合的用药特点，可防补益药的甘壅滞运之弊。

二、调其升降，以和为贵

《素问·六微旨大论》云“非出入，则无以生长壮老已；非升降，则无以生长化收藏”“升降出入，无器不有”。可见，气机的升降出入运动正常，是人体保持健康状态的必备条件。《素问·经脉别论》“饮入于胃，游溢精气，上输于脾，脾气散精，上归于肺，通调水道，下输膀胱。水精四布，五经并行”是对于脾升清过程的最早描述。胃主降浊，包括胃气具有通降下行和排泄体内代谢产物的作用。《素问·五脏别论》指出：“六腑者，传化物而不藏，故实而不能满也。”《灵枢·平人绝谷》所载：“胃满则肠虚，肠满则胃虚，更虚更满，故气得上下，五脏安定，血脉和利，精神乃居。”阐明了胃气下降，糟粕下行对气机调节及对人体生命活动的重要作用。如胃气不降，“浊气在上，则生䐜胀”“下既不通，必反上逆”“(气机)阻滞也，谓肠胃隔绝，而传化失常也”。以上描述均在阐释脾升胃降的重要作用。其次，脾胃还与其他脏腑关系密切，正如《素问·刺禁论》指出：“肝生于左，肺藏于右，心部于表，肾治于里，脾为之使，胃为之市。”后世也有“肝从左升，肺从右降，心火下降，肾水上升”，同样是以脾胃作为四脏升降枢轴的解释。《医碥》亦云：“脾脏居中，为上下升降之枢纽。”脾胃居中焦，脾主升清，将水谷之精微输送四肢百骸以充养，胃主受纳、腐热水谷、传化排泄糟粕。脾为阴脏，其用在阳，其气主升，不升则阳无所用；胃为阳腑，其用在阴，其气主降，不降则阴无所用。脾胃一旦失常，便会导致气机逆乱，以致“清气不升，浊气不降，清浊相干，乱于胸中，使周身气血逆乱而行”。黄坤载云：“脾升则肾肝亦升，故水木不郁；胃降则心肺亦降，故金火不滞……中气者，各济水火之机，升降金木之枢。”可见，脾胃的气机调畅，对五脏气机的运行起到了“枢轴”样的调节作用。只有脾胃和合，相得益彰，三焦通畅，才能为五脏气机的升降出入提供动力。龙祖宏教授常遵循吴鞠通“中焦如衡，非平不安”之古训，遣方用药力求其平。他强调，脾以升为健，胃以通为用，古人亦云“治脾必知其升，治胃必知其降”，治疗的目的就是恢复脾升胃降的正常功能。因此，龙祖宏教授在治疗脾胃病时，总不忘疏通气机、消除气滞。如治疗脾虚证及脾虚下陷证时，常在健脾益气、补益中气的方药中随证佐入少量枳实、佛手、香橼、莱菔子等理气消滞之品以调畅中焦气机。

三、治脾胃病，五脏兼顾

龙祖宏教授秉承张介宾“五脏中皆有脾气，而脾胃中亦有五脏之气”的观点，认为脾胃与其他脏之间存在着生克乘侮关系，彼此之间既相互依存，又相互制约。因此，诊治脾胃病，不能机械地“见胃治胃、见脾治脾”。基于“土不生金”“火旺灼土”“火不暖土”“木不疏土”“土虚木乘”“土虚水侮”等中医基础理论，从五脏相生相克的关系中找到合适的切入点，把“肺胃同治”“肺脾同治”“心脾同治”“肝胃同治”“肝脾同调”“肝胆同调”“脾肾同治”“心肾同治”等作为常用治法，根据病情灵活应用，多年顽疾，往往应手而效。尤其要重视肝与脾胃的关系，《脾胃论》曰：“善治斯疾者，惟在调和脾胃，使心无凝滞，或生欢忻，或逢喜事，或天气暄和，居温和之处，或食滋味，或眼前见欲爱事，则慧然如无病矣。盖胃中元气得舒伸故也。”要深刻领会叶天士所倡导的“肝木宜疏，胃府宜降；肝木肆横，胃土必伤，胃土久伤，肝木愈横；治胃必佐泄肝，泄肝必兼安胃，治肝不应当取阳明”的医理内涵，重视肝脾两脏“肝木疏脾土，脾土营肝木”的关系，把“肝胃同治、肝脾同调”作为常用治法之一，临床上屡见效验。老年人中气自虚，脾胃虚弱，谷气不消，易虚易滞。脾气不升，可影响胃气之和降，反之，胃失和降，则可致脾不升清，故在用降胃气之品时，要同时使用升提脾气的药物，例如柴胡、升麻、荷叶、白术等，常可取得事半功倍的效果。

四、重视四诊，尤重舌象

龙祖宏教授认为，辨证论治是中医学的精华，四诊是中医诊断疾病的重要依据，是辨证论治的基础，四诊的采集直接影响辨证论治的结果，因此，临证时必须重视四诊合参。龙祖宏教授指出，四诊时还要兼顾当地的气候、饮食习惯、地理环境及病因变化等情况，抓住有意义的四诊变化，才能为正确地辨证论治提供有力的支撑。他指出，临证时中医基本功一定要扎实，问诊时既要全面又要突出重点；切诊时一定要摒弃杂念、静心体会脉的虚、实、寒、热之象；望诊、闻诊要仔细认真，龙老常常说舌象比较直观，初学者容易掌握，但也要注意药物、食物对其色泽等的影响。舌为心之苗，又为脾之外候，舌通过经脉络属连接脏腑，脏腑的精气上营于舌，故脏腑的病变可通过舌象的变化反映出来。舌质反映的是脏腑精气的盛衰，舌苔反映的是邪气的性质和病邪的进退。正如《临症验舌法》所言："凡内外杂证，亦无一不呈其形，着其色于舌……据舌以分虚实，而虚实不爽焉；据舌以分阴阳，而阴阳不谬焉；据舌以分脏腑、配主方，而脏腑不瘥、主方不误焉。危急疑难之顷，往往症无可参，脉无可按，而惟以舌为凭；妇女幼稚之病，往往闻之无息，问之无声，而惟有舌可验。"以上表述均是在强调舌诊对疾病诊断的重要性。通过察舌，可以明确机体气血的盛衰、病邪的性质、病位的深浅、病情的进展及疾病的转归和预后。龙祖宏教授认为，舌体的胖瘦荣润反映了气血的盛衰、津液的盈亏，一般而言，舌体胖大多提示气虚、阳虚，瘦小多提示血虚、阴虚；舌体润滑多提示痰饮水湿，舌干燥、裂纹多提示热盛伤津；舌苔的厚薄常常反映出证候的虚实，苔厚者实证居多，苔薄者则虚证较多；舌苔的有根无根，反映了胃气的存亡，故临证不能不察。需要注意的是，临证辨舌时应四诊合参，辨清是病舌还是先天禀赋所致，同时还需注意光线、进食、伸舌力度等对舌苔的影响。通过多临床、多实践，有助于培养我们司外揣内、见微知著、知常达变、明察秋毫之本领。

五、中西互参，病证结合

龙祖宏教授指出，中医强调"天人合一"，疾病的发生主要由内因、外因、不内外因三者所致。内因主要指人体脏腑、气血、阴阳的平衡失调；外因主要指气候、环境等因素；不内外因则指社会、情志等因素。中医治疗疾病是根据患者的某些外在表现，司外揣内，继而辨证论治。西医则借助理化检查来诊察疾病，例如西医胃肠镜检查可以明确发现患者病变的性质及部位，这些检查可作为中医望诊的延伸，为中医辨证论治服务，以提高临床诊疗效果。中、西医是两种不同的医学体系，其诊治疾病的方式方法各有所长。中医通过辨证分型，进而遣方用药，以达到“阴平阳秘，精神乃治”的目的。但中医不足之处是对疾病的认识还不够微观深入，同时药物炮制、煎煮的方法也较为繁琐。西医认为疾病的发生是由于各种致病因素导致器官功能发生改变，多依靠于现代科学检查手段以诊治疾病，以微观深入认识疾病见长，常采用各种理化方法消灭病原微生物或以手术切除病变的器官，但不足之处是常常只重视局部治疗，而忽视了人体是一个有机整体，虽然原发疾病治愈了，但患者往往会出现各类术后并发症，例如胆囊结石，切除患者胆囊后，结石仍有可能发生于胆管、胆总管等部位，且术后患者易出现腹胀、消化不良、腹泻等“胆囊术后综合征”的系列症状，可谓“治标而不治本”。随着医学科学技术的不断发展及环境的改变，疾病谱发生了变化，越来越多的疾病被发现，例如突如其来的新型冠状病毒感染疫情，尽管目前没有特效抗病毒的药物治疗，但通过中医药辨证施治，可以明显缓解患者病情，提高临床治愈率和好转率。但单纯通过辨证来认识和治疗这类疾病都是片面的，因为新型冠状病毒感染属于传染病，只有在严格的西医防控措施下，中西医并重，才能打赢这场疫情阻击战。故只有辨病与辨证相结合，才能使我们更加深入、全面地诊治疾病，尽可能减少临床误诊率和误治率。龙祖宏教授倡导辨病与辨证结合，可借助现代医学的检查手段，以明确疾病的病因、病理机制、诊断、治疗，以判断疾病的转归及预后。中西医诊疗体系各有其优势和特色，例如西医在疾病诊断方面较准确，如临床常见的“腹痛”，不仅常见于多种消化系统疾病，例如慢性结肠炎、肠癌、肠息肉等，还可见于妇科疾病，例如宫外孕、卵巢囊肿破裂等；泌尿系统疾病，例如肾结石、肾绞痛、肾盂肾炎等，临床需借助现代医学的检查手段才能明确腹痛之病因，以进一步采取相应治疗措施，才不会延误患者的病情或者危及患者生命，所以，借助现代医学检查手段以明确西医诊断尤其重要。中医在治疗方面更具特色，中医不仅治病，还治生病的人，强调宏观与微观结合，整体观与个体化兼顾，辨病与辨证互参，临床疗效更加令人满意，尤其在诊治疑难病和慢性病方面更具特色和优势。龙祖宏教授认为，作为现代中医，不仅要有扎实的中医理论基础和技能，同时还要学习掌握现代医学知识，才能跟上时代前进的步伐。龙祖宏教授毕生酷爱学习，“活到老，学到老”是其生活真实写照，退休后上门诊之余，仍坚持学习，是吾辈中青年学习之楷模。

六、谨守“中庸”，善用“和法”

中医是中国传统文化的瑰宝，中庸之道是中国传统文化的精髓，龙祖宏教授深受中国传统文化的熏陶。《中庸》说：“中也者，天下之大本也；和也者，天下之达道也。致中和，天地位焉，万物育焉。”大意是说，如果世间万物都能顺应大道，各本其性，各适其度，各得其所，这样和谐共存，天地就稳固了，万物就生机盎然了。《中庸》倡导与天和，与地和，与人和，中医治疗学中也始终贯穿着“调和”的思想，即“和法”学术思想。龙祖宏教授对“和法”感悟颇深，常通过调和阴阳、调畅气机、平调寒热等方式来治疗疾病。《中庸》说：“万物并育而不相害，道并行而不相悖。”龙祖宏教授博采众家之长，不拘泥于某一学派、某一学说，无论经方还是时方，常能信手拈来，临床验之有效。临证时，多倡导“中庸之道”，擅长用“和法”治疗脾胃肝胆病。北宋理学家程颐说：“不偏之谓中，不易之谓庸。”明察正道、笃行正道是龙祖宏教授行医的一贯原则。在学术上，龙祖宏教授倡导“培补脾土，顾护中州”的学术思想，非常重视后天脾土在疾病发生发展过程中的重要作用。遣方用药时刻注意顾护脾胃及正气，强调遣方用药不能损伤脾胃及正气。正如《素问》曰“正气存内，邪不可干”“邪之所凑，其气必虚”。正气是人体健康之本，只要根基牢固，邪气就难以入侵；若邪气侵入机体，表明机体正气已虚，当扶助正气以抵御邪气，此为治病之关键。对正气已虚、邪气不盛或年老体弱、久病不愈者当以益气健脾扶正为主，这样既有助于机体抵御病邪，又能较好地发挥药效（盖正气虚损，药物较难为力）。“扶正”既要重视先天之本，又不可忽视后天之本，只有先后天并重，方能使机体达到“阴平阳秘”的平衡状态。龙祖宏教授临证擅长运用“和法”，通过调理气血、健脾益气等多种方式，其“培补脾土，顾护中州”的学术思想不仅体现在对脾胃肝胆病的治疗中，也贯穿在其他慢性病、疑难病的诊治中。

七、疑难杂症，痰瘀论治

对于疑难杂症，龙祖宏教授多从脾胃着手、从痰瘀论治。

《扁鹊心书》指出“脾为五脏之母”。脾胃在五行属土而位居人身中央，余脏腑列于四周，《内经》谓脾为“中央土，以灌四旁”及“有胃气则生，无胃气则死”。由于脾胃的重要地位及五脏生克制化关系，他脏之病亦易累及脾胃，从而出现上焦、中焦、下焦兼病或并病的复杂证候。临床上对久治不愈的疑难杂症，多遵从古训“上下交损，当治其中”，着眼于从中焦脾胃来治，与李东垣“治脾胃之所以安五脏”的观点有异曲同工之妙。

脾虚易生痰，痰之为病，症状多端，随气升降，无处不到。如痰邪滞肺，则咳嗽咯痰；痰迷心窍，则神昏癫狂；痰停胃脘，则痞满呕恶；痰气交阻，则咽喉有异物感；痰犯颠顶，则头目眩晕……正如朱丹溪所云“怪病是痰”，叶天士也有“痰生百病”“百病兼痰”的论述。龙祖宏教授临床多遵先贤的痰病之说，对许多疑难杂病善于从痰论治而获良效。多年来龙老对叶天士化瘀通络法潜心研究，颇有心得，认为久病之人，气血不足，气血运行障碍，易出现血瘀证。叶天士指出："初为气结在经，久则血伤入络。"所以龙老强调久病从瘀论治。如果痰瘀互结，则痰瘀并治。临床上治疗糖尿病胃肠功能紊乱导致的腹胀、便秘等，使用益气健脾、活血通络法常能应手而效。对于有基础疾病（例如高血压、糖尿病、脑梗死、脂肪肝、肝硬化等）且又同时合并消化系统疾病的患者，龙祖宏教授常在辨证基础上，从痰瘀论治，临床效果显著，临床常配用丹参饮、失笑散、二陈汤等以求痰瘀同治。在此基础上，宗张锡纯的"鸡内金……善化有形瘀积"之说，于"瘀积""食积"时加用鸡内金，每能收到满意的疗效。

（王华宁 杜义斌 淦家荣 李 莉）

第三章　理论探幽

中医脾胃学说是中医学理论的重要组成部分，也是中医学术体系中颇具特色的部分。在历代医家的不断研究下，中医脾胃学说经历了理论的提出、理论的发展到理论体系的形成这一漫长的历史过程。它不断应用于临床，指导着临床，也在临床中得到了验证。龙祖宏教授勤求博采，其学术思想和学术理论均来源于各代先贤大家；龙祖宏教授守正创新，在广泛继承前人经验的基础上，结合现代医学的发展，对很多经典理论又有了发挥与创新，本章将以时间先后为纲，以重点医家理论为目，分述于下。

第一节　脾胃学说的理论源流

一、先秦时期——脾胃学说基本理论的提出

中医脾胃学说的提出，溯其源流，当归之于《内经》。其实，更早之前的古籍中就有关于医药活动的记载，《韩非子·五蠹》曰："上古之世……民食果蓏蚌蛤，腥臊恶臭而伤害腹胃，民多疾病。有圣人作，钻燧取火以化腥臊，而民说之，使王天下，号之曰燧人氏。"说明远古时代，由于食物粗劣和生食，"伤害腹胃"而多疾病。成书于战国至秦汉时期的《黄帝内经》是中国最早的医学典籍，对后世中医学理论的奠定具有深远的影响，也为中医脾胃学说提供了最初的理论体系。《内经》中虽未有专篇论述脾胃，但有关脾胃的解剖、生理、病理、症状、治疗等论述，均已散见在各篇之中，内容极为丰富。

（一）脾胃的生理功能

《内经》明确指出了五脏六腑的生理功能，《素问·五脏别论》云："所谓五脏者，藏精气而不泻也，故满而不能实。六腑者，传化物而不藏，故实而不能满也。所以然者，水谷入口，则胃实而肠虚；食下，则肠实而胃虚。故曰实而不满，满而不实也。"脾属于五脏，而胃属于六腑，故脾和胃的生理功能分别是"藏精气而

不泻”“传化物而不藏”，具有“实而不满”“满而不实”的生理特点。《内经》还提出了脾胃对饮食的转运作用，如《素问·经脉别论》云“饮入于胃，游溢精气，上输于脾，脾气散精，上归于肺，通调水道，下输膀胱。水精四布，五经并行，合于四时五脏阴阳，揆度以为常也。”“食气入胃，散精于肝，淫气于筋。食气入胃，浊气归心，淫精于脉。脉气流精，经气归于肺，肺朝百脉，输精于皮毛。毛脉合精，行气于府，府精神明，留于四脏，气归于权衡”。人的一切生理活动都有赖于水谷精微的滋养，能否从水谷精微中吸取足够的营养，全在于脾胃生理功能的正常与否。所以《素问·平人气象论》曰：“平人之常气禀于胃，胃者平人之常气也，人无胃气曰逆，逆者死。”《素问·阴阳应象大论》又云：“谷气通于脾，雨气通于肾。六经为川，肠胃为海，九窍为水注之气。”《素问·玉机真脏论》指出“五脏者，皆禀气于胃，胃者五脏之本也”，这充分说明了胃气的重要性。对脾胃的其他生理功能《内经》中也做了一些论述，如脾主一身之肌肉，脾藏营，脾恶湿，脾舍意，脾开窍于口，《素问·六节脏象论》：“脾、胃……其华在唇四白。”这表明，脾主肉，主运化，其精气显露于口唇周围。《素问·五脏生成》记载：“脾之合肉也；其荣唇也。”一方面是脾的“散精”作用；另一方面是脾有藏营的作用，能将“营气”输布于全身，脾气健运，则口唇红润有光泽。故望诊口唇和口唇周围，有助于判断脾功能的情况。

（二）脾胃病的成因

在脾胃病的病因病理方面，《内经》亦有不少论述。《素问·痹论》“饮食自倍，肠胃乃伤”，《素问·生气通天论》“味过于酸，肝气以津，脾气乃绝……味过于苦，脾气不濡，胃气乃厚”，这些描述说明饮食不节可致脾胃疾病，而饮食不节则包括饥饱不适和五味失调两个方面。《素问·至真要大论》载“诸湿肿满，皆属于脾”，说明了太阴湿气行令，每多伤脾，而脾“在志为思，思伤脾”则指出了情志可以影响脾胃功能。

（三）脾胃病的治疗原则

《素问·阴阳应象大论》曰“中满者，泻之于内”，表明中焦积滞、胸腹胀满者，宜用消导理气等法治疗。《素问·六元正纪大论》云“土郁夺之”，指中焦脾胃为湿邪郁阻应予祛除，它指导着临床实践，如湿热郁阻，腹痛腹胀、大便稀黏而臭，舌苔黄腻，宜用苦寒燥湿法；若寒湿郁于中焦，胸闷、恶心、呕吐、腹胀、大便清稀，舌苔白腻，宜用苦温化湿法。

二、两汉时期——脾胃学说理论的发展

张仲景是一位成就巨大的医学大家，著有《伤寒杂病论》，后人分成了《伤寒

论》《金匮要略》两书，前者偏重以六经辨证辨治伤寒，后者偏重以脏腑辨证辨治杂病，虽未列专篇论治脾胃，但其脾胃学说理论贯穿于两书之中。

（一）脾胃理论在《伤寒论》六经病辨治中的体现

1. 发病 《素问·刺法论》云“正气存内，邪不可干”，张仲景亦认为胃气的强弱对于保持人体的健康和促进疾病的向愈至关重要。伤寒的发病过程，是邪正相争的过程，外邪入侵，若邪正俱盛，则病在三阳，若正气不足，则易导致邪陷三阴。《伤寒论》第184条提到“阳明居中，主土也，万物所归，无所复传”，指出阳明胃气是人体长养的根本，脾胃之气强健，则人体可健康不病，或偶有不慎而染恙疾，也可使病情轻浅而稳定，即谓“无所复传”。

2. 传变 六经的传变与病邪的轻重、正气的强弱有关，也与治疗调护是否得当有关，而正气的强弱以胃气盛衰为前提。从三阳经传变看，太阳病失治误治，损伤中阳，可导致诸般变证。如太阳病过汗损伤脾阳的厚朴生姜半夏甘草人参汤之腹满证；太阳病汗下太过伤津，约束脾阴而成脾约证；少阳病误用汗、吐、下法，损伤胃津，可致邪入阳明。《伤寒论》第265条云：“少阳不可发汗，发汗则谵语，此属胃，胃和则愈，胃不和则烦而悸。”三阳病向三阴病传变的过程中，脾胃的因素则更为关键，太阴病为脾阳虚弱，寒湿困滞，因中阳不足，多可损及心肾，导致心肾阳虚，而转成少阴证；若脾虚失运，土虚木郁，肝气横逆，犯胃乘脾，则又可形成寒热错杂的厥阴病。总之，脾胃气弱，邪气盛，则邪气乘虚内陷，病邪由表及里，由浅入深，传入三阴；若脾胃气强，抗邪外出，则邪由里出表，自可不传三阴。

3. 治疗 《伤寒论》中的基本治则可概括为祛邪扶正，分清主次，明确标本，分清缓急。病在太阳，助胃气以祛邪是其治疗特色；病在阳明，则要清下燥热以存胃阴；病在阳明经，无形之热内盛，张仲景用白虎汤、白虎加人参汤以清泄热邪；病在阳明腑，燥热内结，张仲景用调胃承气汤、小承气汤、大承气汤等方以攻下。少阳居于阳明与太阴之间，虚则太阴，实则阳明，故少阳当和，小柴胡汤作为少阳病的主方，一方面用柴胡、黄芩清阳明、少阳之热，一方面用人参、炙甘草、大枣、半夏固护太阴防传三阴，所以病在少阳，就要顾护太阴以防传三阴。三阴当温，三阴中寒，微则理中汤，重则四逆汤，无脉者用通脉四逆汤，这些方子都以温脾助阳为法则，脾阳恢复，病可好转。太阴病属脾胃虚寒，故治疗原则当以温补法为主，以温中散寒为重点。少阴寒化多由太阴病误治、失治或寒邪直中，故治疗当以回阳救逆为急务。阴寒内盛、正阳衰减是厥阴病的病理基础，故宜温补脾肾、升发阳气、荡寒逐阴的四逆辈。总之，病在三阴，应当温脾助阳防恶变。

4. 预后 胃气存，则生机在；胃气复，则病可愈；胃气亡，则预后危，仲景认为胃气的存亡与病情预后密切相关。所谓“有胃气则生，无胃气则死”。在疾病过程中，一般胃气复则能食，胃气不和则不能食，仲景以“能食”与否来判断胃气有无，审其能食与否，可辨预后吉凶。《伤寒论》第332条表明“胃气尚在”则正能胜邪，病有转机，愈后好。《伤寒论》第339条表明由“不得食”到“欲得食”为胃气渐复，可判断热厥轻证有向愈的转归。

5. 调护 为了充分发挥药效、促进胃气的恢复，在药后护理和病后调养方面，仲景也十分注重顾护脾胃。比如服桂枝汤配合饮热粥，服十枣汤后啜粥自养，以白饮和服五苓散、四逆散等。而服药后对生、冷、黏、滑食物的禁忌，也是从顾护胃气的角度出发。在疾病的发生发展过程中，所损之阴精难以一时全复；久病初愈，脾胃之气也很脆弱，病后加强调养，以调补脾胃后天为法，则可促进胃气的恢复。

（二）脾胃理论在《金匮要略》杂病辨治中的体现

“上工不治已病治未病”，张仲景认为“见肝之病，知肝传脾，当先实脾”，若使脾气充实，则可防止肝病蔓延，强调在疾病即将发生传变的关键时刻，调补脾胃是很重要的。如果“见肝之病，不解实脾，惟治肝也”，则肝病未愈，脾病又起。仲景“肝病实脾”的学术思想，直到今天仍指导着临床实践。仲景亦言“四季脾旺不受邪”，我们可理解为若一年四季脾气健旺，则不会受到邪气的侵袭。这是对《内经》“正气存内，邪不可干”的进一步发展，值得深入研究。

综上，张仲景不但重视脾胃之气在防病治病中的重要作用，还将理论和方药融合起来，其以脾胃为本的学术思想不仅将《内经》确定的脾胃理论创造性地应用于临床实践，而且为后世李东垣、叶天士等人的学说奠定了基础，对中医脾胃学说的形成和完善起到了承前启后的作用。

三、隋唐时期——脾胃学说理论的丰富

（一）《诸病源候论》首创从病理学的角度研究脾胃病证

到了隋朝，中医学在理、法、方、药等方面已具备了一定的规模，其学术体系也基本达到了全面和详尽的程度，唯有病源学和证候学方面的专著出现得较晚。隋代太医博士巢元方率众编著了《诸病源候论》一书，完成了对这一重要学科的确立，并且对于中医极具特色的“病源学”和“证候学”进行了精细、准确的分类与描述，全书分67门，载列证候论1739条，叙述了各种疾病的病因、病理、证候等，还专列“脾胃病诸候”，最早从病源学、证候学角度论述了脾胃病症，也是对脾胃病理学的最早记载，对后世产生了很大影响。本书不记载治疗方药，

多附导引法，但后世如《备急千金要方》《外台秘要》引用该书内容很多，并依据其证候，拟定脾胃治法，创造了不少著名方剂。

（二）孙思邈进一步强调脾胃虚实证治

孙思邈的《备急千金要方》和《千金翼方》在总结前人智慧的基础上，提出了很多个人的医学见解。《素问·阴阳应象大论》曰“水谷之寒热，感则害于六腑”，孙思邈结合临床经验和细致观察，在《内经》情志、饮食、起居等诸种“过用”中，明确指出饮食过冷是致病的主要病因。饮食过冷不仅能导致人即时发病，而且会形成病根，使人年老后易患多种疾病。《备急千金要方·食治》云：“夫在身所以多疾者，皆由春夏取冷太过，饮食不节故也。”《千金翼方·养性》云：“夫老人所以多疾者，皆由少时春夏取凉过多，饮食太冷，故其鱼脍、生菜、生肉、腥冷之物多损于人，宜常断之。”同时，又着重指出饮食过冷多发生于春夏时节。孙思邈在其“春夏取冷太过”的病因观基础上，主张慎食生冷，着重强调“温食”在养生防病中的重要作用。孙思邈不仅主张“温食”的预防保健作用，还注重治疗作用。“温食”一方面是指饮食的温度要适宜，不可过冷或过热，一方面是从顾护脾阳的角度出发，要求注意食物性味意义上的“温”。孙思邈提出了“五脏不足，求于胃”的观点，按虚实论治脾胃病，强调调治脾胃可使“气得上下，五脏安定，血脉和利，精神乃治”。孙思邈不但收集了调治脾胃的专方180余首，还介绍了用针刺和艾灸的方法治疗脾胃病症。在自我保健方面，孙思邈对食疗调理脾胃十分重视，认为人的行为与健康和疾病之间有着普遍的联系，且尤为强调脾胃对人体健康起到的至关重要的作用，脾胃功能的调和与否贯穿了整个生命健康的始终，年少时期的调养是否得当，会关系到年老时身体的健康与否。这一思想不但上承《内经》四时皆以胃气为本和张仲景《金匮要略》“四季脾旺不受邪”的脾胃观点，而且下启李东垣“内伤脾胃，百病由生”的脾胃论，是我国传统医学继承与发展链条上不能忽视的一环。

四、宋金元时期——脾胃学说理论的充实

宋金元时期学术思想十分活跃，学术争鸣风气盛行，是中医各家流派逐渐形成时期。各个医家从不同的临床实践角度，总结了各自的学术见解和治疗经验，论述了各自不同的临证体会，促进了中医学基础理论的创新，也促进了脾胃学说理论与治法的充实与发展。这一时期开创了医学发展的繁盛局面，对明清及后世医学的发展起到了积极的推动作用。

（一）《太平惠民和剂局方》创制流传至今名方

宋朝时期，国家设立了专门的脾胃专科，由太医局编著的《太平惠民和剂局

方》，按照脾胃病的治法创制四君子汤、参苓白术散等名方，流传至今，成为调补脾气（阳）、脾阴的两个基础方，至今在临床广泛使用。

（二）钱乙使儿科脾胃病系统化

宋代著名医家钱乙，擅长脏腑辨证，特别重视调治脾胃，又以善治小儿病著称。钱乙提出小儿“易虚易实”，脾虚不耐寒温，服寒则生冷，服温则生热，他把慢惊、发搐、壮热、腹胀、黄病、虚羸、弄舌等多种疾病的病因都归之于脾胃，强调了养护脾胃的重要性。在《小儿药证直诀·虚实腹胀》一篇中则制定了相应的治则和方药，如健脾之白术散、益黄散，泻热之泻黄散，益脾和胃的异功散等，使儿科脾胃病症治疗日趋系统化、专科化。

（三）张元素提出脏腑议病

张元素根据《内经》的藏象理论，结合自己多年的临证实践，提出了脏腑议病，其依据脏腑本气和经络循行路线，结合虚实寒热进行辨证，将脏腑病症分为“本病”和“标病”，即从脏腑的寒热虚实言病机辨证的学说体系。在这种主导思想的指引下，形成了比较系统完整的脾胃虚实病症治疗方法，如土实则泻之、土虚则补之，具体方法有泻子、吐、下和补母、补气、补血之别；胃实则泻之、胃虚则补之，具体方法有泻湿热饮食和补胃气以胜湿热、寒湿之别。张元素根据脾喜温运，胃宜润降的特点，提出治脾宜守宜补宜升，治胃宜和宜攻宜降的观点。张元素所著《脏腑虚实标本用药式》和《洁古珍珠囊》，在制方遣药方面提出了“五脏五味补泻”和“引经报使”的观点。张元素的众多弟子，首推李杲，李氏在其“脏腑议病”观点的启示之下，以《素问》“土者生万物”为理论基础，别开蹊径，创立了“脾胃论”。

（四）李杲创立脾胃学说

李杲本人久患脾胃虚衰之证，多为其苦；金元时代，战乱频繁，疾病流行，人民所患疾病多为饮食失节、劳役过度的内伤病。作为“补土派”的代表人物，他钻研《内经》《难经》等古典医籍，在其师张元素“脏腑议病”的启示下，通过长期的临床实践，提出了“内伤脾胃，百病由生”的理论观点，并逐步发展形成了脾胃论这一有独创性的系统理论，充实了中医脾胃学说，为整个祖国医学的发展做出了卓越的贡献。

1. 阐发了脾胃生理功能 李杲认为元气与脾胃有着密切的关系，元气是健康之本，脾胃则是元气的根本，脾胃伤则元气衰，元气衰则疾病所由生，内伤病的形成乃是气不足的结果，损伤了脾胃就会导致元气不足。他在《脾胃论·脾胃虚实传变论》中提出：“元气之充足，皆由脾胃之气无所伤，而后能滋养元气。若胃气之本弱，饮食自倍，则脾胃之气既伤，而元气亦不能充，而诸病之所由生也。"这是李杲内伤学说中的基本观点。

李杲认为精气的升降运动，以中焦脾胃为枢纽，通过脾的升清、胃的降浊作用，将水谷精微上输心肺，外达四末，以滋养全身。脾气宜升则健，胃气当降则和，脾升胃降，出入有序，就可以维持"清阳出上窍，浊阴出下窍，清阳发腠理，浊阴走五脏，清阳实四肢，浊阴归六腑"的正常生理功能。若脾胃气虚，就会导致升降失常，气机紊乱，百病由生。在升降问题上，李杲尤其强调生长和升发的一面，重视升发脾之阳气，治疗上喜用升麻、柴胡。当然李杲也注意到潜降阴火的方面，他认为胃气的升发促成了阴火的潜降，而阴火的潜降亦有助于胃气的升发，但升发是主要的，潜降是次要的。

2. 阐释了"内伤脾胃，百病由生"理论 内伤病的形成常是饮食不节、劳倦过度、精神刺激三个因素综合作用的结果。《脾胃论·脾胃虚实传变论》云"故夫饮食失节，寒温不适，脾胃乃伤"，指出饮食失于节制，过饥、过饱或进食过冷、过热的食物，都可以导致脾胃受伤。胃的腐熟功能受影响，进而导致胃失和降，久之则转化为脾病，脾失升清，出现胸膈痞满、精神困倦等脾胃失调的症状。李东垣在《脾胃论·脾胃胜衰论》中提出："形体劳役则脾病，脾病则怠惰嗜卧，四肢不收，大便泄泻。脾既病则其胃不能独行津液，故亦从而病焉。"过劳包括劳力过度、劳神过度和房劳过度。劳力过度，形气俱伤，气衰则火旺，火旺则乘其脾土；劳神过度可暗耗心血，损伤脾气；房劳过度则损伤精气，伤肾及脾。过度安逸、四肢少动则脾运不健，以致气血生化不足。李东垣认为五志七情过极，都会妨碍脾胃的阴阳升降，导致气机失常，内伤脏腑。临床所见的不仅仅是思虑伤脾，尚有七情致病而先影响脾胃功能，致使脾失健运升清，胃失腐熟和降，出现食欲不振、脘腹胀满、大便失调等症状。除了以上三个方面原因，李杲还提出身体素弱者更易发病，《兰室秘藏》有"或素有心气不足，因饮食劳倦，致令心火乘脾"的论述。当然导致内伤疾病的原因很多，李杲的理论与当时的时代背景密不可分。

3. 擅用脾胃升阳益气药 李东垣遵循"劳者温之""损者温之""陷者举之"的原则，尤擅脾胃升阳益气药物的运用和处方。李杲治疗内伤热中证的方法可总结为甘温除热和升阳散火两个大的方面，在代表方剂补中益气汤中，将黄芪、人参、甘草三味药称为"除湿热，烦热之圣药也"。升阳散火汤中则升麻、柴胡、葛根同用，李氏认为脾之"清气""清阳"与肝胆升发之气有密切关系，而肝胆的疏达可以运用风药的升提疏散来实现，《脾胃论》云："脾胃气衰，不能升发阳气，故用升麻、柴胡助辛甘之味以引元气之升。"这一观点在临床上有着重要的实用价值。

总之，李东垣不落窠臼，独创新义，他的理论在中医发展史上的意义和影响都很深远，被历代许多名家所继承，并且不断发扬光大。

（五）罗天益对脾胃学说的继承与发挥

罗天益全面而系统地继承了李杲的学术思想，同时旁采诸家之说，并结合个人经验，对脾胃学说又有所发挥。他认为脾胃伤须分饮伤和食伤，其言“东垣《内外伤辨惑论》载：‘饮食自倍，肠胃乃伤’，此混言之也，分之为二，饮也，食也……饮者无形之气，伤之则宜发汗、利小便，使上下分消其湿……食者有形之物，伤之则易损其谷，其治莫若消导”。而劳倦伤当辨寒热，分虚中有寒、虚中有热两类进行论治，虚中有寒宜补中助脾、散寒温胃，治以甘剂、辛剂，甘辛结合则脾胃健而营卫通，故用理中汤、参术调中汤；虚中有热宜甘温除热，补气升阳，治以甘药补气泄热、酸收耗散之气，故用调中益气汤、人参黄芪散之类。罗天益非常重视各脏器对脾胃的影响，他认为各个脏器的偏强偏弱都能直接或间接影响脾胃而发生病变，影响的情况和程度不同，所导致的病变也不同。另外，罗天益遣用甘草温补之剂，已不局限于东垣的益气升阳诸方，而扩大使用了不少历代医家名方，如建中汤、理中汤、四君子汤、枳术丸等，并在此基础上进行化裁，创制新方。如人参益气汤方，就是在补中益气汤中加生甘草、白芍、黄柏三味药而组成，而加入白芍、川芎、蔓荆子、细辛四味药物后则组成了顺气和中汤。

五、明清时期——脾胃学说理论的完善

明清时期，杰出医家辈出，他们从不同的角度发挥并发展了脾胃病理论，使之日臻完善，其中最为重要的是胃阴学说的提出，当然除此之外，脾阴学说、统血理论等亦十分丰富。

（一）王纶提出脾阴学说

明代王纶，因父亲疾病常留心医药，不但为民疗疾、活人颇众，而且笔耕不辍、著述甚多。他以东垣脾胃学说和丹溪养阴之学为基础提出了脾阴学说，认为脾胃当分“阴阳气血”，胃火旺和脾阴虚互为因果，辛热温燥、助火消阴之剂为用药大忌，故临证治疗脾阴虚常用人参、白芍、甘草等药物。这种脾胃分阴阳的观点，对后世的“脾阴胃阳”学说具有一定的影响。

（二）薛己重视培土补中，详论脾统血

薛己幼承家学，旁通各家，其脾胃之说源于《内经》，又深受东垣《脾胃论》的影响，重视甘温以升发脾胃阳气，临证重视脾与肾、命门的辨证，治疗用药以温补著称，对后世医家颇多启发。薛己重视脾胃在人体生命活动中的作用，提

出“胃为五脏本源，人身之根蒂”；对当时恣用寒凉之剂克伐生气的流弊，认为“脾胃气实，则肺得其所养，肺气既盛，水自生焉，水升则火降，水火既济而天地交泰，若脾胃一虚则其他四脏俱无生气”；在临证中总结出“人之胃气受伤，则虚证蜂起”的观点，对李杲“脾胃内伤学说”做了进一步阐发。

薛己重视脾胃阳气的升发，善用甘温，力避苦寒，亦不主张多用麦冬、芍药、生地黄等品，以免滋碍脾气。薛己根据临床实践，归纳了对脾胃病治疗的四证四方，若饮食不适则用枳术丸，脾胃虚弱则用四君子，脾胃虚寒则四君子加炮姜，命门火衰则八味丸，可见薛氏对火衰土弱之虚寒之证，不仅重视升发脾胃之阳，还强调了肾命对脾胃的温煦作用，指出应补火生土，使治疗脾胃虚损之法更趋完备。

脾胃为气血之本，薛己对“脾为统血行气之经”论述颇详。他指出：“血生于脾，故云脾统血，凡血病当用苦甘之剂，以助阳气而生阴血”，提出脾胃虚寒不能生阴血者，宜用八味丸，呈现出其脾胃论述与肾和命门联系的特点。

（三）李中梓的先后天根本论和治泻九法

李中梓善于在前人论述的基础上，结合自己的体会，其医学造诣颇深，著作甚多，如《内经知要》《医宗必读》等，对中医脾胃学说的发展有较大贡献。

1. 先后天根本论 李氏集各家之说，明确提出脾肾先后天根本论，他说“先天之本在肾，肾应北方之水，水为天一之源，后天之本在脾，脾为中宫之土，土为万物之母，……水生木而后肝成，木成火而后心成，火生土而后脾成，土成金而后肺成，五脏既成，六腑随之，四肢乃具，百骸乃令”，其论述高度概括了脾肾在人体生命活动中的重要作用，表明脾肾两脏安和则一身皆治。

2. 治泻九法 李氏认为风、湿、寒、热四气皆能致泄，其中又以湿为主，故结合前人经验总结了治泄泻九法，即淡渗、升提、清凉、疏利、甘缓、酸收、燥脾、温肾、固涩，分别针对因湿邪、脾气下陷、热邪、积滞、肾阳虚衰等原因导致的泄泻，同时对久泻、坠胀、滑脱等提出治法，蕴含“下者举之”“热者清之”“急者缓之”“散者收之”“寒者温之”“虚则补其母”“通因通用”“治湿不利小便，非其治也”等诸多治疗原则。

（四）缪希雍以保护胃气为急、补养脾气为先，用药甘润清灵

缪氏以生平治验和药物研究心得为基础，著有《先醒斋医学广笔记》《神农本草经疏》，其中《先醒斋医学广笔记》是医案医话医论的综合体，生动实在，广受欢迎。缪氏认为“胃气者，即后天元气”“谷气者，譬国家之饷道也，饷道一绝，则万众立散；胃气一败，则百药难施”。这个观点表明，凡阴阳气血诸虚之病，皆当以保护胃气为急，补养脾气为先。缪氏用药颇有独创性，注重甘润清灵，常用

人参、白扁豆、山药、茯苓调理脾胃，配伍则多选石斛、沙参、麦冬、白芍、麦芽等，这种用药的思路，对叶天士的影响非常大，并发挥了更大的作用。

（五）叶天士提出脾胃分治，创立胃阴学说

叶天士作为著名的中医临床家，精于诊务、博采众长，不但创立了卫、气、营、血辨证论治体系，成为治温病的大家；而且提出脾胃分治，创立了胃阴学说，对脾胃藏象理论的突破和发展做出了突出贡献。

1. 脾胃有别，分而治之 自脾胃大家李东垣创立脾胃学说之后，脾胃疾病长期混治，疗效亦不一而足。针对脾阳不足之证，叶氏继承了李杲补脾升阳法，多选补中益气汤、升阳益胃汤化裁；鉴于其详于治脾、略于治胃的不足，提出了脾胃分治、胃分阴阳的观点。

2. 胃喜柔润，创立胃阴学说 叶天士《临证指南医案》指出“太阴湿土，得阳始运；阳明燥土，得阴自安”，充分发挥“脾喜刚燥，胃喜柔润”的理论，创立了胃阴辨证论治理论。针对胃阴损伤所导致的饥不纳食、胃中灼热、干呕呃逆、口渴欲饮冷、口干口苦、大便干结等症状，叶氏常用甘平、甘凉之法清养胃阴，常选麦门冬汤及沙参、石斛、玉竹、天花粉、乌梅、生白芍等方药，且善用白粳米、青甘蔗浆、甜水梨汁等物，认为其有甘润养胃的功效。药食同用不但作用平和，还无辛热耗气伤阴、苦寒败胃伤阳、温燥助热损津、滋腻滞气碍胃之弊。这也可看作叶氏对“纳食主胃，运化主脾，脾宜升则健，胃宜降则和”理论的发挥，即在治胃上主张通降，然其通降，既非辛开苦降，亦非苦寒下夺，而是以甘平甘凉濡养胃阴，其所制的益胃汤等方被后代医家广为推崇，历久不衰。

3. 充实“调理脾胃以安五脏”之说 李杲仅提出“肺之脾胃”及“肾之脾胃”，叶天士则充实了其“调理脾胃以安五脏”之说，完善了脾胃和其他四脏的关系，补充了“心之脾胃”和“肝之脾胃”，并分别以寒热温凉治之，如胃虚肝风，呕吐眩晕，不投干燥之品以平肝降逆，而以“胃汁以熄风”“胃壮肝犯自少”。

叶天士以《内经》为根，继承东垣脾阳学说，以此为基础，又发展创立胃阴学说，并将其有机结合起来，使脾胃学说形成了完整的理论体系。

六、近现代时期——脾胃学说理论的繁荣

近现代时期以来，脾胃学说的研究进入了一个崭新的阶段，从民国至新中国成立再到如今进入21世纪，出现了很多理论实践的大家，他们学贯中西、传承创新，有关脾胃学说的理论与临床实践的论文论著，犹如雨后春笋不断涌现，取得了令人瞩目的成就，他们的理论与实践也影响着龙祖宏教授学术观点的形成与发挥。

第二节 各时期脾胃学说理论对龙祖宏教授学术观点的影响

一、先秦时期

（一）对“脾胃为后天之本”的阐释

“脾胃为后天之本”是指人出生之后摄入的营养物质是维持生命活动的根本。为何脾胃被称为后天之本呢？这要从脾胃的生理功能说起。《素问·平人气象论》说：“人以水谷为本，故人绝水谷则死。”人体的气、血、津液等重要物质均由食物转化而成，而脾胃是在这一转化过程中起主要作用的脏腑。饮食物入口，经过食管由胃受纳，在胃气的腐熟作用下形成食糜，传入小肠进行下一步的消化和吸收。这一过程可以概括为胃腐熟水谷，脾通过其运化功能，转化成为精微物质。水谷精微既是人体赖以生存的营养物质，又是化生气血津液的物质基础。同时水谷精微的输布，也有赖于脾的运化功能。故《素问·奇病论》说：“夫五味入口，藏于胃，脾为之行其精气。”而《素问·玉机真脏论》则云：“五脏者，皆禀气于胃。胃者，五脏之本也。”明代医家李中梓的《医宗必读·肾为先天本脾为后天本论》对此有详细的描述：“脾何以为后天之本？盖婴儿既生，一日不再食则饥，七日不食则肠胃涸绝而死。经云：安谷则昌，绝谷则亡。犹兵家之饷道也，饷道一绝，万众立散。胃气一败，百药难施。一有此身，必资谷气。谷入于胃，洒陈于六腑而气至，和调于五脏而血生，而人资之以为生者也，故曰后天之本在脾。”可见，在五行中，脾属土，而土位居中央，四方兼顾，土能生长以滋养万物。胃与脾，一阴一阳，互为表里，脾与胃共同参与饮食的消化吸收。人以水谷为本，而脾胃又是受纳水谷、运化精微物质的重要器官，故脾胃在人体占有极为重要的位置。

脾胃通过经脉络属构成表里关系。胃主受纳，脾主运化，从食物到水谷精微的变化，依赖于脾胃正常生理功能的相互协同。其一，脾为阴土，喜燥恶湿；胃为阳土，喜润恶燥；脾的运化有赖于胃阳的动力，胃的受纳有赖于脾阴的资助，不燥不湿，相辅相成，才能完成纳运的过程。其二，脾主升清，脾气上升，水谷精微才能输布全身发挥作用，故脾以升为顺；胃主通降，食物入胃，经胃的腐熟后，必须下行进入小肠，才能进一步消化吸收，故胃以降为和。而且脾胃位居中焦，是升降的枢纽，脾胃的升降影响着各脏腑的阴阳升降，因此脾胃健运，脏腑才能和顺协调，元气才能充沛，生机才能洋溢活跃。

所以，一方面，脾多湿证，胃多燥证，治疗上健脾祛湿、益胃养阴均为临床常用治法。另一方面，要注重调理脾胃气机，使当升的得升，当降的能降，恢复正常的脾胃升降功能。

（二）对“脾开窍于口”的阐释及临证应用

《素问·阴阳应象大论》曰：“脾主口……在窍为口。”脾开窍于口，口为脾之外窍，正如《灵枢·五阅五使》云：“口唇者，脾之官也。”对《内经》脾开窍于口，其华在唇的论述，龙祖宏教授在此基础上阐释了二者之间生理功能、病因病机的关系。首先生理上，食欲、口味与脾的运化功能密切相关。脾主运化，为“后天之本”“气血生化之源”，化生饮食物为水谷精微并布散于全身，为全身脏腑器官提供濡养。正如《灵枢·脉度》曰：“脾气通于口，脾和则口能知五谷矣。”且《难经·四十难》“脾主味”，《难经·三十七难》亦曰“脾气通于口，口和则知谷味矣”。龙祖宏教授指出，脾的运化功能正常，脾气健运，则食欲旺盛，口味正常。一是在解剖结构上，口腔位于消化道开端，有牙齿、舌及咽喉等器官，是饮食物进入人体的第一关口，它们与脾胃相互配合，共同完成消化吸收工作；二是在生理功能上，口接纳饮食物后，在口腔中进行第一步研磨，再进入胃和脾进行进一步的腐熟、吸收；三是从经络联系上，脾之经络连舌本，散舌下，舌主味觉，若脾气健旺，则纳谷味香；四是涎为脾液，脾运正常则津液上注于口腔，脾旺则分泌濡润适度并随咀嚼而增多，味觉更佳。正如《黄帝内经素问吴注》卷二曰：“脾主水谷，口以司纳，故窍在焉。”其次病理上，脾胃位居中土，具有承载万物的功能，是气机运化、升降的枢纽，脾和则口能知五谷，脾不运化则清阳不升、浊阴不降，随即发生口臭；脾胃积热则发生口疮。脾主运化，开窍于口，胃主受纳腐熟水谷，脾胃互为表里，若邪热犯脾，或内伤气机郁滞化热伤脾，或过食肥甘厚味辛热之品，均可致脾胃积热，运化腐熟水谷失常，腐热之气上行出于口，而闻及口气秽臭。明·皇甫中《明医指掌·杂科·口齿证二》说：“口为脾窍能知味，臭恶应知热在脾。”总之，若脾气虚弱，运化无力，或脾胃湿热，易困阻脾气，则致纳呆食少，口淡乏味，口干舌燥或口中异味明显。

临床常见的食滞胃脘型口臭，即由饮食不节，暴饮暴食，食积不化，日久化腐，腐臭之气上蒸而致，明·李时珍《本草纲目·百病主治药·口舌》认为：“口臭是胃火食郁。”临床常见的脾经热盛所致口唇疾病亦较多，如口疮、口角糜烂等，如《诸病源候论·热病口疮候》就云：“此由脾脏有热，冲于上焦，故口生疮也。”此外，若脾经实热，火旺煎熬，令水沸腾，则涎唾满口，色白略稠，伴口臭唇红或口角糜烂；若脾经阳虚失约，涎液清澈，常自溢于口；若气虚阳微，升清失司，水津不得上承，或阴伤津涸，水津无以敷布，均可见口舌干涸，甚则焦枯龟裂。针对以上病机，治疗时分别采用通降胃腑以化积、清运脾胃以降火、温运脾阳以升清、滋润脾阴以养液等。同时龙祖宏教授提出“治臭以香”，使用气味芳香的药物来治疗口臭，皆因此类药物质轻通灵，如《证类本草》言丁香“疗口臭最良，治气亦效”。这类药物又多可醒脾开胃，脾胃健运，则气机升降有序。概言之，脾喜燥恶湿，这类药芳香燥湿，醒脾和胃。治疗口臭可以芳香以辟浊气，治其标，醒脾和胃、燥湿，恢复脾胃运化功能，升清降浊有序，以治其本。同时芳香药物透达，味多辛，辛能散能行，散可散郁热，行能畅全身气机，促进脾胃气机的运行，辛开苦泄，为调理气机之佳品。花类药物又清轻上扬，易上达头面，直达病所。常用药物包括藿香、佩兰、丁香、金银花、野菊花、玫瑰花、辛夷花等。总之，此类药物或是通过直接调理脾胃气机，或是通过芳香燥湿、醒脾和胃、调节他脏气机等功用使脾胃气机升降正常，脾胃气机升降有序，脾可升清，胃可降浊，湿可除，郁热可散，随证加减，口臭自除。

二、两汉时期

（一）对《伤寒论》中脾胃理论的阐释

龙祖宏教授认为《伤寒论》蕴含了仲景重视脾胃的思想，而且这一思想对后世医家产生了深远影响，现论述于下。

脾胃病症的发生可因表证发汗吐下或阳明病下之过早而导致虚热内扰、胃气不和而成，严重则心中懊憹，中虚则少气，胃气上逆则呕。而表邪随经入里、热伤胃津，或少阳邪气不解、入里伤津，或阳明病下之过早、热伤津液，或病后胃津损伤均可导致胃燥津伤，而见口渴、便干、烦热等症状，此为脾胃病症之又一病因病机。龙祖宏教授认为火热随经入胃，阳明热甚，灼伤血络而出现便血、吐血诸血证。临证时常见的消化道出血，如便血、吐血之形成，在详细询问病史，仔细搜集四诊资料的同时，不应忘记阳明胃热亢盛，灼伤血络这一常见的原因。患者素体太阴脾虚，中焦虚寒，胃失温养故胃中虚冷，故可见腹泻、呕吐、腹痛、不能食等症。龙祖宏教授认为，太阴湿土，无论是素体阳虚还是误治致虚，其阳气虚弱则失于温煦，胃中虚冷则不能受纳腐熟水谷，从而不能运化水谷精微营养周身，故素体太阴阳虚，胃中虚冷是脾胃疾病发生的重要因素。这在临床辨证论治中有重要的意义，脾喜暖恶湿，饮食、药物、生活起居切忌过于寒凉，以免损伤脾阳，引起一系列病症。

同时，龙祖宏教授还指出，脾乃运化水湿之脏，若失于健运，导致水湿内停，水湿之邪或停中焦，或停下焦，在临床上则可见不同症状。另外，特别要注意的是，水湿内停，或与热结，或与寒结，皆可导致黄疸。正如第278条所云“太阴当发身黄，若小便自利者，不能发黄”，这提示我们在临证辨治黄疸时，不能只想到清热利湿退黄一途而作茧自缚，调整脾胃功能，尤其是调整脾脏运化水湿之功能，往往能收佳效。

龙祖宏教授认为，太阳表证本当汗解，却误用下法，损伤脾胃，致胃中虚，脾胃气机升降失常成痞。同时，邪气入里，水热、寒湿邪气结于胸膈，均会导致脾胃气机失常，胃气失和，清浊相干，寒热错杂于中而成痞。外邪犯胃，如少阳、厥阴受邪，也可横逆犯胃，枢机不利，胃气不和。

总之，在病因病机方面可以归纳为，其一阳道实，“阳明里热燥屎内结”“虚热内扰胃气不和”“邪热入里胃燥津伤”“阳明热甚灼伤血络”均可导致疾病的发生；其二阴道虚，“太阴阳虚胃中虚冷”“脾失健运水湿内停”，均可引起脾气亏损，故而疾病丛生；其三气机失调、升降失常，致清阳不升、浊阴不降而致各种痞证；其四他脏影响及脾胃，致脾胃功能受损、气机失调。以上四端，皆是脾胃疾病的病因病机。

根据以上病因病机，龙祖宏教授在临证时亦颇有章法，或是苦寒泻下清降胃腑，常用方剂如调胃承气汤、麻子仁丸，面对燥屎内结重症，大承气汤亦不失为良方；面对瘀热内结者，亦多使用桃核承气汤；或是寒凉清泄护胃存津，白虎汤、竹叶石膏汤较多选用；或是寒凉清降清泄胃热，如清肠止利之葛根芩连汤、清热除烦之栀子豉汤、清泄胃火之大黄黄连泻心汤、清泄湿热之茵陈蒿汤在临床上据证选用，颇多良效。面对中阳虚证，或是温补脾阳，应用甘草干姜汤、小建中汤；或是补火生土，扶助脾阳，应用如四逆汤、四逆加人参汤；或是温运脾阳使水湿得行，常用方剂五苓散、真武汤。龙祖宏教授认为，脾阳虚水湿不化之证，多以茯苓、白术健脾利水，桂枝温阳，甘草补中，若水停于胃，则在健脾温阳利水的同时，以生姜温化中焦水饮；若水停膀胱，则以猪苓、茯苓、白术、泽泻健脾利水的同时，以小量桂枝降冲逆之气；若兼阴伤者，则以阿胶养阴，以滑石助其通利；脾虚日久，引起肾阳虚水气上冲者，除以茯苓、白术、生姜健脾温阳利水外，还以附子温肾阳，以上共奏培土制水之功。临证时升清降浊，寒温并用之三泻心汤、黄连汤、乌梅丸，龙祖宏教授应用亦颇有心得。上述诸方均用人参补中焦脾胃，三泻心汤和黄连汤不仅有人参，还有大枣、炙甘草，其补中之力更强，在扶正的同时，在诸方中又以辛开苦降、寒温并用之法来恢复脾胃升降功能。三泻心汤针对寒热错杂于中，以辛温之生姜、半夏配苦寒之黄芩、黄连，使清升浊降，痞利得除。黄连汤以黄连苦寒清胸中热，以半夏、干姜辛温散中寒，除上热下寒、腹痛欲呕之症。乌梅丸黄连、黄柏清上热，细辛、干姜、蜀椒、桂枝温下寒，清上温下既治疗蛔厥又能温阳治久利。这些方均以寒温并用、辛开苦降立法以恢复脾胃之升降功能。因脾主升清，胃主降浊，清气不升则生飧泄，浊气不降则生䐜胀，要恢复脾升胃降之功能，可首先补益中气，再以辛开苦降、寒温并用等法升清降浊，以恢复正常气机。

（二）对“见肝之病，知肝传脾，当先实脾”的阐释及临证应用

《金匮要略》云：“夫治未病者，见肝之病，知肝传脾，当先实脾，四季脾旺不受邪，即勿补之；中工不晓相传，见肝之病，不解实脾，惟治肝也。”对于“见肝之病，知肝传脾，当先实脾”的论述，龙祖宏教授从以下几个方面来阐释。

首先，这一观点来源于经典著作，《素问·四气调神大论》云“圣人不治已病治未病，不治已乱治未乱”，即未病先防的观点。而《素问·玉机真脏论》又云“肝受气于心，传之于脾”，且《难经·七十七难》曰“所谓治未病者，见肝之病，则知肝当传之与脾，故先实脾气，无令得受肝之邪”，即已病防传的观点。所以这句话包含了未病先防、已病防变两个方面内容。

其次，中医学最重要的是整体观念，人体是以五脏为中心，辅以六腑，通过经络系统实现内外联系的一个有机整体。生理情况下，五脏相互资生、相互制约，以维持人体的正常生命活动；病理情况下，五脏病邪会互相影响、互相传变。因此，若一脏发病，治疗不能单纯局限于受病之脏，而是要兼顾到他脏，考虑到整体，在治疗本脏病变的同时还要积极调治其他脏腑，以防止疾病的传变。

再次，五行学说中五行之间的基本关系包括相生、相克、相乘、相侮，生理情况下五脏之间以相生相克的关系来维持机体的“阴平阳秘”。《素问·玉机真脏论》有云：“五脏相通，移皆有次。”这说明五脏之间疾病的传变是按照一定的顺序进行的，即“五脏有病则各传其所胜”。《素问·五运行大论》曰：“气有余，则制己所胜而侮所不胜；其不及，则己所不胜，侮而乘之，己所胜，轻而侮之。”从五行角度来看，肝属木，脾属土，乃相克关系，正常的“木克土”是维持机体平衡的重要环节，当木太过或土不及，这种平衡就会遭到破坏。木太盛则克土太过，造成土的不足，即“木乘土”；木虽不盛，但由于土本身太虚，使得木克土的力量相对增强，形成“土虚木贼”的状态。

第四，从脏腑功能来说，生理上肝主藏血、主疏泄、主升主动；脾主运化水谷、主统血。肝对脾的运化功能是否正常起着重要的作用，因肝为刚脏，体阴而用阳，肝的疏泄功能正常，有赖于脾所输布的水谷精微的滋养，只有脾的运化功能正常、升发轻清之气，才能使肝的疏泄正常，而不至于疏泄太过。反过来说，只有脾运健旺，生血有源，统摄有权，才能使肝有所藏之血。张锡纯曰：“盖肝之系下连气海，兼有相火寄生其中……为其寄生相火也，可借火生土，脾胃之饮食更赖之熟腐。肝脾者相助为理之脏也。”病理上若肝失疏泄导致脾的运化功能

失常，则可见胸胁胀满、腹胀腹痛、便溏腹泻等症状，临床上很多肝病患者，常常以神疲乏力、纳差腹胀、便溏等脾虚症状就诊；若脾虚气血生化无源也可导致肝血不足，出现失眠健忘、头晕眼花等症状，可见肝脾在生理病理上都是关系密切、不可分割的。

最后，对于“实脾”二字，并不能简单理解为补脾，亦不是单纯的补益脾胃，“实脾”应理解为调补脾胃，是“调”与“补”的有机结合。“补”是指脾虚时，应健脾补中，多用甘味药加强脾胃生化气血的功能，以资生肝血，使肝有所藏，常用药物有人参、白术、黄芪、炙甘草、蜂蜜、饴糖等；“调”是指因脾胃处中焦，为防脾土壅滞宜用调和之法，使脾发挥正常的运化功能，以使肝气疏泄得当，常用药物有陈皮、佛手、木香、青皮、焦三仙等。临床上对于肝病的治疗应辨别虚实，调补脾胃有利于防止疾病的传变、蔓延，以保护未病之脏腑。

《金匮要略》原文：“问曰：上工治未病，何也？师曰：夫治未病者，见肝之病，知肝传脾，当先实脾，四季脾旺不受邪，即勿补之。中工不晓相传，见肝之病，不解实脾，惟治肝也。夫肝之病，补用酸，助用焦苦，益用甘味之药调之。”龙祖宏教授指出，此乃治肝补脾之要妙也。肝虚则用此法，实则不再用之。那么为什么要实脾呢？龙祖宏教授认为，按五行相克理论，土能克水，实脾则可抑制肾水，肾水弱，不能上行济心火，则心火亢盛，火刑金，肺气被耗，则金不克木，金不克木则肝木自然调达。通过实脾来治疗肝虚，这才是肝病（虚）实脾的真正目的。原文有云：“肝虚则用此法，实则不在用之。”即肝虚的患者可采取此法（实脾）治疗，肝实则不可用此法。龙祖宏教授认为，在生理上，肝为刚脏属木，主疏泄，喜条达而恶抑郁，主藏血；脾属土，居中央，为后天之本，气血生化之源，主运化，主统血。木植土中，木赖土养，两者在水谷运化、水液代谢、气血方面相辅相成。肝脾调和，气机升降有序，水谷运化成气血精微，滋养全身。同时肝脾经络亦密切相关。病理上，木不疏土，脾脏的运化功能失调，运化水谷精微功能失调，中焦气化不利，会出现腹胀、食欲不振、呕吐等脾胃症状，同时湿热熏蒸，肝胆疏泄不利，会出现黄疸、胸胁胀满等肝脏症状。脾胃本就虚弱，也可出现肝缺乏生化之源，或脾统血不利，而导致呕血、便血等症状。这就提示我们在治疗肝脏疾病时不应只着眼于肝，应注重肝脾同调，健脾为主，培补后天之本。

龙祖宏教授将这一理论广泛应用到慢性肝病的治疗中。其一，脂肪肝。近年来随着国民生活水平的提高，饮食结构和生活习惯的改变，脂肪肝的发病率有逐年上升的趋势，然而脂肪肝的临床表现并不典型，很多患者无明显症状，严重者则表现为胸脘痞闷、胁肋胀痛、倦怠乏力、纳呆厌油等，目前中医根据其临床表现、病因病机以及病情演变将其归为“肝癖”“胁痛”“积聚”等范畴。龙祖宏教授认为，脂肪肝的形成与进食肥甘厚味、暴饮暴食、嗜酒、过度肥胖、多静少动密切相关，正如《张氏医通·胁痛》云："饮食劳倦之伤，皆足以致痰凝气聚。"《素问·宣明五气论》亦有言"久坐伤肉"，而脾在体合肉。脾主运化，为后天之本，气血生化之源，而脂质又是水谷精微的重要组成部分，其运化输布自然也离不开脾。脾失运化，不能运化水谷精微以养肝脏；肝失疏泄、条达，升降失司，滋生痰湿，清浊不明，清从浊化，痰浊积聚为病。概言之，脂肪肝发于肝、脾二脏，肝失疏泄，气郁血瘀，木不疏土；脾失健运，痰湿内生，土壅木郁，痰浊淤积于肝而成，故本病脾虚为本，痰浊为标，本虚标实，治宜扶正祛邪、标本兼治。叶天士云："补脾必以疏肝，疏肝即所以补脾也。"临证时，龙祖宏教授以健脾消积化痰为基本治法。其二，慢性肝炎。龙祖宏教授指出，慢性肝炎是由于湿热毒邪蕴结于肝，日久则使脏腑阴阳失调、气血逆乱。概言之为"虚""湿热""血瘀"三个方面，呈现出正虚邪易侵、邪侵正益虚、正虚邪愈恶的复杂过程。慢性肝炎的临床表现不一，但具有一定的共同点，大部分患者自始至终都有纳差、腹胀、四肢乏力、大便异常等一系列的脾虚证，甚至很多患者就是以这类症状为主诉而就诊，随后发现慢性肝病。中焦脾胃乃后天之本，顾护后天是一切疾病向愈的关键，脾气健运则肝气条达，从而脏腑气机通畅，故龙祖宏教授在慢性肝炎的治疗上以健脾疏肝为第一要务，常用的健脾益气药如黄芪、党参、白术、茯苓，常用的疏肝理气药物如柴胡、枳壳、香橼、佛手等。其三，肝硬化腹水。本病归属于中医"臌胀"范畴，主要由肝、脾、肾三脏受病，肝失条达、脾失健运、肾不化水，以致气、血、水积于腹内，以致腹部胀大如鼓而得名。因脾为后天之本、气血生化之源，脾虚则生化无源，故气虚；气为血帅，气虚则血无以帅行，或血行不畅而滞留，形成瘀血。脾虚中土不运，则清阳不升，浊阴不降，壅滞中州，肿势更增。《杂病源流犀烛》有云"鼓胀，病根在脾，由脾阴受伤，胃虽纳谷，脾不运化，或由怒气伤肝，渐蚀其脾"，《医镜》亦曰："臌胀起于脾虚气损，治之当以大补之剂培其本，少加顺气以通滞……"龙祖宏教授指出，肝硬化腹水目前多责之于肝脾肾三脏，但根源在于肝脾功能失调，气机阻滞，瘀血内结，水湿停聚，而"实脾"应根据气、血、水的偏重，脏腑功能的强弱，分别采取疏利气机、调和脾胃、活血养肝等治法，而不能一味制水，因为过度利水则重伤津液，加重病情。龙祖宏教授临证时，在肝硬化腹水的早期，多从肝脾论治，健脾益气利水的同时疏肝活血；在肝硬化腹水的中后期，多从脾肾论治，以健脾益肾的同时活血利水。可以看出，在整个治疗过程中，健脾利水是治疗的基本大法。口服中药汤剂之外，联合穴位贴敷、针灸、灌肠等外治法以调和肝脾，行气利水，往往能收佳效。而早期注意饮食、戒除不良生活习惯，顾护脾胃，对预防肝硬化腹水也有很好的效果。其四，肝癌。本病属于祖国医学之“积证”范畴。龙祖宏教授认为，脾主统血，五脏六腑之血全赖脾气统摄，若脾虚失摄，则会造成出血；脾主运化，若脾运不及，则气血生化无源。肝体阴而用阳，气虚血瘀日久，肝之疏泄不利则气滞血瘀，气血瘀阻肝络发为癥瘕。随着病情的发展，抗肿瘤治疗，无论是手术还是放化疗都可能损伤脾胃，从而出现食欲不振、恶心呕吐、腹泻腹胀、倦怠无力等。因此，龙祖宏教授将肝癌的病因病机归纳为脾虚气滞，瘀毒内结，而脾虚是贯穿了整个病变过程。龙祖宏教授不主张应用苦寒或攻伐的抗癌中草药，认为此类药物虽可清热解毒、活血化瘀，但会损伤脾胃；故对肝癌的治疗应偏重扶正固本、健脾益气，增强患者自身抗癌能力以为祛邪创造必要的条件。至疾病的中晚期，往往瘀毒壅滞、气血俱衰，治疗上更应培补正气，通过增强机体抗病能力来影响肿瘤的发展和转归。这样，以健脾益气为主，或配以活血软坚，或辅以疏肝泄浊，不但可以改善近期症状，也可以提高远期疗效，部分病例实现了带瘤长期生存。

三、隋唐时期

对“春夏取冷太过”的阐释：

《素问·经脉别论》曰：“春秋冬夏，四时阴阳，生病起于过用，此为常也。”《素问·阴阳应象大论》云：“水谷之寒热，感则害于六腑。”可见，《黄帝内经》已将饮食过冷作为一个病因。孙思邈继承与发展了《内经》的思想，明确指出饮食过冷是致病的主要病因，不仅能即时发病，而且会形成病根，迁延日久，使人年老后易患多种疾病。同时，又着重指出饮食过冷多发生于春夏时节。龙祖宏教授深得其要，他认为春夏时节天气温暖甚或炎热，人们往往疏于顾护阳气，甚至为了降温消暑，有意进食大量生冷之物，取冷太过，以致外感内伤于寒，脾胃受寒不仅短期内会造成消化系统疾病，更是日后其他诸多疾病的病因。如因寒邪犯表发为伤寒，以及因脾胃受损，升降运化失司以致暴吐暴泄或入秋成痢等。至于为何如此，龙祖宏教授亦有论述，他指出脾胃为后天之本，营卫气血生化之源，脏腑形骸均赖于此。饮食过冷则脾胃首当其冲，日久则累及其他脏腑，使人内虚，以致内部无力生化，外部无力抗邪，迁延日久就会罹患多种疾病，由此可以看出“温食”在养生防病中的重要作用。何为“温食”呢？龙祖宏教授认为，一方面是指饮食的温度要适宜，不可过冷，但同时亦代表不可过热。如《千金翼方·养性》云：“热食伤骨，冷食伤肺。”另一方面则是指食物性味要“温”，一些食物虽然温度适宜，但是从性味上来说为寒凉之品，如“腥冷之物”，这是为了顾护脾阳，生冷之物入胃难以腐熟，势必加重脾胃负担，折损脾阳。所以龙祖宏教授常常告诫患者慎食未经烹煮加工的生食以及性味寒凉的食物，冰箱里的水果最好放至常温再食用，尤其是身体虚弱的老年人，以不吃或少吃为宜。不但如此，那些坚硬、粗糙、黏腻、刺激的食物亦会损伤脾胃之气，应少食。此外，龙祖宏教授将“温”的概念扩展应用，不仅仅针对食物，还包括了起居、环境等方面。春夏天气温暖炎热，人们不只在饮食上贪凉饮冷，在起居上或是睡卧露天，或是轻衣薄衫，或是不离电扇、空调，这些行为同样会损伤脾胃阳气，使疾病丛生，故春夏之际，在注重饮食“温和”的同时，也要注意生活起居的“温”，衣物增减适当，电扇空调适当使用，切不可睡卧露天。春夏养阳，不但要通过食物的“温”，也要通过生活起居的“温”达到顾护人体五脏六腑内环境的“温”的目的，以使运化有常，脾胃健壮。龙祖宏教授如今已八十有五，仍耳聪目明，精神矍铄，他曾说，人以饮食水谷为本，于食饮之际作养生之想，乃是上选，可见饮食养生的重要意义。

四、宋金元时期

（一）对“内伤脾胃，百病由生”的阐释

脾胃在生命活动中具有重要地位，李东垣以“谷气通于脾，雨气通于肾。六经为川，肠胃为海，九窍为水注之气”“人以脾胃为本，盖人受水谷之气以生”的观点为基础，又结合其丰富的临床经验，对脾胃功能与元气、脾胃功能与疾病发生的关系做了进一步发挥。李东垣认为，元气来自先天之精气，又有赖于脾胃化生的后天水谷之精气的滋养和补充。《脾胃论》有云：“真气又名元气，乃先身生之精气也，非胃气不能滋之。”不但如此他还认为，人身诸气均由胃气所化。《内外伤辨惑论》又云：“夫元气、谷气、荣气、清气、卫气、生发诸阳上升之气，此六者，皆饮食入胃，谷气上行，胃气之异名，其实一也。”所以，李东垣倡导脾胃为血气阴阳之根蒂，提出“内伤脾胃，百病由生”的著名观点，即生理上，脾胃为后天之根本，病理上，损伤脾胃，是疾病发生的重要环节。简单来说，由于脾胃是气血生化之源，那么任何原因导致的脾胃受损，则必然影响气血的生成和元气的转化，从而形成诸多疾病。正如东垣在《脾胃论·脾胃胜衰论》分析道“饮食不节则胃病……胃既病则脾无所禀受……故亦从而病焉”“形体劳役则脾病……脾既病，则其胃不能独行津液，故亦从而病焉”“因喜怒忧恐，损耗元气……此所以病也”。所以我们看到，饮食不节、劳倦过度、情志失调等皆可导致脾胃损伤、元气不足，则罹患诸疾。东垣云：“脾胃之气既伤，而元气亦不能充，而诸病之所由生也。”这正是其脾胃内伤学说的基本观点。根据《内经》相关理论，东垣归纳出脾胃元气不足导致的发病，其机理多有以下几个方面：劳伤阳气，汗泄精绝，

身热心烦，甚而昏厥；脾胃不和，谷气下流，阳气沉降，阴精失奉，令人病夭；胆气不生，饮食不化，飧泄肠澼；五味不藏，五气失养，津衰神少，气或乖错；脾胃衰弱，形气俱虚，乃受外邪，所以脾胃虚弱，元气不足，则脏腑、经络、四肢、九窍均失所养，故《脾胃论》曰“胃虚则五脏、六腑、十二经、十五络、四肢，皆不得营运之气，而百病生焉”“脾胃虚则九窍不通”。这就提示我们在治疗疾病过程中时时不忘脾胃这个本，一方面在遣方用药时，应避免过于攻伐而损伤脾胃，很多疾病的治疗可以从调理脾胃入手，往往能取佳效；另一方面可以通过食疗来调养脾胃之气。可以这样说，从李东垣开始，确立了针对正气的临床治疗体系。虽然仲景《伤寒论》也重视正气，比如说保胃气存津液，但《伤寒论》的处方用药主要还是针对邪气的，即使是对于虚劳的治疗，仲景用药仍然着眼于阴阳合化，而不是直接补虚。后世对于这种针对正气的临床治疗体系，亦有颇多发挥，南宋许叔微把健脾开胃作为理虚大法，金代张洁古注重“养正积自除”，喜用参芪健脾补土，明清的温补派则将其推到了极致，所以常有“外感宗仲景，内伤法东垣”的说法。

（二）应用升阳药的经验

李东垣认为，脾胃之气的盛衰直接影响元气的盛衰。脾胃伤则元气衰，元气衰则疾病生。于是他创造性地提出了补中升阳益气的治疗大法，为后世广为效法。龙祖宏教授指出，东垣的“阴火论”出自《素问》“阴虚生内热”，阴火是由于脾胃内伤、中气不足而引起的内热，属于内伤发热的范畴。生理状态下，脾主运化胃主受纳，脾胃协同，将饮食物转化为水谷精微输送全身，以维持人体正常的生命活动。饮食不节、劳逸过度或精神刺激等不良因素的出现，则会导致脾胃之气受损，引起气机升降失常、气火失调的病变。故脾胃内伤会导致内伤热中证，这就是“阴火”。临证时具体可有以下三种：第一，脾胃受损，中气不足，清阳不升，谷气下流，伏于血脉，郁而化火，即“饮食不节则胃病，胃病则气短精神少而生大热，有时而显火上行，独燎其面”；第二，谷气下流，反乘于肾，酿生湿浊，闭塞不通，郁而化热，即“肾间受脾胃下流之湿气，闭塞其下，致阴火上冲，作蒸蒸而热，上彻头顶，傍彻皮毛，浑身燥热”；第三，情志过激，耗损元气，元气不足，心火独亢。所以“阴火”，并非某一脏之邪火，而是一类由内伤引起的虚性或本虚标实的火热邪气。《素问·阴阳应象大论》云“壮火食气，气食少火，壮火散气，少火生气”，可知火热之邪侵袭人体，势必耗散人体的正气。“火与元气不两立，一胜则一负”，所以元气亏虚与阴火炽盛有因果关系，元气充足则阴火敛降；元气不足则阴火亢盛。产生阴火的原因众多，阴火为患的临床表现亦多样。龙祖宏教授认为，脾胃既内伤，上不能充养心肺荣卫之气，中不能升举脾胃之气，土湿之气下流于肾间，故阴火的临床表现与外感六淫的恶寒发热、寒热并作等是有明显区别的，并常伴有乏力少气之症。

龙祖宏教授强调中医理论应当指导临床实践，学习古代医家的学术思想是为了更好地指导当今临床疾病的诊治，再高深的理论，若是脱离临床实践也是一纸空谈。于是他在充分继承李东垣脾胃学说理论基础之上，发挥李氏重脾阳、主升发的学术观点，广泛应用“升阳法”于脾胃疾病乃至内伤杂病，疗效显著。其一，补中升阳法。阴火的产生，源于中气不足，清阳不升，虚火上扰，故阴火的症状不仅有头痛目赤、五心烦热等热象，更有倦怠嗜卧、四肢不利等虚象。在治疗上，要抓住脾胃不足、阳气亏虚的主要矛盾，使脾胃阳气上升则阴火自降，故以补中升阳为大法，此法的代表方即补中益气汤。方用黄芪、人参、白术、甘草大补脾胃之气，气虚日久必致血虚，故用当归补血养阴，少佐陈皮理气使补而不滞，妙在升麻、柴胡二味，以助升清阳之气。正如东垣所说：“胃中清气在下，必加升麻、柴胡以引之……二味苦平，味之薄者，阴中之阳，引清气上升也。”助脾胃之气升发，使阳气得生而阴火自降，这充分体现了治病求本的思想。同时，龙祖宏教授认为，补中升阳法不是补气药的简单堆砌，因为气血是互相生化的关系，气虚是矛盾的主要方面，且有形之血不能速生，故在大队的补气药中仅用一味当归养血活血，使得阴生阳长，气血调和；面对虚热之象，也可加黄柏、生地黄之类苦寒泻火或甘寒凉润之品，东垣就在补中益气汤的加减法中提到：热甚者，少加黄柏以救肾水，能泻阴中之伏火；如心烦犹不止，少加生地黄补肾水，水旺则心火自降。其二，升阳除湿法。因脾胃气虚，水谷不化，湿浊内生，湿邪又碍脾运，循环往复，迁延不愈，临症多见头身困重、肠鸣腹痛、不思饮食、大便溏泻、四肢乏力、舌胖苔腻等。龙祖宏教授认为，因脾胃气虚导致了湿浊下注，治疗时若过用淡渗利湿之品，则会出现“是降之又降，是复益其阴，而重竭其阳气矣，是阴重强而阳重衰矣，反助其邪之谓也”“故必用升阳风药”，代表方乃升阳除湿汤，苍术燥湿健脾，防风祛风胜湿，羌活、升麻、柴胡可升提下陷之气。“风能胜湿”，重用风药因其性温其气升浮，可升发清阳、舒展经络之气。此外，针对风湿之邪困厄肌表所出现的肩背疼痛、难以转侧之症，选用羌活胜湿汤祛风胜湿止痛，方中羌活、独活、防风、藁本、蔓荆子等风药，不仅取其祛风胜湿之效，又取其辛温善行走窜的特点，深入骨节毛窍，使风湿俱去也。其三，升阳散火法。《脾胃论》云：“是清气不升，浊气不降，清浊相干，乱于胸中，使周身气血逆行而乱。”龙祖宏教授认为，脾胃位居中焦，是气机升降的枢纽，升则上输于心肺，降则下归于肝肾，若脾胃虚弱，不能发挥其升清降浊的功能，则清阳不升而浊阴不降，进而产生多种疾病，在四肢无力的同时，还可出现肌热、筋骨间热，表热如火燎，扪之灼手等阴火盛于表而不能发泄的症状。治疗时的代表方选升阳散火汤，即以补中益气为本，配用甘寒养阴或苦燥坚阴之品，并视火邪部位不同，因势利导，或由内清泻，或向外宣散。方中以人参、甘草甘温益气，多味风药升阳气以散阴火，白芍合人参能补益脾肺，合甘草又化阴敛阴，合于众升阳散火药中，有寓收于散，制约调节之效。此外，生、炙甘草同用，炙甘草补中益气，生甘草泻火缓急，对脾胃气虚所致的燥热之症尤为适宜。

五、明清时期

（一）对“脾统血”理论的阐释及临证应用

脾与血的关系最早可追溯至《内经》。《素问·示从容论》言：“脾气不守，胃气不清，经气不为使，真脏坏决，经脉傍绝，五脏漏泄，不衄则呕。”阐述了由于脾气虚衰导致衄血、呕血等出血现象，间接表现了脾对血液的约束作用。虽然这与脾统摄血液的说法十分近似，可惜之后再无更进一步的论述。李东垣多用人参、黄芪治疗衄血、吐血等病理性出血，虽然没有明确提出，但确实暗含了补中止血的治病思路，这对后世薛己提出脾统血的理论起到了启发作用。薛己在《内科摘要》中明确提出“脾统血”一词，并引李东垣之言“凡下血症，须用四君子以收功”。正如《血证论·吐血》云：“气为血之帅，血随之而营运；血为气之守，气得之而静谧，气结则血凝，气虚则血脱，气迫则血走。”当脾失统摄，脾虚不摄，就会导致血不循经而出现呕血、便血、衄血等出血倾向。至于脾统血理论，则主要体现在脾与营的关系之中。龙祖宏教授认为，营的实质乃水谷所化之精微物质，有营养脏腑及周身的重要作用，就其运行部位而言，则独在脉中。盖营出中焦，脾胃化生，脾强则营旺，脾弱则营衰，故《灵枢·本神》云“脾藏营”。根据现代医学的观点，防止出血的功能亦由两大部分组成，其一为脉管的密闭作用；其二为血中的诸多凝血因素，如血小板等。故脾统血者，因脾藏营也。营赖脾化，得阳方生。脾之统血功能，与脾阳之强弱相关。《灵枢·决气》指出：“中焦受气取汁，变化而赤，是谓血。”中焦脾胃受纳运化饮食物，将其转化为水谷精微，水谷精气中的营气和津液进入脉中，经过肺的气化和心阳的温煦作用化为血液。血的化生与构成以营气和津液为主要物质基础，而营气和津液又赖于脾胃的受纳运化转输功能产生，故脾胃的生理功能在血的化生中尤为重要。脾生血是脾发挥统血功能的前提和基础，也是脾统血的重要内容之一。

龙祖宏教授深受此理论的影响，认为脾虚胃弱，影响血气化生，是脾不统血的病理基础，在临证治疗如吐血、便血（包括黑便）等消化道出血性疾病时，补中益气汤、归脾汤、理中汤、四君汤都是常用方剂，皆因脾生血亦可防止血液瘀滞，脾健则化生气血之源旺盛，血气旺而血行不滞。临床上，我们可以看到，脾虚失于统摄而出血的证候特点包括两个方面，一方面可见脾气虚弱或脾虚气陷的表现，如乏力神疲，腹胀纳呆等；另一方面，出血的特点表现为反复发作、经久缠绵，且血色淡、质稀薄，量可多可少，或兼皮肤瘀点瘀斑隐约不退等瘀血征象。也可以这样说，一面是气虚失血的表现，一面是血出瘀留的征象，出血与瘀血互为因果，而致出血缠绵难止。龙祖宏教授指出，这一类型的出血，以老人、儿童及妇女平素脾胃虚弱者为多见。正如《医学心悟》指出："若因脾气虚，不能统血者，四君子汤加归芍主之。若因思虑伤脾，不能摄血归经者，归脾汤。若气血两亏，血崩不止，更用十全大补汤……此等证候，无不由脾气先损……须令脾气健旺，后天根本坚固，乃为可治。"因此，在治疗脾虚不摄诸血症时，应以益气摄血为治疗大法。而益气又含补中与升陷两端，补中针对脾气不足、脾不统血，补中气健脾气，使之生化统摄得宜，血量充足；升陷针对脾虚气陷、不能摄血，配合使用提升阳气之药，使气充阳升、血得固摄。

综上所述，虽然临床上出血的病因各不相同，实证出血如肝火犯肺的咳血，血热迫血妄行的紫癜，皆与脾不统血的虚证有着本质的区别。脾不统血的病机是由于气虚，治疗要点在于补脾益气而引血归经。龙祖宏教授临证凡见出血而热象不著者，甚或显见脾阳不足诸证，投上剂往往效如桴鼓。正如薛己所言："大凡下血，服凉血药不应，必因中气虚不能摄血，非补中升阳之药不能愈，切忌寒凉之剂。"

（二）对李中梓"治泻九法"的阐释及现代应用发挥

明代医家李中梓在《医宗必读·泄泻》中，总结前人的经验，对泄泻的治法做了概括和提炼，全面系统地论述了泄泻的治法，提出了著名的治泻九法，即淡渗、升提、清凉、疏利、甘缓、酸收、燥脾、温肾、固涩，是中医认识和治疗泄泻的一次里程碑，其价值在临床不断得到印证。龙祖宏教授对此颇有心得，论述于下。

1. 淡渗 让湿从小便去的方法，《素问·阴阳应象大论》云"在下者，引而竭之"，湿性重浊，易下趋、袭阴位，故湿邪为患，宜采用引导的方法祛除。当然，这种方法在临床治疗上亦不能一概而论。若泄泻来势急暴，则唯有分流水湿，利小便而实大便，即从前阴分利。久泻则非顷刻之病变，同样对于湿邪下趋肠道，轻者宜芳香化湿，重者宜苦温燥湿，若过于分利小便则易伤正气。龙祖宏教授指出，此法源于《伤寒论》的第 159 条，即"复不止者，当利其小便"，临床适用于水泻，可见便稀薄如水样，小便短少，腹部胀满，但无里急后重感与脓血混杂，舌淡苔白腻，脉象见濡或细。此类泄泻的病位在小肠，因为小肠有受盛化物、泌别清浊之功，若小肠不能泌别清浊，水液不得下出膀胱，而直趋入肠继而出现腹泻，故治以渗利法，通过利小便的药物使水走前阴，泄泻必除，用药如白术、车前子、泽泻、萆薢等。龙祖宏教授认为，这种治法真正体现了中医特色，因为只有在整体观念的前提下，才会有这种辨证论治。

2. 升提 气属阳，性本上升，久泻则其气下陷，若能鼓舞胃气上腾，则下利可止。常用的升提药物有升麻、柴胡、葛根、羌活，然而升阳药要少少与之，用量不能太大，这就好比地上沼泽，稍稍风之即干。龙祖宏教授指出，此法适用于飧泻，临床可见大便稀薄并夹杂有气体，泻下泡沫，排气声响不断，脉象见于浮。排便兼有气体，是为风证，风动即病发，水谷不化所致，《素问》早就提出“春伤于风，夏生飧泄”。凡风药均有鼓舞胃气上升之功，胃气得升，泄泻必止，而气体亦除。故治疗时宜少佐治风的药物，如荆芥、防风、葛根等，视其是否有表证甄别挑选之，同时临床常用的补中益气汤、升阳益胃汤亦是此意，但是需要注意的是，药不可久用，用量亦不可过大，只用少少与之，起鼓动胃气之效，过用久用则有辛燥伤阴之弊。

3. 清凉 感受湿热之邪，肠腑传化失常，而发生泄泻，出现暴迫下注，粪质黄褐而臭，正如《素问·至真要大论》所云“暴注下迫，皆属于热”，并有“热者寒之”的治法，故此时应选用苦寒之剂，清热燥湿，比如葛根芩连汤、黄芩汤，以取“热者清之”之意。龙祖宏教授认为，清凉法适用于热泻。临床可见排便时有肛门灼热感，肛门弹响连声，大便深黄，酸臭难闻，并见小便赤短，舌质红苔黄腻，脉象以数为主。同时，龙祖宏教授喜用败酱草，且用量一般在15～30g，他认为败酱草辛能行散，苦能降泄，能清肠道的湿热火毒，对于湿热泄泻有良效。

4. 疏利 情志失调、湿热蕴结、寒湿内阻、饮食积滞等原因皆能引起泄泻，随证之不同，祛除不同的病理因素，勿使邪气稽留，亦是治疗泄泻的常用之法，比如常用保和丸、枳实导滞丸治疗饮食积滞导致的泄泻，即“通因通用”，充分体现了辨证论治的精髓。龙祖宏教授认为，疏利法适用于肠道内仍有未消化完全的食物，或有郁滞及粪块。对于这些积滞的废物，必须及时排出掉，否则就像管道中的堵塞物一般，大便无法按时排出。临床上常根据积滞的不同从而采取不同的治法，若症状较轻，只是偶发肠鸣，大便夹杂黏液者，二陈汤加减主之；如果稀便中兼有未消化的硬块，且兼有腹中鸣响、矢气频作、嗳腐吞酸者，治用平胃散加神曲、麦芽等消除积食；慢性腹泻，时轻时重，若泻下黄赤、黏浊、腹痛，且虽有脉数、舌赤、五心烦热等一派热象，反不喜凉物者，多为积热兼湿，多以黄芩汤加败酱草30g嘱病患快速频服。

5. 甘缓 《素问·至真要大论》云:“夫五味入胃,各归所喜。故酸先入肝,苦先入心,甘先入脾,辛先入肺,咸先入肾。”若泻痢不止,急而下趋,因甘能缓中,善禁急速,所谓“急者缓之”之意,比如临床常用的山药、茯苓、党参等药物。龙祖宏教授认为,甘缓法适用于频发腹泻,每日可达数十次,且有便感则急如厕,舌苔薄白。此为中医脾虚下陷证,古语有云“甘者缓之”,用味道很甜的药以缓解泻下的程度。临床常用方剂为四君子汤方佐以升麻、陈皮、芡实、薏苡仁、白豆蔻、砂仁、大枣,若加用肉蔻、木香则效果更佳。

6. 酸收 久泻不禁,脾肾之气统摄无权,故泄泻难已。酸味药物,能助收肃之权,正是“散者收之”之意,比如临床常用乌梅、诃子等。龙祖宏教授认为,酸收法适用于久泻耗气、气不固摄之腹泻,可见大便次数多,但量不多,临证时可用单味乌梅或五味子水煎,或在相应的方剂中佐以石榴皮、乌梅、五味子等也能起到止泻效果。

7. 燥脾 泄泻的病变主脏在脾,其主要病理因素是湿,其基本病机可以概括为脾病湿盛,故治疗泄泻,尤重治脾治湿。而脾属土,性喜燥恶湿,所以燥脾为治泻最常用的方法。然而燥脾是广义的,包括了运脾、健脾、燥脾等,凡能使脾恢复正常运化水湿功能的方法,皆可视为燥脾,如参苓白术散、四君子汤等健脾者;如胃苓汤、藿香、佩兰、白蔻仁等运脾者;如苍术、厚朴、平胃散等燥脾者。龙祖宏教授认为脾虚之腹泻,临床可见大便稀薄,兼有神疲乏力,食欲不振,腹满腹痛,口淡乏味,舌苔薄白,脉象弱者。脾主运化,若脾虚使水谷直趋大肠,故出现腹泻。最常用的药物包括党参、炒白术、莲子等健脾之品,如茯苓、泽泻、猪苓、车前子等渗利小便之品,又如苍术、厚朴、陈皮等燥湿之品,又如肉桂、干姜等温阳之品。

8. 温肾 肾主二便,乃封藏之本,若泄泻日久,肾阳虚衰,釜底抽薪则不能温养脾胃,水湿运化失常,则水谷下趋肠道而成泄泻。所谓“寒者温之”,临床常用温补脾肾药物治疗泄泻,如四神丸、真人养脏汤及附子、炮姜。龙祖宏教授认为,温肾法适用于大便溏泻或五更泻,临床可见饮食减少、神疲乏力等脾虚症候群的基础上,出现了四肢发凉,脉象沉迟细弱等肾阳不足、命门火衰的症状。在治疗上用温脾药不效,可考虑使用温肾之法,药用附子、肉桂、益智仁、补骨脂、骨碎补等。

9. 固涩 泄泻日久,滑脱不禁,虽用健脾、化湿、温补之剂,不能立刻奏效,此时应适量使用固涩之剂,所谓“滑者涩之”。然固涩之法不可恣意用之,如暴泻则不可骤涩,以免闭门留寇。固涩法适用于泄泻日久、中气下脱之腹泻。龙祖宏教授认为,此类患者临床多见虽无大便,仍虚坐努责,且有肛门下坠,甚或脱肛者。酸收是收敛正气，固涩乃固涩大肠，两者均是在邪少虚多的情况下使用，即无肛门灼热、大便酸臭、舌苔厚腻等外邪存留的情况下，以防止治病留邪。处方时选用罂粟壳、赤石脂等涩肠专用药。

除"治泻九法"外，龙祖宏对泄泻的治法还有新的见解，如临床见到大便泄泻，泻必腹痛，兼有肠鸣，舌苔薄白，脉弦，乃肝气乘脾之痛泻证，多选用平肝法。《内经》有云"肝主筋膜之病"，龙祖宏教授认为，凡腹泻兼有痉挛性腹痛者，均可采用平肝法治之，以痛泻要方效果极佳，药用白芍、防风、陈皮、白术，因白芍、防风能疏肝以解痉挛，陈皮能理气，白术可健脾，共为平肝扶脾之用。

肠道微生态是目前研究的热点领域，龙祖宏教授认为这与中医脾胃学说有密切的关联。脾为后天之本，气血生化之源，在机体消化吸收与免疫防御方面发挥着重要作用，脾的运化功能正常，则机体可以吸收充分的营养从而发挥正常的生理功能。研究揭示，肠道微生物作为中医脾的物质基础，微生物的稳态是脾功能正常发挥的前提。消化吸收方面，脾脏为后天之本，气血生化之源，将五谷精微输送到全身，濡养五脏六腑、肌肉筋骨，使机体的生理功能得到正常发挥，这与肠道微生物参与宿主的营养代谢机制相同；免疫方面，脾气旺盛，卫气足以抗邪，则可预防疾病的侵袭，这与肠道微生态正常时参与宿主免疫防御功能也不谋而合。一旦脾气亏虚，影响脾的消化吸收功能，就会出现腹泻、便秘、腹胀、消瘦等症状，如《灵枢·本神》云："脾气虚则四肢不用，五脏不安。"从病理上来分析，六淫、七情、饮食、劳倦等均与肠道微生态失衡有关。六淫是风、寒、暑、湿、燥、火（热）六种外感病邪的总称，其名首见于宋代陈无择的《三因极一病证方论》，正如《素问》所云"邪之所凑，其气必虚"，当人体正气不足、脏腑功能失调、正不胜邪时，六淫乘虚侵入人体引发疾病，其中湿和燥最易亲和脾胃，脾为湿土最易病湿，胃为燥土最易病燥。故有"脾喜燥恶湿，胃喜润恶燥"之说。内湿必伤脾胃，而外因之湿在最初侵犯人体皮肤筋脉后，日久亦终归脾胃。龙祖宏教授表示，夏季暑湿最易造成患者上吐下泻的病症，临床上，可见到志贺菌引起的细菌性痢疾、沙门菌引起的细菌性食物中毒以及金黄色葡萄球菌、大肠杆菌等引起的感染性腹泻，都会出现腹泻的症状。七情即喜、怒、忧、思、悲、恐、惊，《素问·阴阳应象大论》云"怒伤肝""喜伤心""思伤脾""忧伤肺""恐伤肾"。龙祖宏教授认为，忧思伤脾，临床常见食欲不振、脘腹胀满、大便溏泻。现代医学表明，肠易激综合征患者多有肠道菌群失调的表现，具体为肠道菌群数量的增减、比例的失调以及菌种性质的变化，如乳酸杆菌、消化球菌数量减少，小肠细菌过度增加等，同时患者还存在肠道微生物定植抗力减弱、抵抗病原菌侵袭能力降低的特点。脾胃主运化水谷，饮食不节最易造成脾胃病变。饮食不节包括饥饱失常、饮食偏嗜、饮食不洁等情况，即饥饿、过饱、过食生冷寒凉或辛辣炙煿、饮食不洁都是引起脾胃疾病的重要原因，临床常见如腹痛、腹泻、嗳腐吞酸、恶心呕吐、泻而不爽、里急后重、肛门灼热等。《内经》曾言："久卧伤气，久坐伤肉。"久卧久坐都是指过逸而言，而李东垣则说"劳役过度，则损耗元气"，而"元气"生于脾胃，故损耗元气即脾胃之气受损。因此，龙祖宏教授认为，过逸过劳都会伤脾，久之脾阳亏虚则所下完谷不化，甚则肾阳虚而五更泄泻。有研究表明，脾虚湿阻型痛风患者多有腹胀腹泻等肠道功能失调的症状，同时双歧杆菌、乳酸杆菌等益生菌的数量较正常人群降低；也有研究显示，肾阳虚患者亦存在肠道微生态的失调。龙祖宏教授还指出，长期使用抗生素、免疫抑制剂、激素，或接受放化疗，或手术、外伤、感染、肿瘤等，均可降低机体免疫力，引起人体原有的肠道菌群变化，具体表现为益生菌受到抑制、潜在致病菌定植，肠道菌群紊乱，从而导致新的疾病。比如有研究表明，肠道菌群的改变、炎症性代谢产物的增加会促进大肠癌的发生发展；反之，大肠癌患者由于肿瘤的消耗，机体免疫力降低，乳酸杆菌、双歧杆菌等肠道有益菌的生长受到抑制，又加重了肠道菌群的紊乱，最终形成恶性循环。总之，脾胃学说是中医理论的重要组成部分，在生理功能上与新兴的微生态学说有着很多相似之处，龙祖宏教授甚至把某些调理脾胃功能的药物，比喻为中医的"肠道益生菌"，通过调理脾胃，可以达到现代医学补充肠道益生菌的效果，从而改善患者腹泻、腹胀、肠鸣等症状。最近，现代医学发现，某些肠道益生菌还能降低血中胆固醇水平，预防由于高胆固醇引起的代谢性疾病，这与中医学中通过健脾化瘀消痰的治法来治疗高脂血症亦不谋而合。由此可见，脾胃的某些功能与肠道微生态有着密切联系。用肠道微生态的观点理解脾胃学说，反过来用中医脾胃学说的理念来印证肠道微生态表现，二者相辅相成，相得益彰。

（三）对缪希雍用药特色的阐释及临证应用

缪希雍注重顾护脾胃，认为："谷气者，譬国家之饷道也。饷道一绝，则万众立散。胃气一败，则百药难施。若阴虚，若阳虚，或中风，或中暑……靡不以保护胃气、补养脾气为先务，本所当急也。故益阴宜远苦寒，益阳宜防泄气，祛风勿过燥散，消暑毋轻下通，泻痢勿加消导。"龙祖宏教授不但深受李东垣注重脾阳升发功能的影响，在临证中擅用风药。此外，明代医家缪希雍的用药特点和思路也对他影响颇大，缪希雍不但有精湛的医学造诣，更有渊博的药学知识，其重视脾阴的用药特色也深深影响着龙祖宏教授的临证发挥。龙祖宏教授指出，若脾阴、脾阳二者协调，则脾胃功能正常，水谷得化而营养周身。若脾阴不足，水谷不化，在临床则多见不思饮食、形体瘦削、腿痛不能行立、困惫至极、烦懑不眠等症，往往是脾阴不足之象。精微不化不思食，日久则形体瘦削，脾阴可化生营血津液，脾阴亏虚，则营血不生、精微不布，五脏六腑、四肢百骸失于濡养，则见腿痛不能行立，甚者困惫之极；阴虚则内热，内热扰乱神明，则烦懑不眠。脾在五行属土，土具有生化万物的特性，脾为气血生化之源，宜备中和之性，才能润泽于周身，故在临证时，常用甘味药以顺应脾性之缓，只因甘味具有缓和、柔缓的功效，在具体的配伍上，又往往甘淡相合，用药多选怀山药、茯苓、白扁豆、薏苡仁、芡实、莲子肉等，龙祖宏教授认为，甘能补之，淡能渗之，甘淡相合，扶正祛邪，寓补于泻，既无助湿碍脾之忧，又无助火劫津之弊，真乃健脾而不香燥，益阴而不滋腻之佳品。至于温肾补脾，则喜用五味子、补骨脂、菟丝子以补肾健脾，因这些药温补肾阳又不刚烈燥热，即叶天士所谓“柔剂阳药”，对病久肾气衰馁者尤为适宜。

（四）对胃阴学说的阐释及临证应用

龙祖宏教授认为，脾胃虽同居中焦而属土，但两者生理特点显著不同，“脾主运化，胃主纳食，脾宜升则健，胃宜降则和”“脾喜刚燥，胃喜柔润”，而早在《素问·至真要大论》就有“燥者濡之”的治疗原则，后世诸多医家均有不同程度的阐发，这不但成为脾胃分治的理论基础，叶桂以此创立了胃阴学说，同时也指导着我们今天的临床工作。胃分阴阳，胃阴是胃气之滋养、濡润、下行的部分，胃阳是胃气之温煦、推动的部分，二者相互为用，相辅相成，对立而统一。胃阴的意义可以概括地从体用的角度分别理解，即：中焦脾胃是气机升降的枢纽，胃气的和降正是胃阴下行通降功能的体现；就胃体自身来说，胃阴是胃发挥其受纳腐熟功能的结构与物质基础，阴阳相对，胃阴还要制约胃阳之燥。胃具有主受纳、腐熟水谷及主通降的生理作用。胃要发挥正常的生理功能，必须胃阴、胃阳充足协调，一旦阴阳其中之一虚衰，则会导致胃腑失司，胃气不降，受纳腐熟功能不能正常进行。轻则胃气壅滞，甚则胃气上逆，即“胃气上逆固病，即不上逆，但不通降亦病矣”。五脏六腑必须通过胃才可以得到水谷的滋养，且胃与脾合为后天之本，是人体气机升降之枢纽，因而若胃阴虚，化源不足，气机失调，必会引起其他脏腑的病变，故临床应给予足够的重视。胃属六腑之一，传化精气而不藏，以通降为用。龙祖宏教授在重视胃阴与胃阳共同作用的同时，又着重强调了胃阴的生理作用和病理特点。他指出，导致胃阴虚的几种常见因素包括：其一，外感六淫，内传入里，化热化燥，灼伤胃阴；其二，内伤杂病，迁延不愈，伤阴耗液，损及胃阴，或素体阴虚，或年老津亏，阴津不足；其三，七情内伤，情志不遂，五志过极，郁火内生，火盛乘土，燔灼胃津；其四，过食辛辣温燥、肥甘厚味，嗜酒过度，积热内生，耗灼胃阴；其五，失治误治，或过用温燥、或误汗误下，劫阴耗液。素体阴虚或老年津亏，复加外邪，温燥耗劫胃阴；禀赋肝火偏胜，烦劳郁怒，五志过极，化火伤及胃津；五味偏胜，过食辛辣之品，伤耗胃津；药物温燥，伤津劫液。以上均可损伤胃阴，导致胃阴虚证。胃阴一伤则胃气不降，五谷不入，气血生化乏源，则元气不能充，五脏六腑不得养则形气衰少，四肢不用；胃阴一伤则津液无以生，胃火独亢，则饥不欲食，食无以化，热积于中，脘腹胀满。在临床上，胃阴不足不但见到单一的证候，还多可见兼证。单纯的胃阴亏耗多表现为少食甚或不饥不食、气怯声低、口干欲饮，舌面干燥、大便秘结等；若胃阴不足，导致胃失和降，则还可见胃脘隐痛或嘈杂、呃逆、干呕、烦躁、失眠等。胃失濡润，胃纳失权，则饥不欲食。正如叶氏所云“知饥少食，胃阴伤也”。胃失和降，胃气上逆，故见干呕呃逆。胃阴亏虚，阴不上承，则口燥咽干；不下润肠道，则大便干结。胃阴不足，可见舌红或绛、少津，脉细数。

临床上我们可以看到，胃阴虚常常伴有多重兼症：其一，兼有脾虚证，除见食少纳呆、口干不欲饮外，还可见到大便溏、面色白、神疲倦怠等症状，舌虽干但色淡红。此证多见于虚损太过的久病不愈，脾气受损则食少纳呆、面色白、大便溏、神疲倦怠皆可见，治疗当以甘缓养胃而生津之法，投以甘凉、甘温、甘平之性的药物，如薏苡仁、茯苓、玉竹、沙参、扁豆、莲子肉、山药等物。脾气虚重者可加人参、白术。其二，兼有湿滞证，则可见不思饮食，口淡或苦，大便不爽，胸闷不舒，周身困重等症，此证多见于温病后期，湿温或暑温经久未愈，而湿邪留滞，损及胃阴，伤及胃气，故证候特点不仅有胃阴不足、虚火灼胃，还夹杂湿邪困脾，因此治疗当以清养益胃化湿健脾之法，投以麦冬、沙参、玉竹、陈皮、佩兰、半夏、荷叶、麦芽等醒脾化湿的甘凉养阴之物。其三，兼有肺阴虚证，除见饥不欲食或少食外，还可见咽干咽痒，干咳呛咳，甚或微喘，大便难等症状。此证多由外感而来，外感燥热之邪，日久入里损及肺阴，子病犯母而伤及胃阴，治疗当以甘寒凉润为主，给予药性甘凉之品，如沙参、玉竹、天花粉、麦冬、生地黄、石斛等。其四，兼有肝阴虚证，除见不思饮食、恶心干呕、舌绛而干外，还多见眩晕、胁肋隐痛、心烦失眠等症状，此证多因肝血过耗、肝体失养而伤及胃阴，治疗当以滋阴补肝和胃，以酸甘之品予之，既入肝经，又可取其酸甘以化阴之效。药用生地黄、白芍、阿胶、知母、麦冬等。

针对以上病因病机，龙祖宏教授遵循叶天士“胃喜濡润、胃以通降为和”的法则，在临床擅用甘平或甘凉濡润的药物，以滋养胃阴的方法来恢复“胃气主降”的生理功能。甘平或甘凉柔润之品，一来柔养，二来清降，颇合胃喜润恶燥的生理特点，使胃气下行，顺应胃的通降之性，津液来复，则通降自成，充分体现了“甘凉、柔润、通利、清降”的四大法则。然而针对临床复杂的病机及兼证，遣方用药上又各有侧重及发挥。甘凉濡润法主要用于热伤胃津者，临床常用益胃汤、沙参麦冬汤等，常用药物如麦冬、南沙参、北沙参、玉竹、生地黄、天花粉等；对于兼有肺阴虚者，亦多从此法论治，常用药物如桑叶、枇杷叶、甘草等；甘缓益胃法主要用于兼有脾虚证者，临床常用参苓白术散，常用药物包括山药、薏苡仁、茯苓、莲子肉、扁豆、石斛、粳米等；芳香醒脾法主要用于兼有湿滞者，湿热留恋而胃阴已亏，临床常用藿朴夏苓汤，常用药物包括鲜佩兰、淡豆豉、荷叶、生麦芽、半夏曲等甘寒柔润之品，此型患者最宜食物类中药，如扁豆衣、大麦仁、生谷芽、粳米、莲子等，取其入脾胃而醒脾化湿、借谷气而开胃醒脾之力；酸甘敛阴法主要用于肝胃郁热、阴津亏耗者，临床常用一贯煎，常用药物如乌梅、五味子、白芍、甘草等。为全药物自然之气，顺应胃喜润恶燥的特点，龙祖宏教授多嘱患者可在煎药时加用鲜姜汁，对于干呕恶心明显的患者，甚至可以直接服用，对兼有肺阴虚患者，则嘱其饮用甘蔗汁、荸荠汁、梨汁等鲜品，对大便燥结者，可将黑芝麻打粉服用。

龙祖宏教授在临床广泛应用此法，不但治疗胃痛、呕吐、便秘等脾胃疾病，在治疗虚劳、咳嗽时也喜用之。然而这种应用的发挥与扩大不是无限制的，养胃阴法仅适用于胃阴亏虚者，对于温热内蕴、痰热壅盛或脾胃虚寒患者，养阴之品则不可妄投，以免贻误病情。同时胃既病，则不可用过重之剂，宁可再剂，亦勿重剂，用药剂量宜轻。对于胃阴虚患者，香燥药物尤须慎用，不慎则动液伤阴，而对阴虚内热患者，苦寒药也须慎用，中病即止，过用则化燥伤阴，渗利夺阴之品则须忌之。

随着社会经济的发展，人们的生活习惯也随之变化。然而很多习惯都与养生之法背道而驰。饮食上，人们嗜食辛辣生冷、肥甘厚腻之物，且饮食不规律。生活方式上，崇尚夜生活，喜欢熬夜，经常过劳，这些都违背了《素问·上古天真论》中所阐述的“饮食有节，起居有常”的养生法则。精神上，工作压力大、思虑过度、情志抑郁易怒等，都有悖于“恬惔虚无，精神内守”的养生纲领。这些不健康的因素均可引起胃阴不足之证。龙祖宏教授认为，饮食上偏嗜辛辣灼伤胃阴，或喜爱肥甘厚味郁而化热伤及胃阴；生活中熬夜过劳，最易伤及肾阴，肾阴乃全身津液之根本，肾中真阴不足，则不能上资胃阴；情志上焦虑抑郁，肝郁化火则煎灼胃阴。既然胃阴亏耗不足之证极易出现，对它的预防调摄也就尤为重要。饮食上要有规律，宜定时定量，不宜过饥过饱，不宜偏食。需“五谷为养，五果为助，五畜为益，五菜为充”。少食辛辣油腻之品，使胃气充实，津液化生不竭。生活上当劳逸结合，适度劳作，身心健康。情志上要善于调节，控制好自己的情绪，如此则可气血充足，流通舒畅。

六、近现代时期

（一）对张锡纯脾胃理论的阐释及临证应用

张锡纯兼采众家之长，补前人之未备，创立了张氏脾胃学说，在治法和方药上创造性地发展了脾胃学说，其虽未有专篇论治脾胃疾病，但其观点散见于各篇中，对龙祖宏教授的影响颇大。

1. 病因病机方面

（1）脾胃为气机升降之枢纽，肝脾相关：《医学衷中参西录》有云“脾也者，原位居中焦，为水饮上达下输之枢机。”“脾主升清，所以运津液上达。胃主降浊，所以运糟粕下行”。脾胃的升降功能正常，即脾气升，方能运化水谷精微以灌溉四旁，胃气降，方能受纳腐熟水谷，传送糟粕于体外。张氏认为，脾升胃降，这不仅是脾胃本身功能正常的标志，而且是肝胆功能正常的标志。又曰：“脾胃同居中焦，为气机升降之枢机，当升不升，当降不降，皆为病态。”《内经》曰“清气在下，则生飧泄，浊气在上，则生䐜胀”，故“脾气宜升，胃气宜降”。张锡纯说：“肝脾者，相助为理之脏也。肝木过盛可以克伤脾土，肝木过弱亦不能疏通脾土。”又引用黄坤载之言：“非脾土之气上行，则肝气不升。非胃土之气下行，则胆火不降。”又说：“欲治肝者，原当升脾降胃，培养中宫。俾中宫气化敦厚，以听肝木之自理。”又认为：“人之脏腑，脾胃属土，原包含金、木、水、火诸脏。故肝气不升，非脾土之气上行，则肝气不升，胆火宜降，非胃土之气下行，则胆火不降。”脾胃病日久则诸脏病焉，《素问•六微旨大论》中说“升降息则气立孤危”，故张氏治肝胆病多调理脾胃。

（2）脾胃为后天之本，气血生化之源：张氏《医学衷中参西录》开章明义第一篇即曰：《易》有之“至哉坤元，万物资生”，言土德能生万物也，又曰：“人之脾胃属土，即一身之坤也，故亦能资生一身，脾胃健壮，多能消化食物，则全身自然健壮。”阐明了脾胃乃一身之坤、论治之本的学术观点，同时从脾胃为气血生化之源和五脏生克制化的理论出发，认为脾胃病则诸脏可病，故将调理脾胃用在治疗多种如久泄、经闭、劳瘵等慢性虚弱性疾病上，其曰：“因其证候（诸脏腑病）错综复杂，气血阴阳皆损，单纯补气、补血、补阴、补阳等法难以取效，惟有从治后天之本，调补脾胃入手，方能见效。”

龙祖宏教授十分重视脾胃气机，其创制的调胃消痞汤即是从调整脾胃气机入手来达到治疗功能性消化不良的目的，临证颇有佳效。

2. 治法方面

（1）升肝脾，降胆胃，调畅枢机：张氏治疗脾胃病时，多从调理脾胃气机升降着手，或升脾气，或降胃气，或升降并用。他认为这是对“厥阴不治，求之阳明”和“见肝之病，知肝传脾，当先实脾”的最好注解，并做了详尽发挥：“欲治肝者，原当升脾降胃，培养中宫，俾中宫气化敦厚，以听肝木之自理。即有时少用理肝之药，亦不过为调理脾胃剂中辅佐之品。所以然者，五行之土原能包括金木水火四行；人之脾胃属土，其气化之敷布，亦能包括金木水火诸脏腑。所以脾气上行则肝气随之上升；胃气下行则胆火自随之下降也。”至于升肝脾、降胆胃之具体运用，则有升脾降胃、升肝降胃、胆胃同降、肝脾同升四个不同的方面。其中升脾降胃主治因肝气不舒，木郁克土，致脾胃之气不能升降而出现胸胁满闷；升肝降胃主治肝气郁兼胃气不降导致的呃逆上气；胆胃同降主治胃气上逆出现的呕吐、呕胆汁；肝脾同升则主治气虚下陷导致的小便不禁，这充分反映出张氏理脾胃与治肝胆相结合，升脾者亦补肝气，降胃者亦疏胆气的独特观点。

（2）扶脾阳与益胃阴同用，调理脾胃以治他脏之病：《灵枢·终始》有云：“阴阳俱不足，补阳则阴竭，泻阴则阳脱，如是者可将以甘药，不可饮以至剂。”所以我们看到，仲景治虚劳证阴阳两虚用小建中汤，以健运中气、平调阴阳。那么为什么调补脾胃要扶脾阳和益胃阴同用呢？因为这些慢性虚弱型疾病，并非单纯的脾阳虚或胃阴虚，而是或先损脾阳，阳损及阴；或先损胃阴，阴损及阳，形成了脾阳与胃阴俱虚的状况，故扶脾阳与益胃阴必须有机地结合起来。张氏治疗的劳瘵、经闭、久泄等都属于慢性虚弱性疾病，证候错综复杂，气、血、阴、阳均亏损，单纯的补气、补血、补阴、补阳等补偏救弊方法是很难奏效的，唯有从调补脾胃，重建中气入手，方能缓缓见效，以此治法为基础，张氏创制了资生汤、资生通脉汤、十全育真汤、滋培汤、扶中汤等，方中刚柔并用，燥润兼施，扶脾阳，益胃阴，并行不悖，其通过调补脾胃以治他脏之病的思想继承和发展了脾胃学说理论，提高了其临床指导意义。

（3）淡养脾胃：张锡纯有云：“淡能养脾阴之义，原自淡气归胃悟出，故人脾胃属土，凡味之淡者皆能入脾也，故淡能养胃。”淡养脾胃，包括煎煮方法和药物性味两个方面。药取次煎，淡以养脾。他说：“慎柔和尚治阴虚劳热，专取次煎。取次煎味淡，善能养脾阴也。”而药取淡味，以养脾阴。张氏指出：“白虎汤中用粳米，古方生用。今人亦生用，至谓薏米、芡实、山药之类，犹粳米也，……盖生者汁浆稠黏，可以留恋肠胃……至于用以滋阴，用以淡渗，则不宜炒熟，尤彰明也。”张氏的这一观点，实际上为后世的“甘淡滋脾”理论以及“脾阴学说”奠定了一定的基础。

张氏将李东垣重视脾阳及脾胃升发的理论与叶天士脾胃分治及详于胃阴的理论有机结合，扶脾阳与益胃阴同用的治法对龙祖宏教授的临证影响颇大。从前述我们可以看到，龙祖宏教授博采众长，对李东垣与叶天士均有深入研究，无论是东垣重视脾阳、善用风药，还是叶氏重视胃阴、用药清润，在龙祖宏教授的临证中均有体现，所谓大家不是偏执一隅，而是融会贯通，故只有将扶脾阳与益胃阴紧密结合，临证时犹如沙场点兵，不拘于常，辨证准确后信手拈来，才能真正做到“弹无虚发”，效如桴鼓。

3. 遣方用药特点

（1）重用补养药：张氏喜重用山药、白术、黄芪等补养药。其认为山药味甘归脾，色白入肺，液浓入肾，既能滋胃阴又能利湿，既能滑润又能收涩，且性平和，非重用不能建功，多服常服，在滋补药中诚为无上之品，而毫无流弊。张锡纯认为，阴虚甚者，其周身血脉津液皆枯涸，必用汁浆最多之药，以滋脏腑之阴、溉周身之液。《医学衷中参西录》的170余首方剂中，有48方应用山药，其中有27方用山药为君药，山药少则一两，多则一斤，可谓匠心独运，且多用在疾病的恢复期。张氏又认为白术能健脾胃、消痰水、止泄泻，因其质重，须重用方显良效。张氏谓黄芪补肝脾肺三脏，而升补肝脾之气，为其特长。凡遇肝虚脾弱，廉于饮食，不耐风寒、劳累，恒于健补脾胃方中，重用黄芪温升肝脾之气，收效颇佳。

（2）药物使用不落窠臼：张氏认为：“阳明胃气以降为顺，若胃气一旦壅塞，必转而上逆，上为胀满，下为便结，治之者必投以开破气分之药。倘若选药不当，往往无效，甚至愈开破则愈壅塞，且元气受戕，变证丛生。”所以张氏告诫医者勿滥用如半夏、紫苏子、瓜蒌仁、竹茹、厚朴、枳实等开破药，而喜重用赭石降胃镇冲，因“欲降胃气则非用赭石不能奏效也”。他亦不喜用如炒三仙、莱菔子等消导药，而喜用生鸡内金，认为鸡内金性下降，可和胃降逆，引热下行，如脾胃受伤，饮食停滞而反胃吐食，则宜用之，其所制的期颐饼及益脾饼均是取鸡内金健脾胃化食积之功效。张氏还喜用一些传统认为猛峻的破气破血药物，如三棱、莪术、乳香、没药、䗪虫、水蛭等，同时将补养药与开破药配合使用，如参、芪、术与三棱、莪术并用。在药物配伍方面，多采用消补并用，升降相因。消补并用如白术配鸡内金，白术健脾，鸡内金化积，对脾胃虚弱，不能受纳运化饮食者，则补而不滞。升降相因如赭石配人参，赭石善镇逆气，开胸膈，人参补元气，生津液，性兼微升，赭石配人参可使人参补益之力下行，纳气归原，且可制约其升浮之性，且使其补而不滞。

（3）重视食疗：张锡纯认为，食疗法具有“性甚和平，宜多服常服，用之对症，病自渐愈，既不对症，亦无他患”的优点，故“志在救人者，甚勿以为寻常服食之物，而忽之也”。其所创的170余首方剂中，食疗方和含食物方近20首，足见其对食疗之重视。食疗方有薯蓣粥、一味薯蓣饮、水晶桃、珠玉二宝粥等，含食物方有薯蓣半夏粥、三宝粥等。常用的如山药、核桃、芝麻、鸡子黄、萝卜等30余种食物，其中又以山药为常用。

张氏对药物的新用新解对龙祖宏教授启发颇大，临证时若遇复杂病机、棘手病患，往往在张氏的药物使用中找到灵感与突破。对于生麦芽的使用，龙祖宏教授认为虽其为脾胃之药，而实善舒肝气，且疏肝之药大多辛温香燥升散，川楝子一味亦有苦寒伤中之弊，故只可暂用不能久服，只宜小量不可大量，尤其是肝病日久，兼见肝阴不足者，唯麦芽疏肝而无温燥劫阴之弊，久用重用亦无碍，且味甘入脾，不仅不败胃，还能助胃进食。

（二）对施今墨先生脾胃理论的阐发

施今墨先生在临证上十分重视调理脾胃的功能，根据“太阴湿土，得阳始运”的观点，认为脾阳健旺，则运化如常，强调“脾宜升则健”的脾的生理特点，同时推崇中西医合璧，精研脾胃生理、病理特点，归纳出治疗脾胃病的十大法则：温中、清热、补虚、消食、和胃、生津、通腑、泻实、涩肠、降逆。此十法中，以补法在脾胃病中所用较多，而又最难掌握。东垣之补中益气汤，虽补而不壅，在于补中有行。受此启发，龙祖宏教授在运用补法时，着重调理肝、脾、胃之间的关系，如补中益气与疏肝和胃相结合，补中益气与清肝益胃相结合，补中益气与养胃生津相结合，同时他根据临证之不同，灵活加减，从而使补法在调理脾胃中发挥出最佳效果。至于遣方用药，施氏比较重视气机升降与药对配伍。其弟子李介鸣回忆道：“施师临证尝谓治脾胃之病，勿论虚实寒热，总应先辨其升降二字尤为紧要。”《素问·六微旨大论》亦曰：“升降出入，无器不有。”气机升降是人体生命活动的基本规律，具体取决于相关脏腑之间的协调运动上，如肺与肾、肝与肺、脾与胃、肺与大肠等。几组脏腑间关系互相协调又相互影响，共同维持气机升降正常运转，故临床上善调脾胃之升降者，常可通过肝与肺、肝与胃、肝与脾、肺与大肠等着手间接达到目的。临床常见桔梗配伍枳壳，此配伍于孙一奎《赤水玄珠》首次提到，桔梗辛散，宣通肺气，以升提上行为主，有“载药上行”之功；枳壳苦温，理气消胀，以下降行散为主。二药一升一降，行气消胀散痞的力量大增。施今墨先生在此基础上又擅用薤白与杏仁，薤白辛温，行气于左，温中通阳；杏仁入肺，行气于右，宣肺平喘。四药同用，上下左右兼顾，理气宽中，消胀除满之效益彰。

（三）对邓铁涛教授脾胃理论的阐释与临证应用

1. 调理脾胃治未病　《灵枢·逆顺》有云“上工刺其未生者也；其次，刺其未盛者也……上工治未病，不治已病，此之谓也”，中医重视治未病，邓铁涛教授集众家之长，提出调理脾胃治未病的重要理论。脾胃乃人体气机升降出入之枢纽，同时脾胃受纳运化水谷精微，布于五脏六腑、四肢百骸，是气血生化之源。邓铁涛教授认为，脾胃功能正常，则能滋养元气，而“邪不可干”，故《金匮要略》谓之“四季脾旺不受邪”。同时邓铁涛教授认为，一旦发病，则应设法恢复脾胃的正常功能，这是治疗疾病、促进康复的关键，张景岳论道“善治脾者，能调五脏，即所以治脾胃也，能治脾胃，使食进胃强，即所以安五脏也”。由此可以看出，调理脾胃是中医防治疾病的重要环节。未病先防，指未发病前就要采取有效的手段预防疾病的发生，孙思邈曾说“常需安不忘危，预防诸病”，而未病先防，邓老重视一个“调”字。调不仅是调理饮食，还包括了调理情志、调理生活起居、劳逸适度等方面。调理饮食则要饮食清淡、搭配均衡、三餐定时、食不过饱，同时要少食寒凉、辛辣、油腻、炙煿之品，如《素问·脏气法时论》所云“五谷为养，五果为助，五畜为益，五菜为充”，邓老曾说“大凡食无定时，过饥和过饱，都易伤脾胃，脾胃损伤，则诸病丛生”。《素问·上古天真论》云“恬淡虚无，真气从之，精神内守，病安从来”，故邓老提倡豁达开明又淡泊名利，不失原则而不弃底线，所以人若想健康长寿，除了要有健康的体魄外，还要有一个好的精神。因此，邓老不但注重情志的调节，还通过研读经典、练习书法等方式养心，还常常按摩足三里，以调理脾胃、静心养神。“强身以动为要”“动则生阳”，养生不是一味追求安逸，而是要劳逸适度，故八段锦、太极拳等均是不错的选择，这些运动不但强度适中、刚柔相济，而且安全有效，符合调和脏腑的原则。邓老一生酷爱八段锦，自青年时即每晨坚持锻炼，并将传统八段锦改良成为简单易学的“邓铁涛八段锦”。邓老认为，八段锦作为一种传统的保健功法，适合各年龄段进行养生保健。总之，在疾病未发生阶段，我们要从饮食身心诸方面加以调理，从而达到预防疾病的目的。已病防变，指疾病发生后，不但要积极治疗，还要采取措施以防止病邪深入，遏制病势的蔓延，避免疾病的进一步深化及复杂化。《素问·阴阳印象大论》有云：“故邪风之至，疾如风雨，故善治者治皮毛，其次治肌肤，其次治筋脉，其次治六腑，其次治五脏，治五脏者，半死半生也。”《难经》亦云：“见肝之病，则知肝当传之与脾，故先实其脾气，无令得受肝之邪，故曰治未病焉。”可以看出早期治疗，防止传变有重要意义。脾胃为后天之本，水谷精微是元气的组成部分，若脾胃得以顾护，元气得以充养，则对于其他脏腑病症的治疗与恢复都大有裨益。首先肝脾相关，《金匮要略·脏腑经络先后病脉证》中论述“见肝之病，知肝传脾”，肝脾在五行中有相克、相乘的关系，并且二者同属中焦，与气机的升降出入关系密切，《素问·经脉别论》曰“食气入胃，散精于肝，淫气于筋”，故在治疗慢性肝炎时，邓老提出了“健脾补气、扶土抑木”的总原则，即不仅从肝论治，同时重视实脾，常用方“慢肝六味饮”即以四君子汤为底方加减所得。其次肺脾相关，《素问·经脉别论》亦云“饮入于胃，游溢精气，上输于脾，脾气散精，上归于肺，通调水道，下输膀胱”，同时也有“脾为生痰之源，肺为贮痰之器”的著名论述，况二者为母子关系，故在很多慢性呼吸系统疾病的治疗中，尤其是这类疾病的中后期，邓老认为健运脾胃尤为重要。再次心脾相关，《杂病源流犀烛》曰“脾也者，心君储精待用之府也”，脾病常可导致气血生化乏源，心失所养，也可因为脾胃气衰，元气不足，形成心火独盛的局面。因此，在冠心病的治疗中，邓老提出调脾护心、益气除痰的原则与方法，如常用方温胆汤加减，临床疗效显著。最后脾肾相关，二者有先后天的关系，在水液代谢方面亦关系密切。《景岳全书》云：“盖水为至阴，故其本在肾；水化于气，故其标在肺；水惟畏土，故其制在脾。”故对环境铅暴露所导致的慢性肾脏病，邓老使用强肌健力的方法治疗，能够较好地延缓病变的进展。正如《脾胃论》所云：“善治斯疾者，惟在调和脾胃”，邓老以其丰富的临床经验验证了“治脾”在“已病”治疗中的重要作用。瘥后防复，指在疾病初愈或康复阶段，采取各种措施，促使脏腑功能尽快恢复正常，以防止疾病的复发。《素问》有云“病热少愈，食肉则复，多食则遗”，而《伤寒论·辨阴阳易瘥后劳复病脉证并治》则指出“病复”包括食复、劳复、志复等。防止食复，邓老提出“过饥和过饱，都易伤脾胃”的观点，故应少食及饮食清淡，以免发生“人强与谷，脾胃气尚弱，不能消谷，故令微烦，损谷则愈”的情况。药王孙思邈有云：“养性之道，常欲小劳，但莫大疲及强所不能堪耳。”因此，在疾病初愈或康复期，切勿过于疲劳，宜使元气缓缓恢复。有研究表明，对于慢性阻塞性肺疾病稳定期、心肌梗死康复期的患者，在常规药物治疗的基础上，配合八段锦功法锻炼，可有效缓解症状、改善中医证候、提高生活质量。邓老还提出了很多“简便廉验”的保健方法，如针对阳气虚弱的中老年人，可用“午间散步采阳养生法”，能够采阳补肾、鼓舞阳气；针对平素易食滞腹痛的儿童，可予捏脊法调理脾胃。很多慢性疾病的诊治是一个长期的过程，患者战胜疾病的信心非常重要，故应该鼓励患者树立信心，坚持治疗。总之，邓铁涛教授不但在临床实践中重视脾胃功能的调理，而且在养生治未病的过程中也不忘调理脾胃，显示出了脾胃在“治未病”中的重要价值。

龙祖宏教授深受此理论的影响，在疾病的各个阶段皆重视顾护脾胃之气，同时还在病患中反复进行健康教育，倡导防重于治的健康养生的观念。

2. 补脾气养胃阴治疗萎缩性胃炎 邓铁涛教授认为萎缩性胃炎病位在脾胃，病性乃本虚标实，其本虚是脾胃亏虚，然又有脾与胃之不同，脾亏虚于阳气，胃亏虚于阴液；而标实则为虚损后所继发的某些病理产物，一者脾气亏虚，血失推动，滞而成瘀阻络，二者脾失健运，湿浊不化，停聚而成痰湿，三者瘀阻湿郁加之阴液亏损，引致虚火妄动。本虚是疾病发生的前提和基础，标实是疾病发生发展的结果。患者在临床上常见形体消瘦，纳呆，胃脘隐痛，烧心反酸，舌苔花剥，甚则光剥无苔，脉细弱。剥苔是胃阴不足的重要指征，它的变化预示着病症之退，故胃阴受损是本病突出的病理表现。同时本病病程长，胃阴亏损日久，胃络瘀阻，失于滋润濡养，是导致胃黏膜腺体萎缩的重要病机。基于此，在治法上，邓老强调补脾气、养胃阴是治疗之大法，而根据标实之不同，祛瘀活络、除湿化痰、清退虚热，亦是不可忽略的重要手段。在用药方面，无论治本还是治标，都要注意恢复胃阴、顾护胃阴，而不能恣用大温大补之品，以免滞其胃气，灼其胃阴。当然，在滋阴药的选择上，邓老也颇有讲究，强调救护胃阴但不可过于滋腻，以免壅遏脾之阳气。同时祛瘀活络要防破血伤气，清退虚热要防苦寒伤阳。邓老喜用药物，如太子参、茯苓、山药、炙甘草，可使脾气健旺，又不会滞气助火；如石斛、山药，可使胃阴得养，又不会滋腻碍阳；如扁豆、茯苓、鸡蛋花可化湿祛浊，又不会温燥伤阴；丹参配鳖甲，可活络通瘀、清降虚热，又不会苦寒伤阳。邓老还喜用麦芽，认为麦芽可助药物吸收，对于消化吸收功能甚差，胃阴已伤的患者大有裨益。在人参的使用上，邓老颇有心得，脾胃大虚，非参不行，但宜用补力稍缓之参须，同时根据脾胃恢复状况逐渐增加投药次数，待其胃阴渐复之后再用黄芪。此外，患病日久，久病及肾，又因肝脾为木土关系，脾虚往往肝气乘之，故治疗时勿忘肝肾，于适当之时酌加调养肝肾之品，则疗效更佳。

目前，随着生活方式的变化及人口老龄化，患有萎缩性胃炎，甚至合并有肠上皮化生、非典型增生等胃癌前病变的患者不在少数，龙祖宏教授在临证中，多宗先师邓铁涛教授健脾益胃的治疗大法，但在治疗非典型增生时亦有新的见解。他认为非典型增生从中医理论来看，应从瘀论治，多使用丹参、莪术、赤芍等药物，也可根据现代药理学相关研究，辨证使用生薏苡仁、半枝莲等有抗癌作用的药物，实是辨证与辨病相结合、经典与现代相结合的临证应用典范。

3. 健脾益气治疗重症肌无力 邓铁涛教授以“脾主肌肉”为理论基础，认为本病之根源在脾胃，脾胃气虚是重要的病理环节，同时因疾病缠绵难愈、易于复发的特点，邓老认为此亦非一般的脾胃气虚，而是因虚致损的虚损性疾病，并常损及五脏而出现各种并发症，如伤肝导致的复视、斜视，伤肾所致的吞咽困难，伤心导致的心悸、失眠，伤肺引起的构音不清、气息断续。在临证治疗时，要抓住脾胃虚损这一病理环节，又要顾及五脏兼证，故以“补脾益损，兼治五脏”为治疗大法，创立强肌健力饮，方药组成有黄芪、五爪龙、党参、白术、当归、升麻、柴胡、陈皮、甘草。同时，根据临床经验，邓老还强调本病虚损益甚，治疗上切忌随便改弦易辙，即使治疗有效，仍需坚持服中药1～2年，方可根治。

对于重症肌无力的论治，龙祖宏教授认为“脾主肌肉”，先贤亦有“治痿独取阳明”的论断，故在治疗肌肉关节疾病时，应勿忘脾胃这一根本。

综上所述，我们可以看到，龙祖宏教授对各时期重要的脾胃理论学说、对各著名医家的观点均有深入的研究，在传承经典、细细揣摩的基础上，又在多年的临床实践中反复不断地验证、充实与发展，真正做到崇古而不泥古，尊古而有阐发，经方与时方并用，中医与西医有机结合，值得我辈学习并发扬光大。

（沈　静）

第四章　方药解析

第一节　用药大法

一、擅用“和”法治疗脾胃肝胆病

龙教授常教导我们外感病要首辨病邪之深浅，内伤杂病要首辨虚实、寒热，久病疑难杂症多从痰瘀论治。脾胃肝胆病多属内伤病，但有时也会因外感诱发或者表里同病，要注意处理好二者之间的关系，临床要根据病情，首先分别给予先表后里、表里同治、急则先救里后顾表；其次要分清寒热，以寒者温之、热者清之为原则；再次要辨识有无气滞、血瘀、痰饮水湿、食滞、湿热等兼杂证；最后着重调理脾胃中焦气机。

二、处方用药时注重灵活性

可根据患者年龄、性别、胖瘦、虚实、寒热、所处地域、季节等因素以调整药物的剂量及加减用药。例如北方之人易患寒湿之病，南方之人易得湿热之病，注意化湿不伤阴、清热不伤阳；老年人、儿童由于体质较弱，用药剂量宜轻；“男子以精为本，女子以血为源”，故女性患者多从肝脾论治，男子多以调肾为宜；“夏天属太阳（阳中之阳），冬天属太阴（阴中之阴）”，故夏季慎用或少用温燥之药，冬季慎用或少用寒凉之药；常言道“胖人多痰湿，瘦人多虚火”，故胖人得病多从痰湿论治，瘦人得病多从虚火论治；虚实为辨证之总纲，应遵循“虚则补之，实则泻之”的原则，否则易患虚虚实实之戒；寒热是疾病的两个对立属性，应当辨识清楚，予寒者温之、热者清之。

（王华宁）

第二节　常用中药解析

一、近似药物的比较与选择

（一）党参、太子参、北沙参、南沙参、玄参、蓝花参

党参味甘，性平，有补中益气、止渴、健脾益肺、养血生津之功效，其功效与人参相似，唯药力稍弱，但因其价格低廉，龙老在临床常代替人参使用。党参补气作用比太子参强，但易致中满，故脾虚腹胀者不能大剂量使用。

太子参味甘、微苦，性平，有益气健脾、生津润肺之功效。其补气同时有生津的作用，药性平和，故补而不燥，多用于老年人或儿童。

北沙参，亦称北条参、条沙参、细条参、银条参。北沙参性味甘凉而腻，以清肺养阴、益胃生津为长。故肺胃阴伤时，多选用北沙参，常在益胃汤、沙参麦冬汤、一贯煎等方剂中使用。本品性质柔腻，有外证者一般不宜使用。

南沙参，微苦，性凉，入肺经，有清肺祛痰、养阴润肺之功效，常用于肺虚有热之咳喘，对肺阴不足而兼有外感者也可应用。

玄参，味甘、苦、咸，微寒。有清热凉血、滋阴降火、解毒散结之功效。常用于阴亏津少之便秘，例如增液承气汤等方剂中。

蓝花参，味甘，性平。有益气补虚、祛痰、截疟之功效。常用于治疗慢性乙型肝炎患者有气虚见证者。

（二）白茯苓、赤茯苓、土茯苓、茯神

白茯苓具有渗湿健脾利水、宁心安神之功效。常用于治疗心悸失眠、脾虚泄泻等。

赤茯苓就是茯苓皮里面的红色部分，具有行水、利湿热、益心润肺之功效。赤茯苓利水消肿泻心火的作用强于白茯苓，主治小便不利、淋浊等。

土茯苓功效主要为解毒、除湿、利关节，常用于治疗痤疮、关节不利、淋浊等。

茯神主要有宁心、安神、利水之功效，其宁心安神之功效优于白茯苓、赤茯苓，利水功效较二者不及。

简言之，白茯苓擅长健脾，赤茯苓擅长清热，茯神擅长安神，土茯苓擅长除湿。

（三）肉桂、桂枝

二者性味均辛甘温，能散寒止痛、温经通脉，用治寒凝血滞之胸痹、闭经、痛经、风寒湿痹证等。

肉桂长于温里寒，用治里寒证，又能补火助阳，引火归原，用治肾阳不足，

命门火衰之阳痿宫冷，下元虚衰、虚阳上浮之虚喘、心悸等。

桂枝长于散表寒，用治风寒表证，又能助阳化气，用治痰饮、蓄水证等。

（四）生姜、干姜、炮姜、炮姜炭

生姜性味辛温，走而不守，擅长发汗解表、温中止呕，多用于风寒感冒、咳嗽、腹胀、泄泻等。

干姜性味辛而大热，守而不走，长于温中散寒、回阳通脉、温肺化饮，多用于肺寒咳嗽、脾胃虚寒之脘腹冷痛、肢冷脉微、痰饮喘咳等。

炮姜有温经止血、温中止痛之作用，常用于脾胃虚寒、腹痛吐泻、吐衄崩漏、阳虚失血等。

炮姜炭具有温经止血、温脾止泻之作用，常用于泄泻、脘腹冷痛、呕吐等，煎服10～15g，入丸散1～3g，研磨吞服。

（五）白术、炒白术、麸炒白术、焦白术

白术又称为“于术”“冬术”“浙术”“种术”等。其味苦、甘，性温。具有健脾益气、燥湿利水、止汗、安胎的功效。用于脾虚食少、腹胀泄泻、痰饮眩悸、水肿、自汗、胎动不安。《医学启源》记载：“除湿益燥，和中益气，温中，去脾胃中湿，除胃热，强脾胃，进饮食。”生白术最擅长通便，尤其是大剂量30～90g通便之力更佳。

炒白术、麸炒白术、焦白术是白术分别用不同的炮制方法而制成的药物。龙老认为炒白术一般益气健脾之功效较白术强，而麸炒白术及焦白术既有健脾益气之效，又有益胃消食之功，因此，龙教授治疗腹泻时多选用炒白术；腹泻夹食滞轻者，多选用麸炒白术；腹泻夹食滞重者多选用焦白术。

（六）神曲、山楂、麦芽

神曲、山楂、麦芽三者均有健胃消食作用，常用于治疗食积不消，胃脘胀满，不思饮食等，三者炒焦合用，称为“焦三仙”，三者合用能增强其消食导滞之力。

神曲甘温调中，辛散行气，具有消食导滞、和胃调中之效，并兼有解表之力，故对于感冒而兼有谷食积滞者尤为适宜。

山楂主消肉食积滞，具有消食化积、行气散瘀的功效，主要用于肉食积滞、胃脘胀满、泻痢腹痛、高脂血症等。

麦芽主消米面食积，具有行气消食、健脾开胃、疏肝解郁及回乳消胀的功效，主要用于食积不消，脘腹胀痛，脾虚食少，乳汁郁积，乳房胀痛，妇女断乳，肝胃气痛等。

（七）鸡内金、莱菔子

鸡内金具有消食健胃、涩精止遗的功效。主治饮食积滞，小儿疳积，肾虚遗

精、遗尿，淋证，各种结石等。本品消食化积作用较强，故广泛用于米面薯芋乳肉等各种食积证。

莱菔子有消食除胀、降气化痰之功效，对饮食停滞、脘腹胀痛、大便秘结等有良效。

（八）附子、干姜、肉桂

三者性味均辛热，能温中散寒止痛，用治脾胃虚寒之脘腹冷痛、大便溏泄等。附子、干姜能回阳救逆，二者常相须为用，治疗亡阳证，疗效显著。然干姜主入脾胃，长于温中散寒、健运脾阳而止呕，且能温肺化饮，用治肺寒痰饮咳喘；附子、肉桂味甘而大热，散寒止痛力强，善治脘腹冷痛甚者及寒湿痹痛证，二者又能补火助阳，用治肾阳虚证及脾肾阳虚证，且肉桂还能引火归原、温经通脉等。

（九）香橼、佛手

佛手与香橼皆辛香苦温，均能疏肝理气、和中化痰，且药力平和。同可用治肝郁气滞，肝胃不和，脾胃气滞之胸胁脘腹胀痛、嗳气吞酸、呕恶食少，痰湿壅滞、咳嗽痰多等症，二者常相须为用。

不同之处在于佛手偏理肝胃之气而止痛消胀之力较强，香橼则偏理脾肺之气而化痰止咳之力较佳。

（十）陈皮、青皮

陈皮有理气健脾、燥湿化痰之功，主要治疗脾胃气滞证及痰湿证；青皮善于疏肝破气、消积化滞，陈皮较青皮药性平和，偏入脾肺气分，青皮破气之力较陈皮强，偏入肝胆经，行气作用较强，但易耗气伤阴，故不宜多服、久服。陈皮善于理脾胃之气，青皮善于理肝气。气滞轻且体质弱者多选陈皮，气滞重且体质壮实之人多选青皮。

（十一）木香、香附、乌药、川楝子

四者均属于常用的行气止痛药。但木香善行脾胃、大肠气滞，兼消食健胃，常用于脾胃气滞之脘腹胀满、痢疾里急后重等症；香附药性平和，并长于疏肝解郁、理气宽中、调经止痛，多用于肝郁气滞胸胁胀痛、月经不调、痛经等症；乌药长于行气止痛、温肾散寒，主治寒凝气滞的胸胁脘腹诸痛及肾阳不足的小便频数与遗尿。川楝子苦寒降泄，以疏泻肝热见长，常用于治疗肝郁化火之胁肋脘腹疼痛。

（十二）砂仁、白豆蔻、草豆蔻、肉豆蔻

砂仁、白豆蔻二者性温，皆有化湿、行气、温中之功，砂仁兼有安胎之力，白豆蔻兼有止呕之力。砂仁长于化湿开胃，白豆蔻长于温中止呕。

草豆蔻具有燥湿、行气、温中之功，草豆蔻温燥之性较砂仁、白豆蔻强，常用于寒湿甚者，砂仁及白豆蔻的化湿之力较为平和，多用于寒湿轻者。

肉豆蔻具有温中行气、涩肠止泻之功，长于治疗脾肾阳虚之久泻。

（十三）枳实、枳壳、厚朴

枳实有破气消积、化痰除痞之功，枳壳有理气宽中、行滞消胀之功。枳实以破气消积之功为甚，枳壳以行气宽中之力见长。积滞内停、痞满胀痛多用枳实，胸胁气滞、内脏下垂多用枳壳。厚朴具有行气、燥湿、消积、除满之功，凡湿阻、食积、气滞所致的脘腹胀满均可适用。枳实与厚朴均可治疗食积便秘，然枳实苦降下行，气锐力猛，尤善逐宿食，故善于治疗食积便秘；厚朴苦温燥湿，散满力强，尤擅治疗湿阻气滞之便秘，临床上食积、湿阻、气滞常同时存在，故治疗实证便秘二者常相须为用。

（十四）竹叶、淡竹叶、竹茹、天竺黄、竹沥

竹叶、淡竹叶皆有清热除烦、利尿之功，竹叶还具生津之力。竹叶常用于治疗热病烦渴、口糜舌疮、小儿惊痫等；淡竹叶常用于治疗小便不利、灼热涩痛，兼治口舌生疮。

竹茹具有清热化痰、除烦止渴之功，主治肺热咳嗽、胃热呕吐之症；天竺黄具有清热化痰、清心定惊之功；竹沥具有清热化痰、镇惊利窍之功。但竹茹长于清胃止呕，天竺黄、竹沥兼有定惊之功；天竺黄甘、寒，清化热痰之功与竹沥相似，而药性较竹沥平和。竹沥性甘苦、寒，擅祛热痰，故寒痰及便溏忌用。

（十五）蒲公英、金银花、芦根

金银花与蒲公英：两者均能清热解毒，善于治疗痈肿疮毒、肺痈、肠痈等。但金银花甘寒质轻而香散，清透解毒力强，尤适用于痈肿疮毒属热毒炽盛者；蒲公英苦甘而寒，清热解毒之力虽然不及金银花，但能消痈散结，且兼通乳，尤善治乳痈；又能利湿通淋、清肝明目，故常用于湿热黄疸、热淋涩痛及肝火上炎之目赤肿痛。

芦根与蒲公英：两者皆善清肺胃之热，且兼利尿通淋之功。蒲公英苦甘而寒，清热解毒之力较芦根强，而芦根兼有生津止渴之效。

（十六）赤芍、白芍

赤芍、白芍，一类二种，古时通用，宋元始分。两者虽均性微寒，但效用迥异。赤芍味苦归肝经，为清凉行散之品，功善清热凉血，化瘀止痛，尤宜于血热血瘀者，既善治肝火上攻目赤肿痛、肝郁化火胁肋痛，又善治热入营血、血热斑疹吐衄等。白芍味酸苦归肝脾经，为补血敛阴、平肝止痛之品，功能养血调经、敛阴止汗、平肝止痛，尤宜于阴血亏虚肝旺者，既善治血虚肝旺之头晕目眩、肝

郁胁痛，又善治血虚萎黄、四肢或脘腹挛急痛，以及血虚月经不调、痛经等，还可治阴虚盗汗。

（十七）人参、黄芪

两者均为补气要药，味甘微温，归脾、肺经，皆具补脾益肺之功，且常相须为用。然人参补益力最强，能大补元气，复脉固脱，用于气虚欲脱、脉微欲绝之危重证抢救；又可益气生津，用于热病口渴、气津两伤及消渴证；尚有安神益智、益气壮阳之效，用治失眠健忘、阳痿等。黄芪虽无大补元气之功，但擅长益气升阳，凡脾阳不升、中气下陷者，常以本品为主以补气健脾、升阳举陷；兼能益卫固表、利水消肿、托疮生肌，又可用于卫表不固、自汗易感、气虚水肿、小便不利、疮疡内陷、脓成不溃、溃久不敛等。黄芪擅长固卫气，善于敛汗；人参中又以党参最为常用，党参擅长补中气，善于止泻。

（十八）紫苏叶、紫苏梗、紫苏子

《本草正义》言紫苏“叶本轻扬，则风寒外感用之，疏散肺闭，宣通肌表，泄风化邪，最为敏捷。茎则质坚，虽亦中空，而近根处伟大丰厚，巨者径寸，则开泄里气用之，解结止痛，降逆定喘，开胃醒脾，固与开泄外感之旨不同。而子则滑利直下，降气消痰，止嗽润肺，又是别有意味”。《本草述》说：“盖叶、茎、子俱能和气，但叶则和而散，茎则和而通，子乃和而降。”

故紫苏叶偏于解表散寒；紫苏梗长于理气宽中、顺气安胎；紫苏子偏降气消痰、止咳平喘、润肠。

（十九）浙贝母、川贝母

浙贝母，又称为象贝，其味苦，性寒，归肺、心经，具有清热化痰止咳、解毒散结消痈之功效。川贝母性微寒，味甘、苦，归肺经、心经。具有清热润肺、化痰止咳之功效。川贝性凉而甘兼有润肺的功效，故常与沙参、麦冬等配伍使用治疗肺虚久咳、痰少咽干等症。浙贝母苦寒重，开泄力大，多用于治疗外感风热或痰火郁结的咳嗽，正如《本草求真》所言：“象贝，治风火痰嗽为佳。若虚寒咳嗽，以川贝为宜。”浙贝母常与海螵蛸配伍，组成乌贝散，起制酸止痛、收敛止血之功，常用于治疗肝胃不和所致的胃脘疼痛、泛吐酸水等。另外，浙贝母清热、散结力较强，常用于治疗痰火凝结的瘰疬、瘿瘤、痈疮肿毒、乳痈等。例如，甲状腺肿瘤常以浙贝母配伍夏枯草、海藻、昆布、莪术等治疗。

二、药物炮制及剂量剂型的选择

（一）生鸡内金与炒鸡内金的作用鉴别

炒鸡内金由生鸡内金炒制而成。炒鸡内金健脾胃的作用较强，而生鸡内金消积滞、去结石的作用更佳，正如《医学衷中参西录》所云“鸡内金，鸡之脾胃也……中有瓷、石、铜、铁皆能消化，其善化瘀积可知”，鸡内金擅治各种结石，例如胆结石、肾结石、膀胱结石等。

剂量剂型：入汤剂中煎服，生鸡内金15～30g，炒鸡内金10～15g；研磨吞服：生鸡内金3～5g，炒鸡内金1～2g。

（二）生麦芽、炒麦芽、焦麦芽的作用鉴别

炒麦芽、焦麦芽均由生麦芽炒制而成。三者均有消食作用，但焦麦芽消食作用最强，炒麦芽次之，生麦芽以疏肝、升发胃气而见长。总之，生麦芽以健脾和胃，疏肝行气见长；炒麦芽长于消食回乳；焦麦芽擅长消食化积。

剂量剂型：入汤剂中煎服，生麦芽15～30g，炒麦芽15～30g，焦麦芽15～30g。

（三）生柴胡、醋柴胡、酒柴胡、鳖血柴胡的作用鉴别

生柴胡的升散作用较强，多用于解表退热；醋炒柴胡能缓和升散之性且疏肝理气作用较好，适用于肝气郁滞导致的胁痛、腹痛、月经不调者；酒炒柴胡增加了升提之性，故中气下陷、清阳不升者更为适宜。此外，柴胡对升阳截阴，阴虚阳浮者皆不相宜，用鳖血制柴胡能填阴滋血，抑制浮阳，增强清肝退热的功效，故鳖血柴胡可用来退热截疟，治疗热入血室，骨蒸劳热等。

剂量剂型：入汤剂中煎服，和解表里，用生柴胡15～30g；升阳举陷，用生柴胡或酒炒柴胡3～5g；疏肝解郁，用醋炒柴胡6～12g；骨蒸劳热，用鳖制柴胡10～15g。

舌红少苔或无苔时，肝阳上亢、肝风内动、阴虚火旺时禁用柴胡。

（四）栀子与炒栀子的作用鉴别

炒栀子由栀子炒制而成。栀子味苦性寒，具有泻火解毒、利胆退黄等功效，而炒栀子经过炒制之后，减轻了栀子的寒性，具有清热除烦、凉血止血之功。

剂量剂型：入汤剂中煎服，泻火解毒、利胆退黄用生栀子5～10g，常用于“茵陈蒿汤”等方剂中；清热除烦、凉血止血用炒栀子3～5g，常用于“栀子豉汤”等方剂中。

（五）生薏苡仁与炒薏苡仁的作用鉴别

炒薏苡仁由生薏苡仁炒制而成，二者均具有利水消肿、渗湿健脾、清热排脓之功。炒薏仁偏重健脾祛湿；生薏仁偏重清热排脓，多用于脓肿。

剂量剂型：入汤剂中煎服，健脾祛湿多用炒薏苡仁15～30g，常用于“参苓白术散”等方中；清热排脓多用生薏苡仁15～30g，常用于“薏苡附子败酱散”等

方中。如需健脾祛湿与清热排脓同时兼顾时，予生薏苡仁、炒薏苡仁各15g，常用于自拟的“香砂平胃败酱散”中。

（王华宁）

第三节　治疗脾胃肝胆病常用药对

龙祖宏教授学术造诣深厚，对中药的性味、功效、配伍等有独到的见解，擅长使用药对治疗脾胃肝胆病。其用药虽多溯源于经典古籍，却每能尊古而不泥古。临证选方用药时常刚柔相济、动静结合，形成了一系列独特的用药经验，尤其在药对的应用上颇有心得，简介如下。

一、柴胡配郁金

柴胡，味苦，性平，归肝、胆经，有解表退热、疏肝解郁、升举阳气之功，柴胡中剂量（8～12g）主要起疏肝解郁的作用；郁金，味苦、辛，性微寒，入心、肝、肺经，既入气分，又达血分，凉血活血，为疏肝活血之要药；柴胡与郁金相配时常取中剂量，一气一血，气血并调，共奏疏肝理气、活血止痛之效，龙老常用于情志失调所致的胃痛、胁痛，常于柴胡疏肝散、逍遥散等方剂中使用。常用量柴胡一般为8～12g，郁金为8～12g。

二、柴胡配黄芩

柴胡解表退热、疏肝解郁、升举阳气，大剂量（20～30g）主要起解表退热的作用，尤善于疏散少阳半表半里之邪；黄芩，味苦、性寒，有清热燥湿、泻火解毒、止血、安胎等功效；柴胡与黄芩相配时常取大剂量，二者相配，一散一清，共解少阳之邪，善调肝胆气机，龙老常用于治疗胆胀、胁痛等疾病，常用于小柴胡汤等方剂中，常用量柴胡一般为20～30g，黄芩为10～15g。

三、柴胡配白芍

柴胡解表退热、疏肝解郁、升举阳气；白芍，味苦、酸，性微寒，归肝、脾经。具有养血敛阴、疏肝止痛、平肝抑阳的作用。柴胡与白芍相配，共奏疏肝清胆、和解表里、升阳敛阴、解郁镇痛之功效。二者相配，一散一收，一气一血，动静结合，相得益彰，使肝气得疏，阴血又能固守，相互为用，疏肝而不伤阴血，敛肝而不郁滞气机。二者相配，龙祖宏教授常用于治疗肝胆病、胃肠病、月经不调等。常用量柴胡一般为8～12g，白芍为10～15g。

四、柴胡配升麻

柴胡，解表退热、疏肝解郁、升举阳气，小剂量（3～6g）主要起升举阳气的作用；升麻，性微寒，味辛，微甘，归肺经、脾经、胃经、大肠经，有发表透疹、清热解毒、升举阳气之功。升麻与柴胡相配时常用小剂量（3～6g），主要起升举阳气的作用。二者相配常用于补中益气汤等方剂中。常用量柴胡一般为3～6g，升麻为3～6g。

五、白术配茯苓

白术，味甘、苦，性温，归脾胃经，有健脾益气、燥湿利水、止汗安胎之功。《本草汇言》曰："白术，乃扶植脾胃，散湿除痹，消食除痞之要药也。脾虚不健，术能补之，胃虚不纳，术能助之。是故劳力内伤，四肢困倦，饮食不纳，此中气不足之证也；痼冷虚寒，泄泻下利，滑脱不禁，此脾阳衰陷之证也；或久疟经年不愈，或久痢累月不除，此胃虚失治，脾虚下脱之证也；或痰涎呕吐，眩晕昏眩，或腹满肢肿，面色萎黄，此胃虚不运，脾虚蕴湿之证也。以上诸疾，用白术总能治之。"茯苓，味甘淡，性平，归心、脾、胃、肺、肾经，有淡渗利水祛湿、补益脾胃、宁心安神之功；白术配茯苓，为健脾利湿的常用药对，常用于治疗舌体胖大而有明显齿痕的脾虚湿停诸证，常用于四君子汤、五苓散等方剂中。常用量白术一般为10～15g，茯苓为10～15g。

六、白术配莪术

白术健脾益气、燥湿利水、止汗安胎；莪术，味辛、苦，性温，入肝、脾经，有行气破血、消积止痛之效，为健脾消积、化瘀血之要药。现代研究表明莪术对肠化生、异型增生有逆转作用。白术擅长健脾强胃，莪术以活血祛瘀、善消痞结见长。白术配莪术，攻补兼施，通补兼顾，共奏补气健脾、行气活血、消积化食、散结消痞之功，龙老常用于治疗慢性萎缩性胃炎有良效。常用量白术一般为10～15g，莪术为10～15g。

七、白术配苍术

白术健脾益气、燥湿利水、止汗安胎；苍术味辛、苦，性温，归脾胃肝经，有燥湿健脾、祛风散寒之功效。二者相配，为燥湿健脾的常用药对。二药相伍，一补一散，中焦得健，脾胃纳运如常，水湿得以运化，共奏补脾益气、运脾燥湿之功。《本草通玄》曰："苍术，宽中发汗，其功胜于白术；补中除湿，其力不及白术。”《本草崇原》云：“凡欲补脾，则用白术，凡欲运脾，则用苍术，欲补运相兼，则相兼而用，如补多运少，则白术多而苍术少，运多补少，则苍术多而白术少……”常用量白术一般为10～15g，苍术为5～10g。

八、香橼配竹茹

香橼，性味辛、苦、酸、温，入肝、脾、肺经，善于理气降逆、宽中化痰，主治胸腹满闷、胁肋胀痛、咳嗽痰多；竹茹，味甘、性微寒，入肺、胃、胆经，为清热止呕、涤痰开郁之良药。此二药相配，一温一寒，温清相济，有清热化痰，理气和胃降逆之效。龙老常用于治疗慢性非萎缩性胃炎、消化性溃疡等病有良效。常用量香橼一般为10～15g，竹茹为6～10g。

九、仙鹤草配白及

仙鹤草味苦、微涩、辛，性平，无毒，归肝、脾经，有收敛止血、健脾消积之功；白及味甘、辛、凉，有补肺生肌、化瘀止血之效，归肝、胃经，能消肿生肌，《本经逢原》言其：“白及性涩而收，得秋金之气，故能入肺止血，生肌治疮。”仙鹤草配白及，止血而不留瘀，善治内外伤各种出血。二药相比，仙鹤草性平，收敛止血兼能补虚，善治虚证出血；白及微寒，质黏涩，止血、消肿、生肌敛疮效果好，尤其擅长治疗肺、胃出血。此药对，龙祖宏教授常用于治疗消化道出血、溃疡性结肠炎便血等。常用量仙鹤草一般为15～30g，白及为10～20g。

十、羌活配独活

羌活味辛、苦，性温。归膀胱、肾经，性温燥烈，气厚味薄属阳，善行气分之邪，可发散表邪，利周身关节之疼痛，上至颠顶，横行肢臂，善治上半身疼痛；独活味辛、苦，性温。归肝、肾、膀胱经。独活气浊属阴，善行血分，敛而能舒，沉而能升，性缓而善搜刮，善治下半身疼痛。《本草述》曰：“羌活，足太阳经药，独活，足少阴经药，一表一里，似气血之原已分矣。”故两药合用，羌活善治足太阳游风，独活善理足少阴伏风，一上一下，一表一里，相辅相成，尤其对寒湿所致的脊背痛、腰腿痛及全身关节疼痛者，颇有良效。此药对，龙祖宏教授一则常用于治疗内外湿兼杂，表现为脘腹胀闷、疼痛兼脊背痛、腰腿痛及全身关节疼痛者；二则作为风药，与柴胡、防风同用，发挥祛风除湿、升举清阳的作用，例如代表方升阳益胃汤。常用量羌活一般为3～12g，独活为3～12g。

十一、黄芪配女贞子

黄芪味甘，微温，入肺、脾、肝、肾经，有益气固表、敛汗固脱、托疮生肌、利水消肿之功效，炙黄芪益气补中，生用固表托疮；女贞子味甘、苦，凉，入肝、肾经，可滋补肝肾，滋阴血，清虚热，乌发明目。龙教授根据多年的临床经验，认为各种慢性胃肠病，迁延日久，皆可导致脾胃虚弱，气阴不足，或胃肠肿瘤术后常兼有胃阴不足，表现为胃脘不适、乏力、口干、纳呆等症。对于胃肠肿瘤或胃肠肿瘤术后，气阴不足比较明显的患者黄芪及女贞子均重用至30g。二者配用，气阴双补，体现了扶正固本的理念。常用量黄芪15～30g，女贞子15～30g。

十二、蒲公英配白及

蒲公英性味苦、甘，寒，入肝、胃经，有清热解毒、消肿散结、利尿通淋之功；白及性味辛、苦、甘、涩，微寒，归肺、肝、胃经，有止血补肺、生肌止痛之效。龙老认为蒲公英善于清胃火，正如《本草新编》曰："蒲公英亦泻胃火之药，但其气甚平，既能泻火，又不损土，可以长服久服而无碍。凡系阳明之火起者，俱可大剂服之，火退而胃气自生。但其泻火之力甚微，必须多用一两，少亦五六钱，始可散邪辅正耳。"同时，现代药理研究表明蒲公英还有抗幽门螺杆菌感染的作用；白及有保护胃黏膜及止痛止血的作用。经过多年的临床观察，二者配用对慢性胃炎、胃黏膜糜烂、消化性溃疡均有良效。此二药用量一般均为15～30g。

十三、桔梗配枳壳

桔梗味苦、辛，性微温，入肺经，能祛痰止咳，并有宣肺、排脓作用；枳壳味苦、辛、酸，性温，归脾、胃经，起理气宽中、行滞消胀之效。二者伍用，见于《苏沈良方》之"枳壳汤"。龙老依据多年临床经验认为桔梗开肺气之郁，枳壳降肺气之逆，二者伍用，一升一降，一宣一散，可以调畅中焦气机，常用于治疗腹胀、便秘等。用量桔梗一般为5～10g，枳壳为10～15g。

十四、薏苡仁配败酱草

薏苡仁味甘、淡，性凉，归脾、胃、肺经，善于健脾渗湿止泻，清热排脓。《本草述》："薏苡仁，除湿而不如二术助燥，清热而不如芩、连辈损阴，益气而不如参、术辈犹滋湿热，诚为益中气要药。"败酱草味辛、苦，性凉。入胃、大肠、肝经。起清热解毒、消痈排脓、活血行瘀之效。龙老依据多年临床经验认为二者配用，善于清热除湿，尤其善于清肠道湿热。临床多用于慢性结肠炎、肠息肉、肠易激综合征等出现湿热阻滞胃肠，症见腹胀、大便不爽，便中夹有黏液，口干苦等。常用量薏苡仁一般为15～30g，败酱草为10～30g。注意脾虚夹湿热者，败酱草用量不宜过大，并可适当配用乌药以减轻败酱草的寒凉之性。

十五、山药配补骨脂

山药味甘，性平，归脾、肺、肾经，有补脾、养肺、固肾、益精之效，以健脾止泻见长，《药性论》言其："补五劳七伤，去冷风，止腰痛，镇心神，补心气不足，患人体虚羸，加而用之。"补骨脂味辛苦，性大温，入肾、脾经，具有温补肾阳、健脾止泻之功。龙教授认为山药药性平和，久用无温燥之弊。山药、补骨脂二药配伍，一脾一肾，脾肾双补，固涩止泻，尤其适用于慢性腹泻的患者。常用量一般山药15～30g，补骨脂10～15g。

十六、火麻仁配冬瓜仁

火麻仁味甘，性平，入脾、胃、大肠经，有润燥滑肠通便之功，用于血虚津亏，肠燥便秘；冬瓜仁味甘，性微寒，入肺经、大肠经，有清肺化痰、消痈排脓、利湿之功效，《本草省常》言其："生性平，清肺生津；炒性温，润肠和中。"肺与大肠相表里，二药相配，一清肺一润肠，临床证实对老年人习惯性便秘效果好。常用量一般二者均为20～30g。龙老经常告诫我们，对于年老体弱患者的便秘，要采用润通的方法，切不可采用峻猛的药攻下。如合并气血亏虚，常配用黄芪、当归等。

十七、海螵蛸配白及

海螵蛸味咸、涩，性微温，归肝、肾经，有收敛止血、固精止带、制酸敛疮等功效；白及性味辛、苦、甘、涩、微寒，归肺、肝、胃经，有止血补肺、生肌止痛之效。二者相配，称为乌及散，有制酸止血生肌之效，龙老常用此药对加入辨证方剂中，治疗慢性非萎缩性胃炎伴糜烂、消化性溃疡及糜烂性胃炎等。常用量海螵蛸15～30g，白及15～30g。

十八、海螵蛸配浙贝母

海螵蛸收敛止血、固精止带、制酸敛疮；浙贝母味苦，性寒，归肺、心经。具有清热化痰止咳、解毒散结消痈之功效，二者相配，称为乌贝散，具有制酸止痛、收敛止血之功效。常用于治疗肝胃不和所致的胃脘疼痛、泛吐酸水、嘈杂似饥；胃及十二指肠溃疡见上述证候者。常用量海螵蛸一般为 10～15g，浙贝母为 10～15g。

十九、丁香配柿蒂

丁香性辛，味温，入肺、脾、胃、肾四经，有温中散寒，温肾助阳，降逆止呕之效，为治胃寒呃逆之要药；柿蒂性味苦、涩、平。归胃经。善降胃气，为降气止呃逆的要药。《本草求真》言其：柿蒂味苦性平，虽与丁香同为止呃之味，然一辛热一苦平，合用兼得寒热兼济之妙。二者相配，温中散寒，降逆止呃之功相得益彰。常用量公丁香 5～10g，柿蒂 10～15g。

二十、旋覆花配代赭石

旋覆花咸，温。归经入肺、肝、胃经。旋覆花辛散化痰，善下降，有降气化痰止咳、降逆止呕之效，是治疗痰阻气逆之要药，尤其对咳嗽痰多、胸膈痞满、噫气呕吐有良效。《汤液本草》言其："发汗吐下后，心下痞，噫气不除者宜此。"代赭石味苦、甘，性微寒，归肝、胃、心经。代赭石苦寒而质重，善清降有余之火，能清降肝火，平潜肝阳，亦入肺胃，降肺胃之逆气，止噫气呃逆，亦入心肝血分而凉血止血。二者配伍，一寒一温，寒热相济，共奏和胃降逆，下气消痰之功，为降逆止呕、止噫气的常用药对。龙老常用此药对治疗呃逆、嗳气、恶心、呕吐等。常用量旋覆花 10～15g，代赭石 5～10g。

二十一、黄连配吴茱萸

黄连味苦，性寒，归心、脾、胃、肝、胆、大肠经。具有清热燥湿、泻火解毒之功效。《名医别录》："微寒，无毒。主治五脏冷热，久下泄澼、脓血，止消渴、大惊，除水，利骨，调胃，厚肠，益胆，治口疮。"吴茱萸味辛、苦，性热。归肝、脾、胃、肾经。具有散寒止痛、降逆止呕、助阳止泻的功效。黄连与吴茱萸以 6∶1 的比例配伍使用，名曰左金丸，出自于《丹溪心法》，有清泻肝火、降逆止呕的作用。临床常用于治疗肝火犯胃所致的两胁胀痛、反酸呕吐、胃脘嘈杂，口苦口干等。常用量黄连 6～12g，吴茱萸 2～5g。

二十二、姜黄配鸡内金

姜黄，味辛、苦，性温，归肝、脾经。具有活血行气、通经止痛的功效。《新修本草》中记载姜黄："主心腹结积，疰忤，下气，破血，除风热，消痈肿，功力烈于郁金。"鸡内金味甘、平，归脾、胃、小肠、膀胱经。具有消食健胃、涩精止遗的功效。《滇南本草》中记载其:“宽中健脾,消食磨胃。治小儿乳食结滞,肚大筋青,痞积疳积。”二者相配起活血利胆、健脾消食之功效,此药对龙老常加于柴芍六君汤等方剂中使用,以此治疗慢性胆囊炎、胆结石和胆囊术后综合征的患者。常用量姜黄 10～12g,鸡内金 10～15g。

二十三、百合配乌药

百合,味甘,性寒。归心、肺经。有养阴润肺,清心安神之功效。《本草经疏》言百合:“主邪气腹胀。所谓邪气者,即邪热也。邪热在腹,故腹胀,清其邪热则胀消矣;解利心家之邪热,则心痛自瘳。”乌药,味辛,性温。归脾、肺、肾、膀胱经。有顺气、开郁,散寒止痛之功效。《本草纲目》记载其以出天台者为胜。有补中顺气、开郁止痛、温肾散寒的功效,能上理脾胃元气,下通少阴肾经。二者常相须为用,一寒一温,甘润不滞气,理气不伤阴,二者共奏养胃安中、理气止痛之效,尤其适合于阴虚气滞之胃脘痛。常用量百合 10～30g,台乌 10～15g。

二十四、法半夏配黄连

法半夏,味辛,性温,归肝、脾经。具有燥湿化痰、和胃止呕、消肿散结的功效。黄连,苦,寒。归心、脾、胃、肝、胆、大肠经。具有清热燥湿,泻火解毒之功效。半夏、黄连伍用,见于《伤寒论》之“半夏泻心汤”。《神农本草经百种录》载:“惟黄连能以苦燥湿,以寒除热,一举两得,莫神于此。”半夏燥湿则是通过温化作用。《经方药物药理临证指南》言半夏:“辛以宣散,有利湿热之邪溃散;温则通达,有利气机畅通;与黄连相伍,则温而不助热,寒而不凝气机。”故凡湿热、痰瘀阻滞于上、中二焦,气机不化,血脉凝滞之证,非以半夏与黄连为药对,使湿得温化,则邪不足以去矣。龙祖宏教授常用此药对治疗因湿热中阻或痰热中阻而导致的心下痞满、脘腹胀痛等。常用量法半夏 10～15g,黄连 2～5g。

二十五、生地黄配熟地黄

生地黄性寒,味甘,入于营、血分,以养阴为主,具有寒而不滞、润而不腻的特点,以清热凉血、养阴生津见长,为“补肾家之要药,益阴血之上品”;熟地黄滋腻之性偏重,以滋阴为主,以补血生津、滋肾养肝见长。故生地黄不滋腻偏清热,熟地黄滋腻偏温补,二者的鉴别正如张洁古所云:“地黄生用则大寒而凉血,血热者须用之。熟则微温而补肾,血衰者须用之。又脐下痛属肾经,非熟地黄不能除，乃通肾之药也”。二者相配，一寒一温，其功益彰，共奏滋阴补肾、清热凉血之功效。龙祖宏教授常将此药对加入肝肾阴亏之肝硬化患者的方药中使用。常用量生地黄 10～15g，熟地黄 10～15g。

二十六、延胡索配川楝子

延胡索味辛苦，性温，入心、肝、脾经。本品辛散温通，《本草备要·草部》言其“能行血中气滞，气中血滞”，为活血化瘀、理气止痛之良药，善治一身上下诸痛；川楝子味苦，性寒，有小毒，入肝、小肠、膀胱经，具有疏肝泄热、行气止痛等功效，行气止痛宜炒用。因该药有小毒，用量不宜过大。龙老认为二者合用，起疏肝泄热、活血止痛之效，尤其适合于肝胃气滞化热而致胁肋脘腹胀痛者。常用量延胡索一般为 10～15g，炒川楝子为 6～10g。

二十七、延胡索配乌药

延胡索味辛苦，性温，入心、肝、脾经，本品辛散温通，为活血化瘀、理气止痛之良药，善治一身上下诸痛；乌药顺气、开郁、散寒止痛，向下达于肾与膀胱，以温煦下元，调下焦冷气。乌药以行散为主，专走气分，擅长顺气散寒。延胡索以活血化瘀、理气止痛见长。延胡索配乌药，一气一血，延胡索活血以助乌药理气，乌药理气以助延胡索活血，达到气血同调，协同为用。龙老认为二者合用，共奏行气活血、散寒止痛之效，尤其适合于寒凝气滞所致的胁肋脘腹疼痛者。常用量延胡索一般为 10～15g，乌药为 5～10g。

（王华宁）

第四节 成方妙用

一、苓桂术甘汤治疗痰饮病

陈某，女，56 岁，因“胃脘痞闷不适 2 月余”就诊。患者自诉 2 个月前无明显诱因出现胃脘痞闷不适，伴恶心、胃有鸣响，纳呆，曾到外院做胃镜检查提示：慢性非萎缩性胃炎，服过“莫沙必利片，每次 1 片，1 日 3 次”症状无明显改善，今日来诊。现症见：胃脘痞闷，胃肠沥沥有声，恶心、纳呆，大便偏稀，1 日 1 次，小便可。舌淡红苔白腐腻、舌边苔有剥脱，脉沉细而滑。中医诊断：痰饮（脾阳虚弱证）。治疗以温脾化饮为主，方选苓桂术甘汤合小半夏加茯苓汤加减，处方如下：茯苓 50g、桂枝 15g、炒白术 15g、炙甘草 5g、法半夏 10g、生姜 10g、陈皮

10g、大腹皮 15g、炒白扁豆 15g、麦芽 30g，5 剂内服。

二诊，患者诉胃脘痞闷明显减轻，胃肠沥沥有声减轻，无恶心，纳食改善，大便稍稀，1 日 1 次，小便可。舌淡红苔白微腻、舌边苔有剥脱，脉沉细而滑。上方加炒薏苡仁 20g，7 剂内服。

三诊，患者胃脘痞闷消失，偶有胃肠沥沥声，无恶心，纳食可，大便正常，1 日 1 次，小便可。舌淡红苔薄白、舌边剥脱的苔有恢复，脉沉细。后用香砂六君子汤加减治疗以善后。

按语："胃痞"一般多从脾虚气滞论治，然该患者以"脘痞、纳呆、胃肠沥沥有声"为主症，属于饮停胃肠之"痰饮"病，结合四诊，当属"脾阳虚弱证"。方选苓桂术甘汤加减。苓桂术甘汤源于张仲景《伤寒杂病论》，为"病痰饮者，当以温药和之"的代表方剂，全方由茯苓、桂枝、白术、炙甘草组成，本方重用甘淡之茯苓为君，健脾利水，渗湿化饮，桂枝为臣，温阳化气，平冲降逆，白术为佐，健脾燥湿，炙甘草调和诸药为使药。小半夏加茯苓汤出自《金匮要略》卷中，由半夏、生姜、茯苓组成，共奏和胃止呕，引水下行之功效。方中加入陈皮、大腹皮行气消胀，起气行则湿化之意，炒白扁豆健脾助运，麦芽生发胃气。

（王华宁）

二、半夏厚朴汤合苓桂术甘汤治疗梅核气

杨某，男，59 岁，体型偏胖，2020 年 6 月 8 日因"咽喉异物感伴右肩酸痛麻木半年余"就诊。患者有"糖尿病"及"颈椎病"病史多年，血糖控制尚可，曾在外院多次治疗无明显效果，经人介绍遂来诊，症见：咽喉异物感，伴见右肩麻木酸痛，无口干口苦，舌质淡，苔白腻，边有齿印，脉沉滑，纳眠可，大便偏稀，1 日 1 次，小便调。中医诊断：梅核气（痰湿证），治以燥湿化痰、温阳化饮。予半夏厚朴汤合苓桂术甘汤加减，具体方药如下：法半夏 10g、厚朴 10g、紫苏梗 10g、茯苓 30g、桂枝 12g、白术 15g、甘草 3g、陈皮 10g、炒神曲 15g、炒白扁豆 15g、生姜 5g、干姜 5g。免煎剂，3 剂，开水冲服。

二诊，患者诉右肩酸痛明显好转，咽喉仍有少许异物感，舌质淡，苔白稍腻，边有齿印，脉沉滑，纳眠可，大便成形，1 日 1 次，小便调。效不更方，上方加减继服 5 剂。

按语：患者有"糖尿病"及"颈椎病"病史多年，近半年来出现咽喉异物感伴右肩酸痛麻木，舌质淡，苔白腻，边有齿印，脉沉滑，大便偏稀，小便调，四诊合参，当属梅核气，证属痰湿证。仲景指出："咽中如有炙脔，半夏厚朴汤主之。"半夏厚朴汤中半夏化痰散结；厚朴下气除满，助半夏散结降逆；茯苓渗湿健脾，

以助半夏化痰；生姜辛温以散结，又可制半夏之毒；紫苏梗易紫苏叶增强行气之功，助厚朴行气宽胸、宣通郁结之气。痰阻经络，故见右肩酸痛、麻木。舌质淡，苔白腻，边有齿印，脉沉滑，均是痰湿壅盛之象，遵循仲景“病痰饮者，当以温药和之”的理论，方选苓桂术甘汤与上方合用，方中茯苓健脾渗淡利湿；桂枝温阳降逆，并助茯苓气化以行水；白术健脾燥湿，使中焦健运，则水湿自除；甘草健脾补中，调和诸药；加用干姜以温中化饮；加用陈皮以加强燥湿化痰行气之功；神曲、白扁豆以健脾杜绝生痰之源。全方辛以行气散结，苦以燥湿降逆，甘以调和诸药，共奏燥湿化痰、温中化饮之功效，使痰涎得化，梅核气及诸症自除。龙老指出治病不要拘泥于西医病名，病机分析最为重要，多数医者认为糖尿病即中医消渴病，基本病机为阴虚燥热，治疗上应多用滋阴润燥之品，而慎用温燥之药，而本患者，经四诊合参，并无阴虚之象，乃痰湿阻滞之征，治疗当以燥湿化痰，温阳化饮。故临床诊疗应抓准病机，不应只拘泥于某病某方。

（王华宁）

三、半夏泻心汤合柴胡桂枝汤治疗胃痞

罗某，女，59岁，2020年6月8日因反复胃脘胀闷不适半年就诊，伴口干苦、怕冷等不适，多处就诊病情无明显改善，经人介绍遂来诊，症见：胃脘胀闷感，口干口苦，怕冷，汗出不畅，烦躁眠差，纳欠佳，大便时干时稀，小便调。舌红嫩，边有齿印，苔薄白，脉细弦。中医诊断：胃痞病（寒热错杂证），治以平调寒热，予半夏泻心汤合柴胡桂枝汤加减，具体方药如下：法半夏10g、黄芩10g、炒黄连3g、干姜5g、大枣5g、炙甘草5g、柴胡6g、桂枝6g、太子参10g、白芍6g、炒神曲15g、炒枳壳10g、生姜10g。免煎剂，3剂，开水冲服。

二诊，患者诉服用1剂后汗出通畅，胃脘闷胀减轻，口干口苦减轻，冷感减轻，舌红嫩，边有齿印，苔薄白，脉细弦。效不更方，上方加减继服5剂。

三诊，患者胃胀明显减轻，纳食改善，睡眠改善，大便软，1日1次，微有汗出，无明显口干苦，舌淡红，边有齿印，苔薄白，脉细弦。继服7剂。

按语：患者有口干口苦之热象，又有怕冷之寒象，故选用平调寒热之半夏泻心汤加减；龙老再抓住患者口苦、脉弦之症状，且根据仲景所言“但见一证便是，不必悉具”之理论，故合用专走少阳之小柴胡汤加减；汗出不畅，考虑营卫失和，故合用柴胡桂枝汤；患者大便时干时稀、烦躁眠差，考虑因肝郁乘脾所致，故合用四逆散以透邪解郁、疏肝理脾，加炒神曲以消积开胃。龙教授常告诫我们，临证当遇到患者病情错综复杂时，我们不能慌乱，需从中抓住主要病机，辨清主症、次症及兼夹证型，往往能取得良效。确实无从下手时，可往“和少阳，调枢

机”方面多思考，多能豁然开朗，提高疗效。

（王华宁）

四、黄连汤治疗腹痛

董某，男，53岁，初诊日期：2018年9月3日。自诉“反复脐周疼痛3年余，再发伴大便不成形2个月”。曾于外院多次就诊，肠镜检查示：所见黏膜未见明显异常。腹部B超示：肝胆胰脾未见明显异常。经外院治疗（具体不详）后腹痛时作时止。2个月前因饮食不慎脐周疼痛再发，呈隐痛，伴大便不成形，糊状，1日2～4次，伴恶心、咽干痛、双眼干涩，时有头晕，双脚发凉，经多家医院治疗效果欠佳，遂来诊。现症见：脐周疼痛，多为隐痛，伴恶心欲呕，咽干痛，双眼干涩，烦躁，时有头晕，双脚发凉，纳食可，眠欠佳，大便不成形，糊状便，1日3次，小便正常，舌尖红，苔薄白，脉细缓。既往有慢性咽炎病史10余年。西医诊断为肠易激综合征，中医诊断为腹痛（上热下寒证），治以清上温下，寒热同调，方选黄连汤加减，具体处方如下：炒黄连10g、干姜10g、桂枝5g、姜半夏10g、太子参10g、甘草5g、大枣10g、荷叶3g。7剂，水煎内服，药苦，嘱其少量频服。

二诊：服5剂后腹痛及诸症减轻，大便稍成形，日1～2次，舌尖稍红，苔薄白，脉细缓。原方基础上黄连改为5g，加肉桂3g，继服5剂。（患者二诊上热之象明显减轻，但大便尚未完全正常，故减黄连用量加肉桂以散寒止痛、温经通脉。）

按语：《伤寒论》第173条载：“伤寒，胸中有热，胃中有邪气，腹中痛，欲呕吐者，黄连汤主之。”吴谦《医宗金鉴》曾言：“下寒上热若无表证，当以黄连汤为法。”患者咽干痛，双眼干涩，烦躁，乃上热之征；腹痛、大便不成形、双脚发凉，乃下寒之象，若单用苦寒之药，必致下利甚，单用辛热之品必助火热上炎，故用黄连汤以清上温下，寒热同调。黄连汤由黄连、甘草、干姜、桂枝、人参、半夏、大枣组成。方中黄连为君药，清泄上热；干姜、桂枝、半夏为臣药，干姜温中散寒止痛，桂枝交通上下，调阴阳，以破寒热之格拒；半夏和胃化痰降逆，参、枣、草健脾益胃补中虚；少佐荷叶升清降浊，全方共奏清上温下，寒热同调之功。

黄连汤、半夏泻心汤、小柴胡汤为龙老临床常用方。黄连汤证与半夏泻心汤相比，黄连汤中黄连为君药，去黄芩易桂枝，以热浮于上，寒凝于下，上下阴阳交阻为病机，主治上热下寒证；半夏泻心汤乃寒热互结于心下，主治寒热错杂之胃痞；小柴胡汤主治少阳证，有调畅三焦气机之功效。黄连汤与小柴胡汤比较，有表里和上下之别，喻嘉言说：“表里之邪，则用柴胡、黄芩，上下之邪，则用桂枝、黄连。”龙老强调经方应用，在于把握核心病机，“有是证，用是方”，只有辨证准确，才能精准施治，以彰显疗效。

（王华宁）

五、潜阳封髓丹治疗口疮、泄泻

陈某，男，32岁，因“反复口疮伴大便不成形4年，再发1周”于2020年6月12日就诊。自诉近2年来每因饮食不慎即出现口腔溃疡，大便次数增加，1日2～4次，曾于当地医院就诊，行肠镜检查未见异常，经治疗（具体不详）症状时作时止。既往糖尿病史10余年，血糖控制尚可。1周前吃火锅后上述症状再发，经人介绍遂来诊，现症见：口腔溃疡、舌尖及口腔黏膜见多处溃疡，其色淡，疼痛不明显，无口干苦，大便不成形，1日2～4次，伴有黏液，偶伴有腹部隐痛，泻后痛减，平素腰部酸痛，纳尚可，眠差，小便调，舌淡嫩，苔白腻，脉沉细。西医诊断：①口腔溃疡；②肠易激综合征。中医诊断：口疮（虚火上炎证）、泄泻（肾阳不足证），治以温肾助阳、引火归原，方选潜阳封髓丹加减，具体方药如下：附子10g（先煎）、龟甲15g（先煎）、炒黄柏10g、砂仁10g（后下）、肉桂5g、骨碎补15g、蜂房10g、大枣10g、甘草15g、牛膝15g、淡竹叶10g。7剂，水煎内服。

二诊，患者大便稍成形，1日1～2次，无腹痛，口疮已愈，舌嫩红苔后根微腻，脉沉细，去牛膝、淡竹叶，甘草减量为5g，附子增量为15g，继服5剂，用法同上。后门诊随诊继服中药2月余，大便成形，口疮未再复发。

按语：潜阳封髓丹是吴佩衡将“火神派”郑钦安常用的“潜阳丹”和“封髓丹”合方命名而来。两方合用，一个温肾阳，一个降虚火。“潜阳丹”由附子、龟甲、砂仁、炙甘草组成，具有纳气归肾之功效，郑钦安言“附子辛热，能补坎中真阳，真阳为君火之种，补真火即是壮君火也。况龟板一物，坚硬，得水之精气而生，有通阴助阳之力，世人以利水滋阴目之，悖其功也。佐以甘草补中，有伏火互根之妙，故曰潜阳”；后者“封髓丹”，由黄柏、砂仁、甘草组成，也具有降虚火之功效。患者有糖尿病史10余年，久病阴阳俱损，虚阳上浮，发为口疮，肾阳不足，温煦失司，故见大便不成形；患者口疮多位于舌尖，此为心之所属，故辅佐导赤散以清心降火，加牛膝引火下行；加肉桂以引火归原；加骨碎补以温补肾阳、蜂房祛风止痛，此二药为龙老治疗口疮的常用药对；加大枣以顾护中焦脾胃之气。二诊，患者大便稍成形，眠改善，口疮已愈，去牛膝、淡竹叶及减少甘草之降火之品，增加附子用量以温补肾虚。龙教授常叮嘱我们，临床一定要辨清寒热真假、去伪存真，不可见热就用苦寒之品直折其火，也许是虚火上炎，临证一定要慎重甄别，以免犯虚虚实实之戒。

（王华宁）

第五节 跟师医案摘录

【跟师医案一】

跟诊时间：2019年9月18日。

患者段某，女，51岁，因“反复胃脘部疼痛2年，加重1周”于2019年9月18日就诊。患者近2年来，情志不畅时反复出现胃脘部疼痛，伴嗳气、纳差，曾行电子胃镜示：慢性非萎缩性胃炎。腹部彩超未见明显异常。间断服用“泮托拉唑钠肠溶胶囊、铝碳酸镁片、参苓健脾胃颗粒”等中西药治疗，症状时轻时重。1周前因与人争吵后胃脘部疼痛复发加重，进食后减轻，但食后腹胀，纳差，伴嗳气、呃逆，神疲乏力，眠欠佳，大便稀溏，1日2次，无黏液、脓血。舌质淡红，苔薄白，脉弦细。查体：一般情况可，面色萎黄，心肺未查见明显异常，腹平软，剑突下深压痛，无反跳痛，肝脾未触及，肠鸣音正常。

西医诊断：慢性非萎缩性胃炎。

中医诊断：胃痛（脾虚肝胃不和）。

治法：健脾和胃，疏肝理气。

方药：健脾疏肝和胃汤加减。

太子参30g，白术15g，茯苓15g，枳壳10g，柴胡15g，延胡索15g，佛手15g，紫苏梗15g，川楝子10g，白及10g，蒲公英15g，甘草5g。

3剂，水煎服，每日1剂，每日3次，早中晚分服。并嘱患者服药期间清淡饮食，忌食酸冷甜辣硬食物。

二诊：服上方3剂后，胃脘部疼痛稍缓解，腹胀、嗳气、呃逆改善，仍不思饮食，神疲乏力，大便稀溏，1日2次，无黏液、脓血。舌质淡红，苔薄白，脉弦细。故上方加白芍20g取柔肝缓急止痛之力，加麦芽、谷芽各30g以达健脾开胃消食之功。

太子参30g，白术15g，茯苓15g，枳壳10g，柴胡15g，延胡索15g，佛手15g，紫苏梗15g，川楝子10g，白及10g，蒲公英15g，白芍20g，麦芽30g，谷芽30g，甘草5g。

5剂，水煎服，每日1剂，每日3次，早中晚分服。并嘱患者服药期间清淡饮食，忌食酸冷甜辣硬食物。

三诊：服上方5剂后，患者已无胃脘部疼痛，进食后仍腹胀、呃逆，饮食增加，精神可，大便成形，1日2次，无黏液、脓血。舌质淡红，苔薄白，脉弦细。因患者进食后仍腹胀、呃逆，故上方去蒲公英以防苦寒败胃，加香附疏肝理气消痞。5剂，水煎服，每日1剂，每日3次，早中晚分服。并嘱患者服药期间清淡饮食，忌食酸冷甜辣硬食物。

按语：健脾疏肝和胃汤是龙老用于治疗脾虚兼肝胃不和的常用方，全方由四君子汤、金铃子散加疏肝的柴胡、枳壳、佛手、紫苏梗组成。方中含四君子汤补气健脾，取柴胡、枳壳疏肝解郁，加延胡索行气止痛，佛手疏肝理气，紫苏梗理气止痛，川楝子疏肝理气止痛，四药合用增强理气止痛之功；加白及消肿生肌，现代药理研究显示白及有促进胃肠道黏膜损伤修复的作用，合蒲公英既能消肿生肌，又能清热解毒，牵制方中温燥之品化热。二诊时患者胃痛减轻，仍不思饮食，神疲乏力，属脾土受损，饮食停滞中焦，故上方加白芍20g取柔肝缓急止痛之力，加麦芽、谷芽各30g以达健脾开胃消食之功。三诊时因患者进食后仍腹胀、呃逆，故上方去蒲公英以防过用苦寒败胃，加香附疏肝理气消痞。该证不单纯属实、属虚，为虚实夹杂之证，治疗宜虚实兼顾，攻补兼施。

【跟师医案二】

跟诊时间：2019年10月16日。

耿某，女，42岁，因“脘腹胀闷不适1年余，加重半月”于2019年10月16日就诊。患者近1年来反复出现脘腹胀闷，自觉咽部有异物感，恶心欲呕，不思饮食，电子胃镜提示：慢性非萎缩性胃炎。HP（-）。腹部彩超未见明显异常。喉镜未见异常。服用“莫沙必利分散片、复方消化酶胶囊、泮托拉唑钠肠溶片”等西药治疗后症状时轻时重。半月前脘腹胀闷不适加重，伴恶心欲呕，自觉咽部有异物感，不思饮食，困倦乏力，大便黏滞不爽，1日1次，无黏液、脓血，小便调，舌质淡红，苔厚腻，脉滑。查体：一般情况可，面色少华，心肺未见明显异常，腹软，无明显压痛及反跳痛，肝脾未触及，肠鸣音正常。

西医诊断：慢性非萎缩性胃炎。

中医诊断：痞证（痰湿中阻）。

治法：燥湿化痰，理气和胃。

方药：香砂平胃散合二陈汤加减。

木香10g，砂仁5g，陈皮10g，苍术10g，厚朴10g，法半夏10g，茯苓15g，炙枇杷叶5g，甘草5g。

3剂，水煎服，每日1剂，每日3次，早中晚分服。并嘱患者服药期间清淡饮食，忌食酸冷甜辣硬食物。

二诊：患者服上方后脘腹胀闷较前减轻，恶心欲呕改善，自觉咽部有异物感，咳少量黄痰，饮食增加，困倦乏力，大便稍成形，小便调，舌质淡红，苔薄腻，脉滑。因患者痰色黄，有化热趋势，故上方去砂仁以防温燥太过化热，炙枇杷叶增至10g，再加浙贝母化痰散结，黄芩清热解毒。

木香10g，陈皮10g，苍术10g，厚朴10g，法半夏10g，茯苓15g，炙枇杷叶10g，浙贝母15g，黄芩10g，甘草5g。

5剂，水煎服，每日1剂，每日3次，早中晚分服。并嘱患者服药期间清淡饮食，忌食酸冷甜辣硬食物。

患者服用上方5剂后，电话随访，患者诉诸症缓解。

按语：脾为太阴湿土，居中州而主运化，其性喜燥恶湿，饮食不节，易损伤脾胃，致脾失健运，湿聚成痰，阻于中焦，气机不畅，则见脘腹胀闷；胃失和降，则恶心欲呕；湿痰犯肺，肺失宣降，痰气交阻咽喉，则自觉咽部有异物感；不思饮食，困倦乏力，大便黏滞不爽均是中焦痰湿阻滞之症，结合舌脉象，该病属痰湿中阻，予香砂平胃散合二陈汤加减，治以燥湿化痰，理气和胃。反佐炙枇杷叶清肺降逆止呕。二诊时患者咽部有痰，易咳色黄，故上方去砂仁以防香燥太过化热，加浙贝母化痰散结，黄芩清热解毒。本案中需注意燥湿化痰之药多为温燥之品，易化热，临证处方中可适当反佐清热药，以防化热伤津。

【跟师医案三】

跟诊时间：2019年8月7日。

杨某，男，29岁，因“反复大便干结难解伴腹胀1年，加重5天”于2019年8月7日就诊。患者平素喜食辛辣香燥之品，近1年来反复出现大便干结难解，伴腹胀，口干口臭，自行服用“麻仁软胶囊”，大便时好时坏，腹部平片示：未见肠梗阻情况。腹部彩超及结肠镜检查未发现明显异常。5天前饮食不慎后大便干结难解，4～5日1次，羊屎状，现5日未解，伴腹胀、矢气，口干口臭，烦躁，小便色黄，纳眠差，舌质红，苔黄燥，脉滑数。查体：一般情况可，心肺未查见明显异常，腹软，全腹轻压痛，无明显反跳痛，左下腹可触及条索状物，余未见异常。

西医诊断：功能性便秘。

中医诊断：便秘（肠燥津亏）。

治则：清热滋阴，润肠通便。

方药：麻子仁丸合增液汤加减。

麻子仁30g，杏仁10g，大黄10g，白芍20g，枳实10g，厚朴15g，玄参20g，麦冬20g，生地黄15g，甘草5g，蜂蜜10ml。

3剂，水煎服，每日1剂，每日3次，早中晚分服。并嘱患者服药期间清淡饮食，忌食酸冷甜辣硬食物。

二诊：患者服上方后大便已解，2日1行，大便成形，感腹胀减轻，矢气减少，烦躁减轻，口干口臭减轻，小便调，纳眠差，舌质偏红，苔薄黄，脉滑数。上方加槟榔、炒莱菔子以理气消食导滞。

麻子仁30g，杏仁10g，大黄10g，白芍20g，枳实10g，厚朴15g，玄参20g，麦冬20g，生地黄15g，甘草5g，槟榔10g，莱菔子15g。

3剂，水煎服，每日1剂，每日3次，早中晚分服。并嘱患者服药期间清淡饮食，忌食酸冷甜辣硬食物。

三诊：患者服上方后大便1日1行，质软，腹胀、矢气不明显，晨起仍感口干，小便调，饮食稍增加，眠可，舌质淡红，苔薄黄，脉滑。效不更方，续服上方3剂后大便正常，无口干口臭，饮食增加。

按语：患者因喜食辛辣刺激食物，使邪热内生，伤津耗液，肠道失润，故大便干结难解。胃肠燥热内结，气机运行受阻，脾胃功能失常，故腹胀、矢气、纳差。浊气上蒸，故口干口臭，热扰心神，故烦躁。舌质红，苔黄燥，脉滑数为肠燥津亏之象，故以麻子仁丸合增液汤加减以清热润肠，行气通便。麻子仁丸由麻子仁、杏仁、大黄、白芍、枳实、厚朴组成，方中重用麻子仁润燥通便为君药；臣以大黄苦寒泄热攻积通便，杏仁利肺降气润燥通便，白芍养阴敛津柔肝理脾；佐以枳实下气破结，厚朴行气除满，增强降泄通便之力。以蜂蜜为使调和诸药。增液汤由生地黄、玄参、麦冬组成，起滋阴清热，润肠通便，两方合用，共奏清热滋阴，润肠通便之功。二诊时患者仍感腹胀、矢气，烦躁，纳差，属燥热未尽，气机受阻，故加槟榔、炒莱菔子以理气消食导滞。三诊时患者服上方后症状好转，故效不更方，续服上方3剂后大便正常，无口干口臭，饮食增加。临证面对此类患者，在内服药物治疗的同时，还需调饮食、畅情志，多饮水，建立良好排便习惯，方能避免病情反复发作。

【跟师医案四】

跟诊时间：2020年10月16日。

桃某，男，42岁，因“反复大便次数增多3年，加重2天”于2020年10月16日就诊。患者近3年来，稍饮食不节后即出现大便次数增多，大便稀溏或水样便，伴腹痛，结肠镜检查示：内镜下所见大肠黏膜未见明显异常；大便常规及大便培养未见异常。自行服用“蒙脱石散”“黄连素片”“肠炎宁片”等药物，症状时好时坏。2天前因饮食不慎后，再次出现大便次数增多，1日5～6次，大便黏滞不爽，色黄，伴腹痛肠鸣，痛则欲便，便后痛减，无黏液、脓血、黑便，不思饮食，神疲困倦，无恶寒发热、恶心呕吐，小便正常，舌质淡，苔腻微黄，脉沉滑。查体：一般情况可，面色少华，心肺未查见明显异常，腹平软，全腹无压痛及反跳痛，肝脾未触及，肠鸣音活跃。血常规：未见明显异常。大便常规及隐血阴性。

西医诊断：肠易激综合征。

中医诊断：泄泻（脾虚兼湿热）。

治法：健脾利湿，清热止泻。

方药：参苓白术散合薏苡防风败酱散加减。

砂仁5g，太子参15g，炒白术15g，茯苓15g，炒白扁豆15g，莲子10g，山药15g，陈皮10g，薏苡仁30g，防风5g，炒白芍5g，败酱草15g，炒神曲15g，甘草5g。

3剂，水煎服，每日1剂，每日3次，早中晚分服。并嘱患者服药期间清淡饮食，忌食酸冷甜辣硬食物。

二诊：服上方后大便次数减少，1日2～3次，大便黏滞不爽减轻，色黄，腹痛肠鸣减轻，神疲困倦缓解，仍纳差，小便正常，舌质淡，苔腻微黄，脉沉滑。辨证属脾胃虚弱为主，患者湿热之象渐轻，故上方减败酱草为10g，同时增加炒白术、茯苓至20g，以增强健脾渗湿之功。3剂，水煎服，每日1剂，每日3次，早中晚分服。并嘱患者服药期间清淡饮食，忌食酸冷甜辣硬食物。

三诊：大便已成形，1日1～2次，排便爽快，无腹痛肠鸣，仍感神疲困倦，纳欠佳，伴口干，舌质淡，苔薄黄，脉沉。再以香砂六君汤加减善后调理。

按语：胃为水谷之海，脾主运化，脾健胃和，则水谷腐熟，化气生血，患者中年男性，长期饮食不节，致脾胃受损，则水反为湿，谷反为滞，水谷混杂而下，故腹泻反复发作，湿邪郁久化热，湿热内盛肠道，故见大便不爽。辨证为脾虚夹湿热，故以参苓白术散、薏苡防风败酱散、痛泻要方加减以健脾利湿、清热止泻。方中参苓白术散益气健脾、渗湿止泻，薏苡防风败酱散渗湿清热，痛泻要方缓急止痛。二诊时湿热渐轻，但以脾胃虚弱为主，故减少败酱草用量，加大炒白术、茯苓用量增强健脾渗湿之功。三诊患者湿热已去，故以香砂六君子汤加减善后。此类患者饮食不节是发病的重要因素，龙祖宏教授认为对该患者的饮食调护尤为重要，嘱禁饮酒，禁食辛辣刺激食物，勿暴饮暴食。

【跟师医案五】

跟诊时间：2020年8月14日。

张某，女，27岁，因“反复口腔溃破疼痛1年，加重2天”于2020年8月14日就诊。患者近1年反复出现口腔溃破疼痛，2天前因进食辛辣香燥之品，口腔溃疡复发，唇内及舌下共有3处溃疡，大者如黄豆，小者如米粒，色灰白，周边红晕，灼热疼痛，影响进食、进水，伴口干、口臭，大便干结难解，2～3日1行，心烦失眠，小便黄，舌红，苔黄，脉数。查体：一般情况可，舌底见一约黄豆大小溃疡，舌尖及左侧口腔黏膜各见一约米粒大小溃疡，色灰白，周边红晕，心肺及腹部未查见明显异常。

西医诊断：口腔溃疡。

中医诊断：口疮（心脾积热）。

治法：清热解毒，泻火止痛。

方药：泻黄散加减。

石膏 20g，栀子 10g，防风 10g，藿香 5g，生地黄 15g，牡丹皮 15g，黄连 3g，黄芩 10g，大黄 3g，甘草 5g。

3 剂，水煎服，每日 1 剂，每日 3 次，饭后服。

二诊：服上方后口腔灼热疼痛较前减轻，口干、口臭减轻，但大便仍干结难解，2 日 1 行，心烦失眠减轻，小便正常，舌偏红，苔黄，脉数。上方大黄加量至 6g，加淡竹叶以清心除烦。

石膏 20g，栀子 10g，防风 10g，藿香 5g，生地黄 15g，牡丹皮 15g，黄连 3g，黄芩 10g，大黄 6g，甘草 5g，淡竹叶 10g。

3 剂，水煎服，每日 1 剂，每日 3 次，饭后服。

三诊：患者口腔溃破处已无疼痛，口干喜饮，大便 1 日 1 行，质成形，小便正常，睡眠改善，纳可，舌红，苔黄，脉数。患者大便正常，故上方去大黄以防泻下太过伤胃，加芦根、天花粉清热泻火，生津止渴。上方加减，再进 5 剂，电话随访，患者诉口腔溃疡治愈。

按语：龙祖宏教授指出患者平素喜食辛辣刺激之品，易使胃中积热，《灵枢·经脉》："脾足太阴之脉……属脾，络胃，上膈，挟咽，连舌本，散舌下。"胃中热盛，循经上攻，故唇内及舌下溃疡，灼热疼痛；胃热上冲则口臭；热邪煎灼津液，且里热实结，致腑气不通，则大便干结难解；心烦失眠为热邪上扰心神之表现；口干，舌红，苔黄，脉数俱为心脾积热之候。方选泻黄散加减治以清热解毒，泻火止痛。泻黄散源于宋·钱乙《小儿药证直诀·诸方》由石膏、栀子、藿香、防风、甘草组成。方中石膏、山栀子相配为君药，石膏辛寒以清热，山栀子苦寒以泻火，并能引热下行，从小便而解；防风味辛微温，散风清热，于清热之中配升散之品，使寒凉而不致冰伏，升散而不助火焰，乃是清中有散，降中有升之法；藿香化湿醒脾，与防风相配为臣，振复脾胃气机；甘草调和诸药为使。胃为多气多血之腑，胃热易伤阴血，加生地黄、牡丹皮，生地黄性苦、寒，有清热凉血、养阴生津之功效，牡丹皮苦、辛、微寒，清热凉血，两药合用凉血滋阴；黄连、黄芩加强清热之功，大黄泻火通便，使胃中热邪下行。二诊时患者口腔灼热疼痛较前减轻，大便仍干结难解，2 日 1 行，心烦失眠。上方大黄加量增加泻火通便之功，加淡竹叶以清心除烦，导热下行。服药后热清火降，恐苦寒易伤胃气，故三诊时去大黄，患者口干喜饮，属热邪津伤表现，加芦根、天花粉清热泻火，生津止渴。

（杨秋萍 周文静 罗树培）

第五章　临证辨治撷英

第一节　食管痺

【概述】

食管痺之病，病在食管，与脾胃肝胆关系密切。其主要症状为反酸及烧心，据古代经典记载，有关食管痺的相关论述甚少，根据其病因病机及临床症状，亦可归属“吐酸”范畴。在现代医学中，该病属于胃食管反流病，是指胃内容物反流入食管、口腔，包括喉部或肺所致的不适症状和/或并发症的一种疾病，其典型症状为烧心和反流。据《胃食管反流病中医诊疗专家共识意见(2017)》指出，现代医学将其分为非糜烂性反流病、反流性食管炎和巴雷特食管三大类型。在临床工作中，部分患者常以慢性咳嗽或胸痛就诊，也可能是胃食管反流病所导致，应引起广大临床医师的重视。

【病因病机】

中医认为，胃失和降，胃气上逆为胃食管反流病基本病机，肝胆失于疏泄、脾失健运、胃失和降、肺失宣肃、胃气上逆，上犯食管，形成本病的一系列临床症状。龙祖宏教授辨治本病有自己独到的见解，他认为本病基本病机为脾气虚弱、胃气上逆、阴阳失衡。古文中有记载，《素问·经脉别论》:“饮入于胃，游溢精气，上输于脾……合于四时五脏阴阳，揆度以为常也。”率先指出脾之主要生理功能为运化水谷精微，全身脏腑经络赖于脾气健运而正常运行。《素问·阴阳应象大论》又言:“故积阳为天，积阴为地，阴静阳躁……阳化气，阴成形。”意思为有形的阴精在阳气的鼓动下变为无形之气，从而维持人体的正常生理功能，阴成形则是指无形之气在阴气凝聚下变为有形阴精。脾主运化，输送水液和水谷精微至四肢百骸，脾气健运，阴气凝聚成津、液等有形之阴，则阴精得布，食管得濡；阳气鼓动，阴精弥散为气，升降运动，则食管得畅。如若外邪或内伤长期作用导致脾气虚弱，脾失健运，阳化气功能失常，导致气机升降失常，阴液输布失常，脾不升清，则胃不降浊，导致胃气上逆；阴液输布失常则水湿内生，潴留胃中，化为胃酸，胃酸过多，胃气上逆则发为此病。另一方面，阳化气功能失常，则表现为食管运动功能失常，而食管运动失常可反映出其食管肌肉功能紊乱，《素问·痿论》中言“脾主身之肌肉”，此肌肉可理解成全身肌肉，食管壁肌肉亦属于此范畴，全身肌肉的正常生理功能活动，需脾气输送营养精微，脾气虚弱则化源不足、肌肉失养，从而使食管肌肉正常生理功能减弱，导致发生此病。此可概括理解为脾胃阴阳失调，不仅有单器官的阴阳失调，更有脾系中脾和胃脏腑之间的阴阳失调；另有古籍《四明心法·吞酸》言“凡为吞酸尽属肝木，曲直作酸也”，其阐述吞酸与肝脏关系密切，因酸为肝之本味也，肝疏泄太过则本为外现。《素问·六节脏象论》篇中据其生理功能称：肝为阳中之少阳，脾为阴中之至阴。该病在多种病长期作用下导致脾气虚弱，脾虚肝旺，肝旺则肝味外现，加之胃气上逆，亦表现为反酸，此可理解为肝脾两脏的阴阳失调。综上所述，阴阳失衡是导致此病的重要发病因素。总之，此病，病位在食管，本在脾和胃，与肝关系密切。此病的发生主要赖于脾气虚弱，导致阴阳失调。

相关医学文献显示，现代医学认为此病的发生主要因为食管下括约肌功能障碍等导致胃酸、胃蛋白酶及胆汁等反流至食管、口腔或肺，从而引发一系列症状。

【辨证思路】

龙祖宏教授在历代“和法”的影响下，对“和法”有自己的理解，认为人体生理状态下追求“阴平阳秘”，“和法”不仅是调和表里、祛半表半里之邪的和解少阳之法，而且还是调和阴阳及调和脏腑之间功能失调之法。故在该病的辨治中，他认为该病基本病机为脾气虚弱、胃气上逆、阴阳失衡，四诊合参，守“中庸”之道，调寒热，和阴阳，以期脾升胃降恢复脏腑生理功能。

【临证治要】

从现代医学来说，应首先行胃镜、24 小时食管 pH 监测、食管测压等相关辅助检查明确诊断。龙祖宏教授多年临床，据此病病因病机，该病诊疗中运用“和法”思想，谨守“中庸”之道，创立具有健脾疏肝、调胃降逆之功的“调胃降逆汤”来治疗此病，对脾虚、气机升降失调的患者疗效显著，临床应用随证加减。本方由人参、白术、茯苓、旋覆花、代赭石、砂仁、佛手、香橼、竹茹、白芍、枳壳、延胡索、川楝子、甘草等组成。本方中四君子汤加砂仁以健脾益气，旋覆花与代赭石联用一寒一热以重镇降气以止逆，香橼、竹茹相配伍是龙祖宏教授经常应用的药对，他认为，脾虚易生痰湿，痰湿郁久易化热，在治疗脾虚的基础上加理气清热化痰，往往能提高疗效，故配以香橼以疏肝行气化痰，配竹茹清热化痰，且以竹茹之寒凉药物平四君子汤的温性以求寒热平调；佛手与白芍，佛手性温，白芍微寒，寒热兼顾，联用以体现肝“体阴用阳”之生理特性，从而起到平肝之效；延胡索与川楝子，亦为一寒一热之药对，功以理肝气助“肝用”、泻肝热止郁痛；加以枳壳，其理气之功有助于调畅气机以降逆胃气、助脾运化水湿及水谷精微。龙祖宏教授在遣方用药上，尤其是药对的应用上，无不体现“和法”的思想。此方用药看似平淡，平正中和，其却尽显“中庸”之道，力求“阴平阳秘”，彰显“和法”思想以扶土抑木，调和脏腑，调和阴阳。

【典型病案】

1. 脾虚夹湿热

陈某，女，65岁，因“反复胸骨后烧灼感5年，再发加重2周”于2019年5月22日至我院门诊就诊。患者5年前无明显诱因出现胸骨后烧灼感，偶有灼痛不适，曾多次于当地医院就诊，做心电图检查，未见明显异常，完善胃镜检查显示：①反流性食管炎；②慢性非萎缩性胃炎。予口服“泮托拉唑”后症状明显缓解，但此后仍易反复发作。2周前过食汤圆后胸骨后灼热感再发加重，经人介绍遂到我院龙教授处就诊。现症见：胸骨后灼热感，偶有疼痛不适，伴反酸、嗳气不适，偶有恶心欲吐，饮食欠佳，眠差，易醒呛咳，餐后易腹胀，大便黏滞不爽，小便偏黄。舌稍红，边有齿印，苔心偏腻，脉弦缓。

中医诊断：食管瘅（脾虚夹湿热）。

治法：健脾益气，和胃降逆。

方药：调胃降逆汤加减。

太子参15g，白术15g，茯苓15g，砂仁5g，香橼10g，竹茹10g，炒白芍10g，枳壳15g，川楝子10g，蒲公英15g，延胡索10g，旋覆花10g（包煎），代赭石5g（先煎），白及10g，甘草5g。

5剂，水煎服，每日1剂，每日3次，早中晚分服。并嘱患者服药期间清淡饮食，忌食酸冷甜辣硬食物。

二诊：患者5剂服完后复诊，胸骨后灼热感、反酸症状减轻，仍偶有恶心欲吐，大便稍好转，量多，舌淡红，有齿印，苔白腻，脉弦缓。守上方，改白术为炒白术，量不变，枳壳减量为10g，竹茹加量至15g。5剂，服药方法同上。

三诊：患者症状均明显好转，守上方加减继续10剂，服用方法同上。半年后此病未再复发，复查胃镜提示：慢性非萎缩性胃炎。

按语：本病中医属“吐酸”范畴，早有古文对其病机进行阐述，《素问·至真要大论》最早论述道“诸呕吐酸，暴注下迫，皆属于热”，此说明吐酸之病，多与热有密切关系，热邪为阳邪，有向上之意。患者胃疾多年，且大便素稀，舌边有齿印，脉弦缓，此均为脾虚之象，苔心偏腻，口干苦，此为中焦湿热，脾虚日久所致。脾虚日久，运化水湿功能失常，居于中焦，蕴而生热也，热与湿合则为湿热，脾虚肝旺，疏泄太过，气机失常，胃气上逆则携水湿侵犯食管，发为此病。该患者选用调胃降逆汤加减，方中太子参、白术、茯苓、甘草为四君子汤，起健脾益气之功，治其脾虚之本，方中易人参为太子参，人参性温，太子参性平而微苦，予性平之太子参以健脾益气，充分体现其“和法”思想；对于脾虚夹湿热者，龙老常用蒲公英以清湿热，少用或不用黄芩、黄连，恐黄芩、黄连等清利湿热之品太过苦寒败胃；患者大便素稀，因生白芍有“破阴结”之功，通过炮制手法纠其药性，改变其作用，以起柔肝之用；加白及以祛腐生肌，修复胃、食管黏膜损伤；二诊中，根据患者症状及舌脉象，改白术为炒白术以增强健脾之功，患者大便情况改善，故枳壳稍减量，患者仍有恶心欲吐之症状，故增加竹茹剂量以清热止呕。此患者属脾虚夹湿热，上方中益气健脾与清利湿热共用，扶正兼祛邪，使扶正不滞邪，祛邪不伤正。

2. 肝胃郁热

患者，女，65 岁，因“反复胸骨后及胃脘灼痛 2 年余”于 2018 年 5 月 6 日至我院门诊就诊。患者 2 年前因与家人争吵后出现嗳气，进而出现食后胸骨后及胃脘灼热，反酸，未系统诊治，病情反复，症状时轻时重。刻下见：胸骨后及胃脘灼痛，反酸、烧心，间断嗳气，每于情绪激动后再发，伴两胁及胃脘部胀痛，口干口苦，平素易生闷气，纳欠佳，入睡较困难，多梦易醒，小便调，大便干，约 2 天 1 次。舌红苔黄腻，脉弦滑。于当地医院行胃镜检查提示：反流性食管炎（LA-B 级）、慢性非萎缩性胃炎伴胆汁反流。

中医诊断：食管瘅（肝胃郁热）。

治法：疏肝泻热和胃。

方选：左金化肝煎加减。

黄连 6g，吴茱萸 1g，牡丹皮 15g，青皮 10g，陈皮 10g，栀子 5g，淡豆豉 10g，炒泽泻 15g，白芍 20g，浙贝母 10g，炒柴胡 10g，海螵蛸 15g，白及 10g，合欢花 15g，川楝子 10g，薄荷 3g。

5 剂，水煎服，每日 1 剂，每日 3 次，早中晚分服。并嘱患者畅情志，且服药期间清淡饮食，忌食酸冷甜辣硬食物。

二诊时，胸骨后及胃脘灼痛减轻，嗳气反酸、口干苦明显减轻，纳食较前好转，两胁胀痛稍减，眠差仍明显，小便可，大便好解，1 日 1 次。守上方加减，去川楝子，患者大便逐渐正常，白芍减量为 10g，继服 5 剂，禁忌同上。

三诊时诸症减轻，守上方加减继续 1 月余，诸症缓解。

按语：本患者平素易生闷气，而致肝失疏泄，肝郁化火，横逆犯胃，致使胃失和降，胃气上逆，而发生本病，结合舌脉，当辨为肝胃郁热证。《内经》指出："诸逆冲上，皆属于火，诸胀腹大，皆属于热。"龙老选用左金化肝煎加减，此方为左金丸合化肝煎加减而来，左金丸出自《丹溪心法》，由黄连、吴茱萸（6∶1）组成，方中黄连，其味苦性寒，吴茱萸辛热而燥，辛热疏利而助肝用，性热之吴茱萸又可制黄连之苦寒，两者联用，一寒一热，既可清泻心火，又可清降胃火；化肝煎出自《景岳全书》，书中言"治怒气伤肝，因而气逆动火，致为烦热胁痛，胀满动血等证"，由青皮、陈皮、白芍、牡丹皮、栀子、泽泻、浙贝母组成。左金丸与化肝煎合用，共奏疏肝泻热和胃之效。方中加入炒柴胡以疏肝，与白芍相伍，以恢复肝"体阴用阳"之生理功能；栀子与淡豆豉组成栀子豉汤，起解郁透热之功；海螵蛸与白及组成"乌及散"，起清胃泻火、收敛止血、祛腐生肌之功效；加川楝子以加强疏肝行气止痛之效；患者眠差以合欢花解郁安神；此方选用少量薄荷，一则疏肝行气，二则清透郁热。二诊中，反酸、烧心明显减轻，嗳气不明显，两胁及胃脘部胀痛减轻，口干口苦减轻，烦躁减轻，纳眠改善，患者大便偏稀，故将白芍均减量至10g。三诊，偶有反酸，烧心缓解，无胃脘及两胁胀痛，无口干口苦，纳眠可，上方加减续服，以巩固疗效。

3. 痰气交阻

患者，男，42岁，因"反复咽部及胸骨后不适感1年"于2019年10月9日至我院门诊就诊。患者1年前无明显诱因出现咽部异物感，胸骨后顶胀不适，经中西医治疗效果不佳，病情反复，未引起重视，未行系统检查及治疗；此后患者年度体检，行胃镜检查，胃镜结果示：反流性食管炎（LA-A级），慢性非萎缩性胃炎。后于某三甲医院就诊，予以抑酸及促胃动力药物治疗后，上诉症状时好时坏，此后患者欲寻求中医治疗，经人介绍来诊。刻下见：咽部异物感，胸骨后顶胀不适，反酸，无烧心，稍感恶心，时有咳嗽、咳痰，痰色白质黏，纳眠可，大便1～3日1行，便质偏稀伴排便费力，小便调。舌淡红，苔薄腻，脉弦滑。

中医诊断：喉痹、食管瘅（痰气交阻）。

治法：理气化痰，疏肝和胃。

方选：半夏厚朴汤合四逆散加减。

姜半夏10g，厚朴10g，紫苏叶10g，茯苓15g，炒柴胡10g，白芍10g，炒枳壳10g，桔梗10g，浙贝母10g，旋覆花15g，甘草5g。

5剂，水煎服，每日1剂，每日3次，早中晚分服。并嘱患者畅情志，且服药期间清淡饮食，忌食酸冷甜辣硬食物。

二诊，患者咽部异物感减轻，咳痰较前减少，纳眠可，二便调，上方加减继服10剂。1个月后随访症状无反复。

按语：患者平素焦虑，情志不畅，气机郁滞，疏泄失常，影响水液输布，久则聚湿生痰，痰随气逆，循经上行，痰气结于咽喉故见咽部异物感、胸骨后顶胀不适；阻滞气机，胃气失于和降，胃气上逆可见反酸、恶心；痰贮于肺，肺失宣降，可见咳嗽、咳痰；肺与大肠相表里，气机阻滞致大肠传导失司，则见排便费力。方选半夏厚朴汤合四逆散加减，半夏厚朴汤出自《金匮要略》，书中言“咽中如有炙脔，半夏厚朴汤主之”，该方由半夏、厚朴、茯苓、生姜、紫苏叶组成，起行气散结、降逆化痰之功；四逆散出自《伤寒论》，由柴胡、芍药、枳实、甘草组成，起透邪解郁、疏肝理脾之效。本案用半夏厚朴汤合四逆散加减以理气化痰，疏肝和胃；加旋覆花降逆胃气，加桔梗宣肺气，两药一升一降，加强调畅气机之功；加浙贝母以增强化痰之力。在临床诊疗中，龙老常叮嘱我们，治病须先准确把握病机，只有准确把握“理法方药”中的“理”，才能“药证合一”，以取得更好的疗效。

4. 寒热错杂

陈某，女，65岁，因“反复胸骨后灼热、大便稀溏1年余”于2018年8月27日至我院就诊。患者1年前无明显诱因感胸骨后灼热，口干苦，胃怕凉，喜热饮，偶有嗳气，大便不成形，1日1～2次，无黏液脓血，于当地医院就诊，行胃镜检查示：①反流性食管炎（LA-B）；②慢性非萎缩性胃炎（胃窦）。予以药物治疗（具体不详）后症状稍有好转，但病情易反复，遂寻求中医治疗，于2018年8月来诊，刻下见：胸骨后灼热，口干苦，胃怕凉，喜热饮，偶有嗳气，大便不成形，1日1～2次，无黏液、脓血，平素感手脚发凉，纳眠尚可。舌边尖红，舌黄白腻，脉弦细。

中医诊断：食管瘅（寒热错杂）。

治法：平调寒热，和胃降逆。

方药：半夏泻心汤加减。

法半夏10g，黄芩10g，黄连3g，干姜10g，海螵蛸15g，煅瓦楞子15g，太子参10g（先煎），炒白术15g，茯苓12g，蒲公英10g，败酱草5g，薏苡仁15g，甘草3g。

5剂，水煎服，每日1剂，每日3次，早中晚分服。并嘱患者畅情志，且服药期间清淡饮食，忌食酸冷甜辣硬食物。

二诊：上药连服5剂后，胸骨后灼热减轻，嗳气减少，腹部胀满减轻，口干苦减轻，大便稍成形，1日1次，手脚发凉稍改善，纳眠尚可，舌边尖红，苔黄白微腻，脉弦细，以上方加减续用14剂。

三诊，胸骨后灼热缓解，无嗳气，口干苦明显减轻，大便已成形，偶有腹胀，餐后疲倦，门诊继续随诊治疗半年，病情稳定。

按语：半夏泻心汤出自《伤寒杂病论》，具有调和寒热、和胃降逆之功效，是脾胃病中寒热错杂证型的常用方剂。龙老诊疗中谨守“中庸”之道，以半夏泻心汤来调寒热、和阴阳是龙老临床常用方法。胸骨后灼热、口干苦为上热症状；大便稀溏、手足发凉属于下寒症状，患者既有寒又有热，结合舌脉，当属寒热错杂证，治宜平调寒热，健脾除湿，和胃降逆，以半夏泻心汤为主方，加四君以健脾；加海螵蛸、煅瓦楞子以制酸，恐黄连过于苦寒以败胃气，减少黄连用量，加用蒲公英以清热燥湿；患者大便稀溏时有不尽感，为脾虚夹湿热之象，健脾同时配伍少许败酱草以清利湿热；加用薏苡仁以健脾利湿，败酱草、薏苡仁联用，是龙老清热利湿的常用药对。

5. 肝胃虚寒、胃气上逆

李某，男，65岁，因“反复胸骨后噎塞、疼痛3年余”于2017年7月6日于我院门诊就诊。患者3年前无明显诱因出现胸骨后噎塞、疼痛，伴上腹部胀满不适，症状逐渐加重。曾于当地多家医院住院治疗，经胃镜等相关检查诊断为反流性食管炎，经中西医多方治疗，病情稍缓解，但时有反复，严重影响其工作及生活质量，经人介绍来诊。现症见：胸骨后噎塞、疼痛，在饱食后加重，伴上腹胀满、呃逆嗳气，喜热饮，多饮则胃中不舒，平素怕冷，大便稀溏，纳眠尚可。舌质淡，苔白，脉缓。

中医诊断：食管瘅（肝胃虚寒，胃气上逆）。

治法：温中健脾，和胃止逆。

方药：吴茱萸汤合理中汤加减。

吴茱萸6g，党参10g，大枣10g，炒白术10g，干姜5g，生姜10g，茯苓10g，炒白扁豆10g，法半夏10g，威灵仙10g，陈皮10g，柿蒂10g，公丁香5g，炙甘草5g。

7剂，水煎服，每日1剂，每日3次，早中晚分服。并嘱患者畅情志、戒烟酒，且服药期间清淡饮食，忌食酸冷甜辣硬食物。

二诊，上诉症状均有所缓解，上方加减继服14天，诸症基本缓解，继以健脾理气之法，调治半年而愈。

按语：龙老强调调和脾胃乃治病之本，脾胃居于中焦，脾宜升则健，胃宜降则和。该患者中阳不足，肝胃虚寒，浊阴上犯发为本病。中阳不足，阳虚失于温煦，故见怕冷、大便稀溏等一派虚寒之象；《伤寒论·辨厥阴病脉证并治》言：“干呕，吐涎沫……吴茱萸汤主之。”吴茱萸汤来源于《伤寒论》，由吴茱萸、生姜、人参、大枣组成，起温中补虚，降逆止呕之效；理中汤由人参、白术、干姜、甘草组成，起温中散寒之效；丁香柿蒂汤来源于《症因脉治》，由丁香、柿蒂、生姜、人参组成，起温中益气、降逆止呃之功。全方由吴茱萸汤、理中汤、丁香柿蒂汤加减组成，共奏温中健脾，和胃止逆之效。方中加用茯苓、炒白扁豆增强健脾之功效；加用陈皮、半夏，与茯苓组成二陈汤之意，脾虚易生痰湿，加之以燥湿化痰。相关现代研究也显示，威灵仙可使食管蠕动节律增强，频率增快，幅度增大。诸药合用，有助于上逆之胃气下行，故疗效显著。

（王华宁　蔡开莉）

第二节　胃　脘　痛

【概述】

“胃脘痛”是指发生在上腹胃脘部近心窝处的疼痛。它是中医临床最常见的病症之一，常见于慢性胃炎（慢性非萎缩性胃炎和慢性萎缩性胃炎）、消化性溃疡、功能性消化不良、胃癌等疾病，患者常表现为胃脘疼痛，餐后上腹部胀闷、嗳气、泛酸等。其病因复杂，与幽门螺杆菌感染、胃黏膜损伤因子、胃潴留、免疫因素、十二指肠液反流、细菌病毒和其毒素、年龄因素和遗传因素等相关。

【病因病机】

《景岳全书·心腹痛》：“胃脘痛证，多有因食、因寒、因气不顺者，然因食因寒，亦无不皆关于气，盖食停则气滞，寒留则气凝，所以治痛之要，但察其果属实邪，皆当以理气为主。”龙祖宏教授认为外邪犯胃（包括现代医学的幽门螺杆菌感染、理化因素等）、暴饮暴食、饥饱失常、喜食烟酒浓茶、情志不畅、先天禀赋不足、久病体虚等诸多病因均可导致胃脘疼痛。上述病因可单一或兼杂致病，导致胃失通降，胃气郁滞，不通则痛或因阳虚或胃阴不足，胃失濡养，不荣则痛。尽管寒邪客胃、饮食伤胃、肝气犯胃、脾胃虚弱、胃阴不足、瘀血阻络是胃脘痛发生的常见病机，然而龙祖宏教授认为，胃脘痛早期或病程较短的患者，可以出现上述证型之一，而病久之人或同时合并其他脏腑疾病者，则往往以复合证型多见，可出现寒热错杂、虚实夹杂的证候，临证不可不知。龙老认为脾胃虚弱是慢性胃炎的基本病机，治疗应以健脾培土为主，常以四君子汤为基础方培补脾土、健运中州。肝、脾、胃同属中焦，肝与脾，脾与胃在生理上、病理上密切相关，故治疗胃脘痛应兼顾肝脾胃三脏。如兼杂痰湿、湿热、食积、气滞、瘀血、津伤，则分别佐以燥湿化痰、清热利湿、消食导滞、理气通降、活血化瘀、滋阴养胃等治疗，常能取得良效。

【辨证思路】

胃脘痛应首分虚证、实证。一般来说，起病急、病程短、胃痛拒按、舌苔厚腻、脉滑数有力的多为实证，包括寒邪客胃证、饮食伤胃证、肝气犯胃证、瘀血阻络证；反之，起病缓慢、病程长、胃痛喜按、空腹痛甚、食后痛减、舌淡嫩、脉虚缓无力的多为虚证，包括脾胃虚弱证、胃阴不足证。然而，龙教授强调寒热错杂、虚实夹杂证临床并不少见，应引起重视。

对于复杂证候，应确定治疗的主攻方向，抓主证、兼顾次证或兼证。一旦解决了主证，次证、兼证常可迎刃而解。

【临证治要】

首先要利用现代医学手段，做胃镜、胃蛋白酶原、^{13}C 呼气或 ^{14}C 呼气试验等相关检查以明确胃脘痛的西医病名，是慢性非萎缩性胃炎、慢性萎缩性胃炎、胃溃疡、十二指肠球部溃疡、胃息肉还是胃癌等，是否合并幽门螺杆菌感染等，以避免误诊和误治。其次，根据四诊合参确定胃脘痛的证型，分别予温中散寒、消食导滞、疏肝和胃、健脾益气、滋阴益胃、活血化瘀等治疗。

【典型病案】

1. 寒邪客胃

吴某，女，37 岁，因“上腹部疼痛 2 小时”于 2019 年 12 月 23 日就诊。患者自诉既往体健，月经正常。2 小时前因受凉后出现上腹部剧痛，被家人送往我科就诊，立即行心肌酶、肌钙蛋白、心电图、血尿淀粉酶、尿 HCG 检查、腹部 B 超、腹部平片等相关检查无异常，基本排除心肌梗死、胰腺炎、胃肠穿孔、宫外孕等急腹症，予静脉滴注“泮托拉唑”疼痛不减。现症见：胃脘剧痛，喜温喜按，无口干苦，二便正常。舌淡红、苔薄白，脉弦。

中医诊断：胃脘痛（寒邪客胃）。

治法：温胃散寒，理气止痛。

方药：良附丸合香苏散加味。

高良姜 10g，香附 15g，紫苏叶 10g，陈皮 10g，台乌 10g，木香 5g，甘草 5g。

1 剂免煎剂冲服，每次 100ml，分 2 次服。

二诊，当日下午询问患者病情，患者诉中午服药 1 次后，上腹部剧痛缓解，不愿意做胃镜检查。

三诊，1 周后电话随访，无异常。

按语： 龙教授指出，患者以上腹部疼痛 2 小时就诊，首先应做相关检查以除外急腹症。中医胃痛暴作，首先要考虑寒邪客胃，该患者胃脘剧痛，喜温喜按，无口干苦，二便正常。舌淡红、苔薄白，脉弦，辨证属寒邪客胃证，当治以温胃散寒、理气止痛，方选良附丸合香苏散加味。方中，高良姜、香附组成良附丸，起温胃理气之功。香苏散，出自《太平惠民和剂局方》，是由香附、紫苏叶、陈皮、甘草组成，具有疏风散寒、理气和中之功效；配台乌、木香增强温中行气止痛之力。由于方证对应，故见立竿见影之效。

2. 脾胃虚寒

曾某，女，29岁，因“反复胃脘隐痛6年余，再发一周”于2019年11月4日就诊。患者自诉既往体弱，有慢性胃炎6年余。1周前因工作繁忙劳累后出现胃脘隐痛，自服“L-谷氨酰胺呱仑酸钠颗粒”“胃铋镁颗粒”等药物，疼痛时作时止。现症见：胃脘隐痛，喜温喜按，时有泛酸、纳呆，手足冷，易汗出，眠差，大便不成形，1日1次，小便正常。舌淡、苔薄白，脉细缓。

中医诊断：胃脘痛（脾胃虚寒）。

治法：益气健脾，温胃散寒。

方药：黄芪建中汤加减。

黄芪30g，桂枝10g，白芍20g，生姜10g，海螵蛸15g，煅龙骨30g，煅牡蛎30g，炙甘草5g。

7剂水煎服，每日1剂，每日3次，早中晚分服。

二诊，患者诉服药2天后，胃痛减轻，大便较前成形，饮食增加，无泛酸，手足冷减轻，汗出少，睡眠改善，舌淡、苔薄白，脉细缓。上方加减续服2个月后，诸症消失。

按语：黄芪建中汤，来源于《金匮要略》，由黄芪、饴糖、桂枝、白芍、生姜、大枣、炙甘草组成，以温养脾胃见长，是治疗虚寒性胃痛的主方。上方中，以黄芪、炙甘草益气健脾；桂枝、生姜温阳散寒；白芍缓急止痛；该患者时有泛酸，故去甜腻的饴糖及大枣，加入海螵蛸以制酸止痛，加煅龙骨、煅牡蛎起镇静安神、益阴敛阳之功。诸药合用，阳生阴长，阴阳调和，故胃痛自除。

3. 肝胃不和

唐某，男，39岁，因“反复胃脘疼痛1年余，再发3天”于2018年5月12日就诊。患者自诉平素性情急躁易怒，有慢性胃炎1年余。3天前因生气后出现胃脘胀痛，自服“舒肝颗粒”胃痛稍有减轻，且出现纳呆、眠差，故前来就诊。现症见：胃脘胀痛，两肋胀痛，嗳气，反酸，烦躁，舌偏红苔薄黄，脉弦。

中医诊断：胃脘痛（肝胃不和）。

治法：疏肝和胃，行气止痛。

方药：柴胡疏肝散加减。

炒柴胡10g，川芎10g，白芍10g，炒枳壳10g，香附10g，陈皮10g，紫苏梗

10g，海螵蛸 15g，浙贝母 15g，甘草 5g。

3 剂水煎服，每日 1 剂，每日 3 次，早中晚分服。

二诊，患者诉服药后，胃脘及两肋胀痛减轻，嗳气消失，反酸减少，舌淡红苔薄黄，脉弦。上方加减续服 10 剂后，诸症消失。

按语：肝为刚脏，性喜条达而主疏泄，其经脉布胁肋循少腹。若情志不遂，肝失疏泄，横逆犯胃，致气机阻滞，可出现胃脘及两肋胀痛、嗳气，反酸，烦躁等肝胃不和的证候。遵《内经》"木郁达之"之旨，治宜疏肝和胃，行气止痛，方选柴胡疏肝散加减。方中柴胡疏肝解郁；香附理气疏肝止痛；川芎活血行气止痛，二药相合，助柴胡解肝经之郁滞，并增强行气活血止痛之效；枳壳理气行滞，陈皮和胃化痰，芍药、甘草养血柔肝，缓急止痛；甘草调和诸药。在原方基础上加入紫苏梗，与陈皮、香附联用，有香苏散之意，起理气通降之功，诸药相合，共奏疏肝行气、活血止痛之效。

4. 脾虚湿滞，瘀血内停

李某，男，67 岁，因"反复胃脘痛 10 年余，再发加重 5 天"于 2017 年 6 月 27 日就诊。既往有"慢性非萎缩性胃炎"病史 10 年余，常因受凉、饮食不节即出现胃痛，多呈隐痛，时有嗳气，曾多次到外院就诊，给服"泮托拉唑、L- 谷氨酰胺呱仑酸钠颗粒"等药物治疗，疼痛时作时止。5 天前因饮食不慎胃痛再发加重，遂来就诊。胃镜检查提示：慢性非萎缩性胃炎伴糜烂。^{14}C 呼气试验：(-)。现症见：胃脘隐痛、夜间尤甚，餐后胃胀，时有嗳气，纳差，便溏，四肢困倦、乏力。舌暗淡舌边有瘀点、苔白腻，脉缓无力。

中医诊断：胃脘痛（脾虚湿滞，瘀血内停）。

治法：健脾化湿，化瘀止痛。

方药：四君子汤合丹参饮加味。

党参 30g，炒白术 15g，茯苓 15g，砂仁 5g，檀香 5g，丹参 20g，香橼 15g，乌药 10g，白及 15g，炒扁豆 15g，炒薏苡仁 20g，丝瓜络 5g，甘草 5g。

7 剂水煎服，每日 1 剂，每日 3 次，早中晚分服。

二诊，患者诉服药 3 天后，胃痛减轻，嗳气减轻，大便较前成形，饮食增加；舌暗淡舌边夹瘀点、苔白微腻，脉缓。效不更方，续服 14 剂后，诸症消失。

按语：龙祖宏教授指出该患者胃疾已经 10 余年，久病致脾胃虚弱，脾虚易生湿，湿阻易气滞，气滞易血瘀，最终导致中焦气机不畅，不通则痛，故出现胃脘疼痛。纳差，便溏，乏力，舌淡，脉缓无力均是脾胃虚弱之象，然而患者不仅仅是脾胃虚弱，在脾虚的基础上出现了湿滞，例如四肢困倦、乏力、苔白腻就是明证。湿阻易气滞，气滞易血瘀，故疼痛以夜间明显，且舌边有瘀点，亦是血瘀之佐证。治以健脾化湿、化瘀止痛，方选四君子汤合丹参饮加味。方中党参、白术、茯苓、甘草组成四君子汤，益气健脾治其本，砂仁、檀香、丹参组成丹参饮，该方来源于《时方歌括》卷下，起活血祛瘀、行气止痛之效，伍用炒薏苡仁、炒扁豆健脾化湿，香橼、乌药行气止痛，白及消肿生肌，丝瓜络通络止痛治其标。若湿郁久化热，伴见口干苦、大便不爽等，可在上方基础上加入蒲公英，清热而不伤阴。龙老强调，临证时既要有方有守，也要注意掌握病机的动态变化，灵活加减用药，才能取得事半功倍的效果。

5. 脾虚夹痰热

张某，男，62 岁，因“反复胃痛 5 年余，再发加重伴大便黏滞不爽半月”于 2018 年 11 月 2 日就诊。患者有“慢性非萎缩性胃炎”病史 5 年余，慢性支气管炎 3 年余。胃脘疼痛反复发作。半月前因饮食不慎胃痛再发加重，伴大便黏滞不爽，前医曾用“连朴饮”加减治疗症状无明显改善，还出现纳呆，遂来就诊。^{14}C 呼气试验：(−)。现症见：胃脘隐痛、口干，时有咳嗽，咳少量黄黏痰，四肢无力、纳差，大便黏滞不爽，1 日 2～3 次，每次便量少，小便黄。舌淡舌边有齿痕、苔黄腻，脉滑。

中医诊断：胃脘痛（脾虚夹痰热）。

治法：益气健脾，清热化痰。

方药：四君子汤加味。

党参 15g，白术 15g，茯苓 15g，砂仁 5g，香橼 15g，蒲公英 20g，白及 15g，海螵蛸 15g，浙贝母 10g，竹茹 10g，炒莱菔子 20g，甘草 5g。

7 剂水煎服，每日 1 剂，每日 3 次，早中晚分服。

二诊，患者诉服药后，胃隐痛明显减轻、口干减轻，黄痰减少，咳嗽缓解，纳食改善，大便稍稀，1 日 1 次，小便黄。舌淡舌边有齿痕、苔薄腻黄，脉滑。在上方基础上去炒莱菔子，蒲公英减量至 15g，续服 14 剂后，诸症消失。

按语：龙祖宏教授指出患者久病导致脾虚，《素问·阴阳应象大论》曰：“清阳实四肢。”脾主运化和升清，若脾失健运，清阳不升，布散无力，则见四肢无力。脾虚易生湿，痰湿郁久化热，则可产生痰热，痰热壅滞胃脘，故出现胃脘疼痛。胃脘隐痛、乏力、纳差、舌淡舌边有齿痕提示脾虚；口干，时有咳嗽，咳少量黄黏痰，舌苔腻黄，大便黏滞不爽为体内有“痰热”之象。治疗上宜标本兼顾、虚实同调。故上方中党参、白术、茯苓、甘草组成四君汤，以益气健脾治其本，以杜绝生痰之源，其中白术补脾的作用尤为重要，《本草求真》卷一指出：“白术味苦而甘，既能燥湿实脾，复能缓脾生津，且其性最温。服则能以健食消谷，为脾脏补气第一要药也。”蒲公英甘寒清热治其标，且药性平和，正如《本草新编》所言：

“蒲公英，至贱而有大功，惜世人不知用之。阳明之火，每至燎原，用白虎汤以泻火，未免大伤胃气。盖胃中之火盛，由于胃中土衰也，泻火而土愈衰矣。故用白虎汤以泻胃火，乃一时之权宜，不可恃之为经久也。蒲公英亦泻胃火之药，但其气甚平，既能泻火，又不损土，可以长服，久服无碍。凡系阳明之火起者，俱可大剂服之，火退而胃气自生。”少佐砂仁以化湿行气开胃；加香橼以疏肝理气、宽中化痰，《医林纂要》曰其“治胃脘痛，宽中顺气，开郁”；《本草通玄》言其“理上焦之气，止呕逆，进食，健脾”；配竹茹、浙贝母以清热化痰；海螵蛸与白及组成“乌及散”，起清胃泻火、祛腐生肌之功效；加入炒莱菔子起消食除胀、降气化痰之功。诸药合用，使得脾气健运、痰热得消，胃痛自除。

6. 胃阴不足，虚火内炽

曾某，男，58岁，因“反复胃痛伴口疮6年余，再发伴便秘3天”于2018年4月22日就诊。曾诊断为“慢性萎缩性胃炎、复发性口腔溃疡”。有2型糖尿病史15年，目前血糖控制尚可。3天前因食用火锅后出现胃隐痛、口腔溃疡、口干、大便干结难解，自服“清火栀麦片”后，胃痛不减，口腔溃疡无改善，患者未继续服药，遂来就诊。现症见：胃隐痛、口腔溃疡、口干、大便干结，舌红苔少，饥而不欲食，脉虚弦。

中医诊断：胃脘痛（胃阴不足）、口疮（虚火内炽）。

治法：滋阴养胃，益阴清火。

方药：一贯煎合三才封髓丹加味。

麦冬20g，生地黄20g，川楝子10g，枸杞子15g，当归5g，北沙参20g，天冬15g，炒黄柏10g，砂仁5g，甘草5g。

7剂水煎服，每日1剂，每日3次，早中晚分服。

二诊，患者诉服药后，胃隐痛减轻，口腔溃疡减轻，纳食改善，大便软，1日1次；舌红苔少，脉虚弦。效不更方，续服15剂后，诸症消失。

按语：脾主升，胃主降，脾升胃降，以维持脾胃正常生理功能；胃喜润恶燥，胃阴不足，胃失濡养，不荣则痛发为本病。患者表现为胃隐痛、口腔溃疡、口干、大便干结，舌红苔少，脉虚弦，证属胃阴不足证，治疗以一贯煎合三才封髓丹加味。一贯煎由麦冬、生地黄、川楝子、枸杞子、当归、北沙参组成，起滋阴疏肝之功；三才封髓丹来源于《医学发明》，由天冬、生地黄、人参、黄柏、砂仁、甘草组成，有降心火、滋肾水之功。两方配用，共奏滋阴养胃、益阴清火之功。诸药合用，使胃阴得复，虚火得降，胃痛自止。由于切中病机，故疗效较佳。

7. 肝胃郁热

刘某，女，38岁，因“反复胃灼痛、反酸、烧心1年，再发加重伴咽痛3天”于

2019年10月28日就诊。患者平素性情急躁易怒。3个月前胃镜检查提示：糜烂性胃炎。3天前因饮食不慎后出现胃灼痛、反酸、烧心、咽痛，曾到当地医院就诊，予“奥美拉唑”口服，上述症状稍有减轻，遂来就诊。现症见：胃灼痛、反酸、烧心、咽干、咽痛、大便偏干、尿黄，舌偏红苔薄黄，脉细数。

中医诊断：胃脘痛（肝胃郁热）。

治法：疏肝理气，泄热和胃。

方药：左金丸合化肝煎加减。

黄连12g，吴茱萸2g，青皮10g，陈皮10g，牡丹皮10g，炒栀子10g，泽泻10g，白芍10g，土贝母10g，蒲公英15g。

6剂水煎服，每日1剂，每日3次，早中晚分服。

二诊，患者诉服药后，胃灼痛及反酸、烧心减轻，咽干咽痛缓解，大便软，尿正常，舌淡红苔薄黄，脉细弦。

效不更方，续服10剂后，诸症消失。

按语：患者平素性情急躁易怒，肝郁化火，横逆犯胃，肝胃郁热，故出现胃灼痛、反酸、烧心；胃火上炎，故咽痛；肝郁气滞腑气不通，故大便干结；舌偏红苔薄黄，脉细数也是肝胃郁热之征。治宜疏肝理气，泄热和胃，方选左金丸合化肝煎加味。左金丸出自《丹溪心法》卷一，具泻肝火、行湿、开痞结之功效。方中重用苦寒之黄连为君药，一则清心火以泻肝火，即所谓“实则泻其子”，二则清胃热，胃火降则其气自降；吴茱萸辛苦而温，辛能入肝散肝郁，苦能降助黄连降逆止呕，温则佐制黄连之寒，使黄连无凉遏之弊，二药辛开苦降，寒热并用，泻火而不凉遏，温通而不助热。化肝煎来源于《景岳全书》，为明代医学家张景岳所创之方，由青皮、陈皮、山栀子、牡丹皮、泽泻、白芍、土贝母组成，青皮疏肝理气，白芍养血柔肝，陈皮理气和胃，山栀子、牡丹皮清肝泻火，泽泻化湿泻热，土贝母清热散结，加入蒲公英以加强清热之力。由于切中病机，使肝火得清，胃气得降，则诸症自愈。

（王华宁）

第三节　呕　吐

【概述】

“呕吐”的病名最早见于《内经》，是指饮食、痰涎等胃内之物从胃中上涌，自口而出的一种常见病症。古代文献将呕与吐进行了区分，有物有声谓之呕，有物无声谓之吐，无物有声谓之干呕。呕吐可出现在多种疾病的过程中，包括胃肠本身的疾病，如急性胃炎、慢性胃炎、消化性溃疡、胃黏膜脱垂症、贲门痉挛、幽门痉挛、幽门梗阻、十二指肠壅积症、肠梗阻，也包括胃肠外疾病，如心因性呕吐、肝炎、胰腺炎、胆囊炎、尿毒症、颅脑疾病、急性传染病等均可导致呕吐，临床当需仔细甄别。

【病因病机】

呕吐的病因是多方面的，总属于虚实两端，实者为外邪、食滞、痰饮、气郁等邪气犯胃，阻遏胃气，和降失司；虚者为素体脾胃虚弱，中阳不振，纳运失常致胃气不降或因胃阴不足，胃失润降所致。呕吐的基本病机为胃失和降，胃气上逆，其病位在胃，与肝脾有密切的关系，亦可涉及胆腑。龙祖宏教授认为，临床呕吐患者属纯虚、纯实较为少见，常表现为虚实夹杂的复杂病机。

【辨证思路】

首辨虚实，次辨寒热。在临证过程中，应仔细询问是否有饮食不节，过食生冷，恼怒气郁，或久病不愈等病史。一般而言，新病邪实，呕吐频频，常伴有恶寒、发热、脉实有力。久病正虚，呕吐无力，常伴精神萎靡，体倦乏力，面色萎黄，脉弱无力等症。次辨寒热，龙老强调，从呕吐物性状往往可以分辨出寒热，若呕吐物酸腐量多，气味难闻，多为食积化热；呕吐苦水，多为胆热犯胃；若呕吐酸水，多为肝气犯胃；若呕吐物为痰浊涎沫，多为痰饮中阻；干呕嘈杂或伴口干，饥而不欲食，多为胃阴不足。

【临证治要】

首先明确呕吐的病因。呕吐病因复杂，可结合现代医学的辅助检查以明确病因。若患者暴吐，呈喷射状，伴头晕头痛等，应做头部 CT 或 MRI，以排除因颅脑疾病致颅内高压引起的呕吐；对于育龄期妇女呕吐，可做尿 HCG、B 超等检查首先排除妊娠；如呕吐伴颈部酸胀、手臂发麻等，应考虑是否由颈椎病、脑供血不足等所致；如呕吐伴眩晕、耳鸣、耳聋等，应做甘油试验、前庭功能试验等相关检查明确是否由梅尼埃病所致；如呕吐伴见腹胀、腹痛、停止排便或排便不畅等，应做腹部平片等相关检查以明确是否由肠梗阻所致；如呕吐伴见胃痛、胃胀、嗳气反酸等消化道症状，可行胃镜、上消化道钡餐检查、B 超等相关检查以明确是否由急慢性胃炎、幽门梗阻、消化性溃疡等所致；如呕吐伴见纳呆、面色黧黑、尿少等，需做尿常规、肾功能等相关检查以明确是否由肾功能不全所致；如呕吐伴见厌油、乏力、纳差、尿色深等，应仔细询问病史、用药史、饮酒史，做肝炎相关病毒学指标检测、血脂、自身免疫性肝病抗体谱等，以明确是否由病毒性肝炎、脂肪肝、自身免疫性肝病、药物性肝损伤、酒精性肝病所致。

如呕吐已排除其他原因，而明确是消化系统疾病所致，则可根据呕吐胃失和降、胃气上逆的基本病机，予和胃降逆止呕原则以遣方用药。偏于邪实者，治宜祛邪为主，分别采用解表、消食、化痰、解郁。偏于正虚者，治宜扶正为主，分别采用益气健脾、益气养阴等法。虚实兼夹者当审其标本缓急主次而治之。龙老治病推崇仲景经方，常辨病与辨证相结合，必要时结合六经辨证。龙老治法丰富，组方严谨，选药恰当，遣方用药处处体现了“知犯何逆，随证治之”的治疗思想。

【典型病案】

1. 少阳不和兼阳明里实

张某，男，38岁，体格健壮，因“呕恶不欲食1周”于2017年9月14日就诊。患者既往体健，1周前因受凉后出现时时恶心欲呕，不欲饮食，伴发热、恶寒、鼻塞、咳嗽等症，于当地医院诊断为“感冒”，经调治后症状缓解，但仍呕恶不欲食，遂于我院就诊。现症见：呕恶不欲食，胃脘痞塞，往来寒热，口干苦，心胸烦满，眠差，大便干结，舌偏红，苔黄、中根部苔腻，脉弦滑。

中医诊断：呕吐（少阳不和兼阳明里实）。

治法：和解少阳，通下里实。

方药：大柴胡汤加减。

柴胡15g，黄芩10g，白芍15g，半夏10g，生姜10g，枳实10g，大枣10g，大黄5g。

3剂，水煎服，每日1剂，每日3次。

二诊，患者诉服用第一剂，周身汗出，肠鸣咕咕作响，呕恶减轻，可少量进食。服第二剂，大便排出许多臭秽之物，腹痛随之缓解。再剂后，则里急后重、痞满、呕吐等症消失。

按语：《伤寒论》第165条：“伤寒发热，汗出不解，心中痞硬，呕吐而下利者，大柴胡汤主之。”本证为太阳表证未解，邪入少阳，兼见阳明里证，患者出现往来寒热、心胸满闷、口干苦、呕吐、大便干结等症，治疗的时候除了要和解少阳之外，还要清泄阳明里热，故以大柴胡汤治疗。方中的柴胡性味苦微寒，可以疏散少阳经中之邪，同时疏解少阳气郁；黄芩清少阳胆腑的郁火，两药配用，可以达到少阳经腑同治的作用；半夏与生姜，降逆止呕，枳实、大黄利气消痞、通下热结，白芍既可缓解心下的拘急疼痛，又可滋阴养血、除烦，还可辅助枳实、大黄泄热通便。一般而言，大柴胡汤证者病情相对较重较急，若方证对应，常可应手而效，但应中病即止，不宜久服。

2. 肝郁化火

赵某，女，63岁，因“胃癌术后化疗恶心呕吐5天”于2018年10月13日就诊。患者于2016年8月无明显诱因反复出现上腹部疼痛，在当地医院确诊为“胃体低分化腺癌”，遂在该院行胃癌根治术，术后恢复可，并行2次化疗，化疗期间出现恶心呕吐、烦躁易怒等症状。现症见：呕吐间作，呕吐物为胃内容物，无咖啡样物，胸骨后有灼热感，神疲乏力，口干，烦躁易怒，大便干结，小便调，纳差，眠尚可，舌暗边红，苔薄黄，脉细弦。

中医诊断：呕吐（肝郁化火）。

治法：疏肝泄热，和胃止呕。

方药：丹栀逍遥散加减。

牡丹皮15g，栀子5g，炒柴胡5g，当归10g，白芍20g，生白术10g，茯苓10g，陈皮10g，竹茹10g，佛手10g，丹参15g，百合30g，地黄15g，甘草5g。

5剂，水煎服，每日1剂，每日3次。

二诊，患者诉呕吐次数较前明显减少，口干减轻，大便黄软稍稀，胸骨后灼热感及神疲乏力均较前有所改善，舌暗，苔薄白，脉细弦。

7剂，水煎服，每日1剂，每日3次。

三诊，患者诉无呕吐，无胸骨后烧灼感，神疲乏力较前改善，纳眠可，二便调。继予前方14剂巩固疗效，随访化疗期间恶心呕吐症状未再复发。

按语：肝喜条达恶抑郁，正如《医宗金鉴》所云：“肝性急善怒，其气上行则顺，下行则郁，郁则火动而诸病生。”《内经》亦曰“百病生于气”。现代人由于生活工作压力大，往往会导致肝气郁结，加上患癌后情绪更加焦躁不安，肝郁气滞，日久则化热化火，横逆犯胃，胃气上逆，故发为呕吐；肝体阴用阳，阴血不足，相火妄动则烦躁不安，肝郁气滞腑气不通，大便不行，故大便干结。根据《内经》“木郁达之”的治疗原则，治疗时宜顺其条达之性，开其郁遏之气，并健脾和胃，故以疏肝泄热、和胃止呕为治法，以丹栀逍遥散化裁，方中栀子清泻三焦火热，且能除烦，牡丹皮入血，凉血不留瘀、活血不妄行，并能清泄肝火；柴胡、佛手疏肝理气解郁，使肝气调达；肝藏血，体阴而用阳，当归补血又能行血，白芍敛阴柔肝，二药合用补肝阴而助肝用，可防柴胡暗耗肝阴；白术、茯苓健脾补气，陈皮行气和胃，竹茹清热止呕；久病多瘀，舌质暗红，故加丹参行气活血化瘀；百合、地黄配伍，组成百合地黄汤，起益阴清热通便之效，甘草调和诸药。全方共奏解肝郁、清肝火、和气血之效，全方配用，使肝气条达，脾升胃降，呕吐自止，诸症悉除。

3. 饮食停滞

李某，男，23岁，因“恶心、呕吐3天”于2018年4月10日就诊。患者3天前与好友聚会，其间进食大量酒类、火锅、烧烤等辛辣刺激食物，于当晚出现恶心、呕吐等症状，自行服用“藿香正气水”后症状未得到明显缓解，遂于我院就诊。现症见：呕吐物气味酸腐，为胃内未消化食物，吐后自觉症状缓解，嗳气频频，时有吞酸，不欲饮食，胃脘胀满不适，口渴欲饮水，大便臭秽，难入睡，舌苔稍厚腻微黄，脉滑。

中医诊断：呕吐（饮食停滞）。

治法：消食化滞，和胃降逆。

方药：保和丸加减。

焦山楂 20g，炒神曲 15g，炒莱菔子 15g，陈皮 10g，茯苓 15g，姜半夏 10g，炒枳壳 10g，炒鸡内金 10g，蜘蛛香 5g，鸡矢藤 15g，炒大黄 2g。

5 剂，水煎服，每日 1 剂，每日 3 次。

二诊，患者诉服药后大便顺畅，呕吐、恶心、腹胀消失，已无嗳气、吞酸，纳眠改善。舌苔稍腻微黄，脉滑。

按语：脾胃为人体后天之本，胃主腐熟水谷，脾主运化水谷精微。若暴饮暴食，嗜食辛辣刺激之品，过度的饮食超过人体胃肠的承受能力，损伤脾胃、运化失健而出现厌食呕恶、嗳腐吞酸、舌苔厚腻等一系列饮食积滞的症状。食物停滞留在胃肠，可导致脾胃升降失职，浊阴不降则呕吐恶心、嗳腐吞酸。治当消食化滞，和胃降逆，以保和丸化裁。方中重用酸甘性温之焦山楂为君，开胃健脾，消一切饮食积滞，尤其擅长消肉食油腻之积；炒神曲消食健胃，长于化酒食陈腐之积；莱菔子化痰下气，消食除胀，长于消谷面之积；半夏、陈皮理气化湿，和胃止呕，茯苓健脾利湿，和中止泻，半夏、陈皮、茯苓乃具有化痰祛湿功效的二陈汤之意；炒鸡内金消食化积，健脾助运；炒枳壳行气除胀；鸡矢藤、蜘蛛香为龙老临床常用的消食药对，蜘蛛香又名马蹄香，具有理气止痛、消食止泻、祛风除湿、镇惊安神的功效，常用于脘腹胀痛、食积不化；鸡矢藤具有消食导滞、祛风活血、止痛解毒、除湿消肿之功，可广泛应用于肝胆脾胃疾病，龙老应用于此方，主要取其消食导滞之功；加少量炒大黄荡涤胃肠，通因通用，促进积滞排出。诸药合用，使食积得化，胃气得和，热清湿去，这也是龙老“和法”学术思想的具体体现。在临床中面对食积的患者往往龙老还会不厌其烦地嘱咐，要避免暴饮暴食，饮食中避免油腻及刺激性食物，戒烟少酒，多食水果、蔬菜，尤其是含纤维素较多的蔬菜等都可以增加胃肠运动，促进食积排出。同时还宜适量运动，保持愉悦良好的心情。

4. 胃阴亏虚

赵某，男，58 岁，因“恶心欲呕反复发作 4 年，加重 1 个月”于 2019 年 10 月 14 日就诊。患者素来形体消瘦，4 年前无明显诱因出现恶心欲呕，饥而不欲食，遂至当地医院就诊，诊断为慢性非萎缩性胃炎、胃黏膜脱垂，间断服用中西药，症状时有缓解，但仍反复发作。1个月前无明显诱因干呕加重，遂来我院就诊。现症见：时时干呕、恶心，口干咽燥，饥而不欲食，大便干结，舌红少津，苔少，脉细数。西医诊断为慢性非萎缩性胃炎、胃黏膜脱垂。

中医诊断：呕吐（胃阴亏虚）。

治法：滋养胃阴，降逆止呕。

方药：麦门冬汤合橘皮竹茹汤加减。

麦冬35g，北沙参15g，石斛15g，玉竹15g，太子参20g，大枣10g，粳米15g，姜半夏5g，陈皮10g，竹茹10g，炙枇杷叶15g，生地黄15g，炙甘草3g。

7剂，水煎服，每日1剂，每日3次。

二诊时患者诉恶心呕吐明显减轻，以原方7剂继服。

三诊时患者诉诸症基本消除，为了巩固疗效，以原方14剂加减治疗，随访1年，呕吐未发。

按语：“有胃气则生，无胃气则死”。脾胃为人体的后天之本，生理病理往往相互影响，脾主升，胃主降，这一升一降，维持脾胃正常生理功能；胃喜润恶燥，胃阴不足，不得润降，则可导致胃气上逆而发本病。本案患者辨证总属胃阴亏虚证。胃虚宜补，有热宜清，气逆宜降，方以麦门冬汤合橘皮竹茹汤加减，麦门冬汤来源于《金匮要略》，起益气养阴、降逆和胃之功，橘皮竹茹汤起降逆止呃、益气清热之效。重用麦冬滋养肺胃，清降虚火；人参改用太子参，益气生津；大枣、甘草偏于平补；粳米扶养胃气。龙老强调，麦门冬汤中半夏虽为降逆止呕之佳品，但用量不宜过大，以免其温燥之性伤阴，且麦冬与半夏的用量比例宜遵循古方7∶1，临床验之常可收到良好的疗效，后学者不可不知；竹茹甘寒，清热化痰、除烦止呕；陈皮和胃止呕，与炙枇杷叶合用共奏和胃降逆之功；加北沙参、石斛、玉竹以增强滋阴益胃之功；加生地黄以养阴生津、润燥通腑。诸药合用，使肺胃气阴得复，气逆得降，呕吐自止。

（王华宁　董洁群）

第四节　呃　逆

【概述】

呃逆是指因胃气上逆动膈，导致喉间呃呃连声，声短而频，难以自制为主要表现的病症。短时间呃逆常因快速进食、吸烟及进食辛辣之物刺激膈肌、胃肠道或呼吸道，或焦虑紧张所致，大多可以通过物理措施缓解或自行消失。而发作时间超过 48 小时的呃逆称为顽固性呃逆，这样的患者要考虑是否有精神、药物性因素，是否存在器质性病变，是否为食管炎等刺激，妊娠、肿瘤等压迫相应结构，或脑梗死、脑水肿、颅内高压等所导致。

【病因病机】

《景岳全书·呃逆》云："然致呃之由，总由气逆。气逆于下，则直冲于上，无气则无呃……此病呃之源，所以必由气也。"呃逆之病机为胃失和降，气逆动膈，病位在膈，关键脏腑在胃，与肝脾肺肾有关。胃居膈下，主受纳、腐熟水谷，其气主降，以下行为顺。其气上逆，或因过食寒凉之品，寒蓄中焦，阳气被遏；或宿食停滞，气不顺行；或过食温燥之品，燥热内盛，腑气不通，胃热上冲，浊气上逆；或因情志不遂，气机失调，横逆犯胃，胃失和降，胃气上逆；或忧思伤脾，脾失健运，滋生痰浊，痰浊盘踞中焦，复因恼怒气逆，胃气夹痰上逆动膈；或因正气亏虚，中气不足，脾胃虚弱，清气不升，浊气不降；或中阳不足，胃失和降，虚气上逆；或胃阴不足，不得润降，虚火上逆；或因久病肾气亏耗，肾失摄纳气不归元，冲气上乘动膈皆可引发本病。

【辨证思路】

对于本病辨证，首先宜分清虚、实。实证者多为寒凝、火郁、痰浊、气滞所致，表现为呃逆频作，呃声响亮，多属于实证；虚证多为脾胃虚弱、脾肾阳虚、胃阴亏损所致，表现为呃逆时作时止，呃声低长，多属于虚证。次分寒、热，呃声沉缓而有力，得热则减，遇寒则甚，为寒证；呃声响亮，声高短促，口干渴饮，多为热证。但也要注意因虚致实的呃逆，若呃逆迁延不愈，久病入络，伤及正气，因虚致实，可致气血瘀滞，可伴胁腹刺痛，口渴漱水不欲咽，舌暗或有瘀斑瘀点，脉弦涩，加用调气活血之品往往能取得很好的疗效。

呃逆事关五脏。胃气之和降有赖于肺气之肃降、脾气之健运、肝气之疏泄、肾气之摄纳功能正常，反之，可因逆气上冲，夹胃气动膈，致呃逆发生。故临床上，应牢记整体观念、辨证论治，不可见呃止呃。

【临证治要】

呃逆病因复杂，临证需四诊合参，细辨病因。对于病因明确的呃逆，去除病因后呃逆往往容易被控制。但是当病因不明确时，则需要仔细询问既往是否有精神、消化、肿瘤、心脑血管方面相关病史及做胃镜等相关检查，排除是否存在器质性病变，明确是否因消化道肿瘤压迫或因脑梗死、脑水肿、颅内高压等所导致。治疗上，以和胃降气止呃为治疗原则，分别予温中祛寒、清胃泄热、顺气解郁、养胃生津等治疗方法；而对于重危病症中出现的呃逆，则急当救护胃气。

【典型病案】

1. 脾虚痰阻，胃气上逆

魏某，女，47岁，因“呃逆频繁发作2个月余”于2018年6月15日至我院门诊就诊。患者诉2个月前因家里琐事生气后突发打嗝，频繁发作，自服逍遥丸后呃逆症状轻微缓解，但仍影响日常生活，遂来就诊。既往史：患者慢性胃炎病史7年余。现症见：喉中呃呃连声，呃声响亮，不伴酸腐臭味，感腹胀，食后较甚，偶有恶心，眠差，入睡困难，纳食欠佳，大便偏干，2日1行，小便正常。舌暗红，苔白腻，脉弦滑。胃镜检查示：慢性非萎缩性胃炎，反流性食管炎。

中医诊断：呃逆（气逆痰阻）。

治法：降气化痰止呃。

方药：旋覆代赭汤加减。

旋覆花15g（包煎），代赭石5g（先煎），柿蒂6g，党参10g，茯苓15g，法半夏15g，厚朴15g，紫苏梗15g，陈皮10g，丹参15g，大枣10g，生姜3片，炙甘草5g。

6剂，水煎服，每日1剂，每日3次，早中晚分服。

二诊，患者诉服药第1天呃逆频率减其大半，信心大增，服药第4天呃逆基本消失，无腹胀，但觉口干，余可，舌暗红，苔白微腻，脉弦细。调方如下：予原方基础上加北沙参、麦冬各15g，继服3剂。3剂后，呃逆未再发作，余可。

按语：《古今医统大全·咳逆》说：“凡有忍气郁结积怒之人，并不得行其志者，多有咳逆之证。”患者既往有胃疾多年，久病脾虚，痰浊内生，阻滞中焦，此次因生气后，肝气横逆犯胃，胃气上逆夹痰动膈而致呃逆。治以降气化痰止呃，方选旋覆代赭汤加味，《古今名医方论》称旋覆代赭汤为“承领上下之圣方也”，方中代赭石镇逆、旋覆花降气止呃，《医学衷中参西录》曰：“赭石……其质重坠，又善镇逆气，降痰涎，止呕吐。”因代赭石降气下行的力量较强，重用容易伤胃，故用量不宜过大，龙教授常用5～10g，党参、茯苓益气健脾调中以杜生痰之源，法半夏燥湿化痰，陈皮使气顺痰降，厚朴下气除满，紫苏梗理气宽中和胃，生姜助半夏和胃止呕，大枣益脾胃，炙甘草和胃调和诸药。方中应用丹参，乃考虑其气郁日久易致瘀血内阻，气结血凝，故呃逆久久不愈，故予丹参化瘀通络，一味丹参，功同四物，能通行血脉，使气血顺降。全方降气化痰，不忘补益脾胃，使痰涎消，逆气平，呃逆止。

2. 脾胃虚寒

李某，女，55岁，因“呃逆2天”于2018年3月13日至我院就诊。自诉2天前晨跑受凉后出现呃逆，呃声沉缓，采用憋气、按摩穴位等办法无效，遂来我科就诊。患者平素怕冷喜热饮，手足冷。症见：呃逆间歇性发作，呃声沉缓，脘腹胀满，纳眠欠佳，肠鸣，大便稀溏，1 日 2 次，小便正常，舌淡，苔白润，脉沉细。

中医诊断：呃逆（脾胃虚寒）。

治法：温中健脾止呃。

方药：丁蔻理中汤加减。

丁香 5g，白豆蔻 5g（后下），党参 20g，炒白术 15g，干姜 10g，柿蒂 10g，炒白扁豆 15g，沉香 2g，炒枳壳 10g，生姜 10g，炙甘草 5g。

5 剂，水煎服，每日 1 剂，每日 3 次，早中晚分服。

二诊，呃逆明显减轻，腹胀减轻，大便稍稀，1 天 1 次，余症好转，继予 5 剂调理脾胃巩固疗效，5 剂后，呃逆等症状基本消失。

按语：本例患者平素怕冷喜热饮，手足冷，腹胀满，大便稀溏，舌淡，苔白润，脉沉细，当属脾阳虚证，此次发病因晨跑受凉诱发。中阳不足，胃失和降，虚气上逆则生呃逆。全方以温中健脾止呃为主，方选丁蔻理中汤加减。丁蔻理中汤由丁香、豆蔻、党参、干姜、白术组成，起温中健脾、降逆止呃之功效；方中丁香、柿蒂、党参、生姜组成丁香柿蒂汤，起温中益气、降逆止呃之功效；《本草拾遗》曰：“蒂煮服之治哕气。”丁香配柿蒂为温中祛寒，降逆止呃之常用药对。沉香温中止呃，炒白扁豆健脾止泻，炒枳壳理气消胀，炙甘草调和诸药。龙老认为治疗呃逆需要谨守病机，勿犯虚虚实实之戒，本病以虚为主，勿见呃止呃，此时若予重镇降逆止呃之品恐难奏效，反伤脾阳，医者不可不知。

3. 湿热蕴结

苏某，男，60 岁，体型中等偏瘦，因“间断性呃逆 1 个月余”至我院就诊。患者 1 个月前无明显诱因引起呃逆，未行任何治疗，现症见：呃逆时作时止，呃声短促，胃脘胀满不适，食后加重，饮食欠佳，大便不成行，1 日 2～3 次，小便正常，舌边尖红，苔薄黄微腻，脉滑数。既往史：2 年前曾做过“胆囊切除术”。

中医诊断：呃逆（湿热蕴结）。

治法：辛开苦降，和胃止呃。

方药：半夏泻心汤加减。

半夏 15g，黄连 5g，黄芩 10g，干姜 5g，甘草 5g，党参 15g，大枣 10g，枳壳 10g，紫苏梗 10g，茯苓 15g，炒白术 15g，炒白扁豆 15g，鸡内金 15g。

6 剂，免煎颗粒，每日 1 剂，每日 3 次，早中晚分服。

随诊，6 剂后呃逆症状消失，余症好转。

按语：患者呃逆 1 月余，胃脘胀满，乃脾失健运，气机升降失常之征，舌边尖红苔黄腻，脉滑数为湿热蕴结之象，治疗当以辛开苦降，和胃止呃。半夏泻心汤源于《伤寒杂病论》，方中半夏、干姜辛温散结消痞，《伤寒论》方后多注有“呕者加半夏”，乃是取其半夏降逆之功，黄芩、黄连苦以降之，朱丹溪提出“去上焦湿及热，须用黄芩”“去中焦湿及痛热，用黄连……”。党参、茯苓、炒白术、炒白扁豆、甘草、大枣健脾和中，枳壳、紫苏梗行气，鸡内金健脾消积，诸药同用，和阴阳，调升降，安脾胃，则呃逆自除。

龙老认为不论上是呃逆还是呕吐，中有痞满，下有大便失调者，皆脾胃升降失调，不能斡旋上下也，脾胃居中焦，是气机升降之枢纽，上下交通之要道，只要抓住病机的关键，即可用半夏泻心汤，并根据寒热轻重调整寒热药物的剂量。

4. 痰热交阻，胃火上冲

周某，女，53岁，因“反复呃逆1年余，再发加重1周”于2018年4月6日就诊于我院，胃镜报告示：慢性萎缩性胃炎，胃息肉，幽门螺杆菌（-）。患者形体肥胖，头发油腻，平素喜食肥甘厚味，1周前因过食红烧肉后呃逆不止，曾间断口服过“泮托拉唑钠肠溶胶囊、气滞胃痛颗粒”及中药，症状不减，故来诊。现症见：呃逆，呃声洪亮，伴胃脘部烧灼样疼痛，按之疼痛，时有咽痛、咳痰，痰多黄稠，胃胀，口干，偶有泛酸，纳食可，眠差，入睡困难，烦躁，大便偏干，2日1行，小便黄，舌质红，苔黄厚腻，脉滑数有力。

中医诊断：呃逆（痰热交阻）。

治法：清化痰热，和胃止呃。

方药：小陷胸汤合三黄泻心汤加减。

黄连6g，半夏10g，全瓜蒌30g，生大黄5g，黄芩10g，栀子10g，枇杷叶15g，浙贝母15g，桔梗10g，射干10g，煅瓦楞子10g，丹参15g，郁金10g。

5剂，水煎服，每日1剂，每日3次，早中晚分服，嘱其每天可适当按揉内关穴、合谷穴、攒竹穴。

4月13日二诊：服药1剂解出大便，身体顺畅感，胃脘烧灼及疼痛感减轻，2剂后感呃逆缓解，睡眠状况明显改善，小便黄色加深，舌质红，苔黄腻，脉滑数，原方生大黄改为3g，加天花粉15g，麦冬15g以养胃生津，继进7剂。

按语：该患者形体肥胖，头发油腻，属于痰湿之体。因其过食膏脂厚味之品，损伤脾胃，使痰浊内生，痰浊郁久化热，痰热交阻，胃火上冲，发为呃逆。患者呃逆，呃声洪亮，伴胃脘部烧灼样疼痛，时有咽痛、咳痰，痰多黄稠，胃胀，口干，偶有泛酸，眠差，烦躁，大便干，小便黄，舌质红，苔黄厚腻，脉滑数有力，乃痰热交阻之证。肺失宣降，胃失和降，气逆作呃不止，治以清化痰热，和胃止呃。小陷胸汤由半夏、瓜蒌、黄连组成，起清热化痰、宽胸散结之功，浙贝母、枇杷叶清热化痰，桔梗、射干利咽消痰，煅瓦楞子制酸和胃、消痰化瘀，方中寓三黄泻心汤之意，此患者上有痰火互结，中有气机阻滞，下有肠燥便秘，唯有上开痰火，中行气滞，下通壅闭，三焦火降，则水谷通道利，五脏六腑安，其中黄芩泻上焦火，黄连泻中焦火，大黄泻下焦火。患者呃逆、眠差烦躁乃气不沉降的上逆之象，故加栀子苦寒通泄三焦郁火，《药类法象》言其治心烦懊憹而不得眠，又可导火下行，降而不升，伍用丹参、郁金凉血清心、安神助眠。龙老指出该例患者虽为实热之证，亦不可一味峻攻滥伐，须中病即止。强调在临证时应把握好"中病即止"和"效不更方"两个重要法则。如果患者的疾病经过治疗后已经达到最佳状态，再继予原方恐生变故，就要停止使用该方，以免对病患的身体造成新的损伤，即中病即止；若在治疗疾病过程中，原方治疗有效，复诊时病机未发生根本变化，就需继予原方，或在原方基础上稍做加减，即效不更方。

5. 胃阴不足

刘某，31岁，女，因"反复呃逆5年余，再发加重半月"于2018年9月4日就诊。患者有"慢性非萎缩性胃炎"5年余，平素嗜辛辣香燥之品。半月前因过食香煎银鱼后出现呃逆时作，影响睡眠，故来诊。现症见：呃逆短促，1日发作10～15次，时轻时重，影响日常生活，伴有胃脘隐隐灼痛，嘈杂，饥不欲食，口燥咽干，心烦失眠，小便少，色黄，大便干结。舌体瘦红，苔薄黄中有裂纹，脉细数。

中医诊断：呃逆（胃阴不足）。

治法：养阴益胃，降逆止呃。

方药：益胃汤加减。

北沙参20g，麦冬15g，生地黄15g，玉竹10g，石斛15g，竹茹10g，陈皮10g，蒲公英15g，枇杷叶15g，芦根15g，柿蒂15g，桔梗10g，甘草5g。

6剂，水煎服，每日1剂，每日3次，早中晚分服。

二诊，呃逆发作次数减少，口燥咽干减轻，胸膈满闷缓解，舌瘦，苔薄黄中有裂纹，脉细数，继进3剂。

按语：现代年轻人平日喜食辛辣香燥之品，久则耗伤胃阴，胃失濡养，失于和降，故呃逆。虚热内扰，津液不能上乘，故口燥咽干、心烦、舌红少津、脉细数为虚中有热之象。方中北沙参、麦冬、玉竹、石斛、生地黄养阴生津，陈皮行气化痰，防大队养阴之药滋腻碍胃，甘草、桔梗利咽，柿蒂、枇杷叶降逆止呃，竹茹、蒲公英清胃热，芦根清热生津，甘草益气养胃，全方生津润燥，降逆止呃。津液具有滋润濡养、调节阴阳的作用，且胃喜润恶燥，叶天士《临证指南医案》云："所谓胃宜降则和者，非用辛开苦降，亦非苦寒下夺以损胃气，不过甘平或甘凉濡润，以养胃阴，则津液来复，使之通降而已矣。"龙老指出"水枯则舟停，水丰则舟行”，胃阴亏虚则需养胃生津，以补为通，使胃阴得复，胃气自降、呃逆遂止。同时需佐以理气、化滞之品，临床中常选用枳壳、紫苏梗、佛手、陈皮、绿萼梅、焦三仙等以动静结合，方可提高临床疗效。

（王华宁　周文静）

第五节　便　　秘

【概述】

便秘是由于大肠传导失司，导致大便秘结，排便周期延长，或者周期不长，但粪质干结，排出困难，或者是粪质不坚，虽有便意但排便不畅的病症。便秘可发生于任何年龄段，以中老年人多见。便秘病名首见于清代沈金鳌所著的《杂病源流犀烛》，而以“后不利”“大便难”的症状早在《黄帝内经》中可见描述，汉代张仲景在《伤寒杂病论》中称“大便难”等相关症状为“脾约”。便秘病因较为复杂，可分为器质性便秘和功能性便秘。临床以功能性便秘多见，功能性便秘常由便秘型肠易激综合征、功能性排便障碍（排便推进力不足、不协调性排便）等所致，器质性便秘常由肠息肉、肠癌、肠梗阻等以及一些肠外疾病压迫所致。

【病因病机】

引起便秘的病因病机较复杂，病因主要有外感邪气、饮食不调以及人体阴阳、脏腑、气血、情志失调等，其病机主要是大肠传导失常。如嗜食肥甘厚味、辛辣燥热饮食，导致胃肠积热，耗伤津液，津枯肠燥，大便秘结；或因情志失调，肝失疏泄，气机郁滞，通降失常，大肠传导失司，糟粕内停，致大便不畅；或因素体亏虚或年老体虚或产后、久病之人，气血阴阳亏虚，阴血虚则肠失濡润，肠燥津枯，大便秘结；阳气虚则温煦推动无力，导致排便不畅、糟粕内停；或因感受外邪，如感受寒邪可导致阴寒内盛，凝滞胃肠，致传导功能失常，大便不畅；或热病之后，余热留恋，胃肠燥热。便秘病位主要在大肠，与脾、肾关系密切。龙祖宏教授认为便秘患者其病因病机复杂，临证时应四诊合参，根据寒热虚实之偏盛，分别施治。

【辨证思路】

龙教授受《素问病机气宜保命集》“凡治脏腑之秘，不可一例治疗，有虚秘，有实秘，胃实而秘者，能饮食小便赤……胃虚而秘者，不能饮食，小便清利”的启发，结合长期的临床实践指出，便秘可以精神状态、食欲及小便的颜色来区分虚实，一般而言，实秘以便秘伴精神状态佳、声高息粗、能食、小便黄、苔腻、脉有力为特征；虚秘以便秘伴神疲乏力、声低息弱、纳差、小便清利、苔薄或无，脉无力为特征。实秘又分热秘、冷秘、气秘；虚秘又可分为气虚秘、血虚秘、阴虚秘、阳虚秘。《景岳全书·传中录》曰："二便为一身之门户，无论内伤外感，皆当察此，以辨其寒热虚实。盖前阴通膀胱之道，而其利与不利，热与不热，可察气化之强弱……后阴开大肠之门，而其通与不通，结与不结，可察阴阳之虚实。"然而临床上单一证型少见，往往以两个或两个以上证型并存，同时证型之间可相互转化。如气秘日久，久郁化热，可转化为热秘；热秘日久不愈，耗伤津液，导致虚实夹杂。另外，湿热秘在教科书中未见阐述，而在临床上并不少见，应引起重视。湿热秘主要以排便不爽及费力，肛门灼热，口干口苦，舌苔黄腻等表现为特点。龙祖宏教授强调临床应紧密结合患者症状及舌脉象，综合考虑辨证分型。

【临证治要】

临证时，应紧密结合患者病史、症状、体征以及胃肠镜、腹部平片、彩超及CT等辅助检查排除器质性便秘，以免误诊误治。《素问·生气通天论》中言"凡阴阳之要，阳密乃固……因而和之，是谓圣度"，龙祖宏教授指出在便秘的治疗中亦是如此，擅用"和"法，遵循"中庸"之道以治之。便秘的病位主要在大肠，龙教授强调调畅一身之气机以恢复大肠传导功能乃该病治疗的重中之重，不可一味地苦寒攻下；因肺与大肠相表里，主宣发肃降，肺实气壅，气机郁滞，清阳不升，浊阴不降，形成上窍塞而下窍闭，治疗中可寓宣以降，调畅气机以通便。

【典型病案】

1. 脾虚气滞

王某，男，50岁，因"反复大便难解2年，加重半月"于2019年8月14日就诊。患者两年来反复出现大便难解，半个月前无明显诱因再发加重，偶伴有恶心欲吐，至当地医院就诊，行胃肠镜、腹部平片等相关检查提示：不完全性肠梗阻，经住院治疗（具体用药经过不详）后，便秘等症状无改善故来我院就诊，予腹部平片检查提示：不完全性肠梗阻。现症见：大便难解，需使用泻药才能排解，排便次数减少，约4～6日1行，量极少，伴腹部胀满不适，偶有恶心欲吐，消瘦，神疲乏力，面色萎黄，食少懒言，眠欠佳，小便可。舌质淡，苔微腻，脉细滑。

中医诊断：便秘（脾虚气滞）。

治法：健脾益气，行气导滞。

方药：香砂六君子汤加减。

木香 10g，砂仁 5g（后下），党参 15g，生白术 30g，茯苓 15g，陈皮 10g，炒枳壳 15g，醋香附 10g，紫苏子 10g，炒鸡内金 10g，甘草 5g。

7 剂，水煎内服，每日 1 剂，每日 2 次，空腹服用。嘱患者清淡饮食，忌油腻、辛辣燥热及薯类等多产气食物，并鼓励其多食粗纤维食物以利排便。

二诊，患者服药一周后复诊，自诉大便难解症状有所改善，大便 2～3 日 1 行，便质稍软，服药后多矢气，腹部胀满不适减轻，四肢乏力稍减轻，食欲好，眠可，精神较好。舌淡，边有齿印，苔薄白，脉细。行胃肠镜、腹部平片检查未见明显异常。予四君子汤加减 7 剂，补益脾胃，巩固疗效。半年后电话随访无复发。

按语：龙祖宏教授认为，便秘病位虽在肠，但与脾胃关系密切，正如《医碥》所云："脾脏居中，为上下升降之枢纽。"脾胃居中焦，脾主升清，将水谷之精微输送四肢百骸以充养，胃主受纳、腐熟水谷、传化排泄糟粕。患者便秘病程较长，久病耗气，致脾胃虚弱，脾失健运，肠道运化无力，大肠传导失司，气机郁滞，不能宣达，于是通降失常，糟粕内停，不得下行。龙祖宏教授强调，该患者病情虚实夹杂，如单纯地用泻下之法，仅图一时之快，糟粕虽下，然正气亦伤，恐使脾虚加重；若纯用补益之药，则会加重胃肠气机郁滞，更不利于大便的通畅。当顺应脾胃的生理特性，开其纳运之机，又要注重脾胃本体，强调壮其生化之源，兼顾"运"与"补"，当标本兼治、攻补兼施。而出现脾虚时，应抓住健脾这根主线，以健脾益气为主，兼行气导滞为治法，方选香砂六君子汤加减，不拘泥于原方，以四君子汤（党参、白术、茯苓、甘草）健脾益气治其本，其中重用生白术以润肠通便，又加强党参健脾之力；虑脾虚易导致气滞湿阻，予木香、醋香附、陈皮、紫苏子、炒枳壳理气通降、行气化湿，砂仁化湿开胃，炒鸡内金消食和胃。此方用药、用量较平和，补消结合，既没有大补也没有大泻，尽显"中庸"之道，彰显了龙祖宏教授"和法"之特色疗法。二诊中，结合患者症状及舌脉象，诸症明显改善，当考虑到"四季脾旺不受邪"，力求达到"阴平阳秘"的最佳状态，以四君子汤加减以补益脾胃，巩固疗效。龙老临证上强调守方有时，注意病机的动态变化，尤其对于虚实夹杂之病症，病机变化较快，当随证用药。

2. 少阳阳明合病

李某，男，35 岁，因"大便干结难解 2 周"于 2018 年 5 月 22 日就诊。患者自诉两周前与朋友聚会吃烧烤、饮酒、吹空调后出现大便干结难解，量少，伴腹胀痛、口干苦、寒热往来、恶心欲呕，在家自行服用"健胃消食片"，症状不缓解，遂来就诊。予腹部平片及肠镜检查均未见异常。现症见：大便干结，3～4 日 1 行，量少，腹部胀满疼痛、口干苦、寒热往来、恶心欲呕，纳食减少，眠欠佳，舌淡红，苔黄微腻，脉弦数有力。

中医诊断：便秘（少阳阳明合病）。

治法：和解少阳，内泻热结。

方药：大柴胡汤加减。

柴胡 20g，黄芩 15g，法半夏 10g，大黄 5g，炒枳实 15g，白芍 20g，生姜 10g，大枣 5g，厚朴 15g，大腹皮 15g，炒鸡内金 15g。

5 剂，水煎内服，每日 1 剂，每日 2 次。

二诊，患者诉药后大便 1～2 日 1 行，质软，腹部胀痛减轻，余症明显缓解，舌淡红，苔微腻，脉弦数。守上方，去大黄，白芍加量为 30g。共 3 剂，用药方法同上。

三诊，患者诉大便正常，感口干舌燥，余无不适，舌淡红，苔薄白少津，脉弦细。予增液汤加减善后，并嘱患者多吃蔬菜水果，忌辛辣燥热食物。

按语：患者大便秘结，腹部胀满疼痛、舌苔黄、脉弦数有力，提示病邪已入阳明，有热结之象；口干苦、寒热往来、恶心欲呕属少阳证，结合舌脉当辨证为少阳阳明合病。治疗以和解少阳、内泻热结为原则，方选大柴胡汤加减。柴胡、黄芩和解少阳；大黄、枳实、厚朴组成小承气汤，内泻阳明热结；半夏、生姜和胃降逆止呕，同时生姜可加强散邪之功；白芍柔肝缓急止痛，与大黄相配可治腹中实痛；鸡内金健脾和胃消食；大腹皮理气消胀。龙祖宏教授强调治疗便秘时，一旦大便通畅，当“中病即止”，及时停用大黄等峻猛攻下之品，以免久服伤正，或导致大肠黑变病，故二诊中去大黄，予白芍加量加强缓急止痛之功。后期热邪伤阴，出现口干舌燥等阴亏症状，予玄参、麦冬、生地黄滋阴增液。

3. 气阴两虚，水枯舟停

魏某，女，71 岁，因“反复大便干结难解 5 年，再发加重 2 个月”于 2019 年 2 月 2 日就诊。患者诉 5 年来无明显诱因反复出现大便干结难解，于当地多次住院治疗症状无明显改善，遂来就诊，行相关辅助检查未见明显异常。现症见：大便干结难解，似羊屎，4～5 日 1 行，量少，肛门坠胀感，气短乏力，便后尤甚，夜间自觉胃脘下坠感，夜尿多，口干舌燥，眼睛干涩，咽干，饥不欲食，干呕，眠欠佳，舌淡有裂纹，边有齿印，少苔，脉细弱。

中医诊断：便秘（气阴两虚）。

治法：补中益气，养阴增液。

方药：补中益气汤合增液汤加减。

黄芪 30g，太子参 15g，生白术 50g，炙甘草 10g，玄参 20g，麦冬 20g，生地黄 15g，陈皮 10g，柴胡 5g，升麻 5g，当归 10g，决明子 15g，火麻仁 15g。

予 5 剂，水煎内服，每日 1 剂，每日 2 次。

二诊，患者诉服用 2 剂药后即大便排出，2～3 日 1 行，粪质逐渐好转，但仍稍干结，口渴多饮，乏力，眼睛干涩，干咳、少痰，纳眠有改善，舌淡有裂纹，边有齿印，苔薄白，脉沉细。守上方，加桔梗 10g、杏仁 12g。5 剂，用药方法同上。

三诊，患者诉大便通畅，粪质润，1～2 日 1 行，量正常，纳眠可，余症消失。半年后电话随访无复发。

按语：正如《玉机微义》曰："肾主五液，津液润则大便如常……津液亏少，故见大便结燥。"龙祖宏教授强调该患者年老体虚，病程较长，加之症见气短乏力、便后尤甚，提示气虚；肛门坠胀、胃脘下坠感为气虚下陷的表现；夜尿多为肾气虚不能固摄所致；口干舌燥、眼睛干涩、咽干、饥不欲食等为阴虚的表现；再结合患者舌脉象均提示气阴两虚。气虚则推动无力，大肠失于传导；阴虚则大肠失于濡润，无水舟停，故大便不通，干结似羊屎。四诊合参，辨证属气阴两虚证，治以补中益气，养阴增液。方选补中益气汤合增液汤加减，方中黄芪、太子参、生白术、炙甘草、陈皮、柴胡、升麻、当归组成补中益气汤，共奏补中益气、升阳举陷之功，其中重用生白术，又取其润肠通便之效；升麻升清阳，寓降于升。方中玄参、麦冬、生地黄组成增液汤，滋阴增液，取"增水行舟"之义。加予决明子、火麻仁润肠通便。二诊中患者诉干咳、少痰，为肺阴亏虚导致肺失宣降所致，根据肺与大肠相表里以及"上窍开则下窍自通"的理论，加用桔梗开宣肺气，有"提壶揭盖"之意。《本草纲目》指出杏仁具有三大功效：润肺、清积食、散滞；《现代实用中药》记载，杏仁内服具有轻泻作用，并有滋补之效，此处用杏仁切中病机，恰到好处。全方共奏益气不恋邪、滋阴不碍湿、气阴双补、升降同调之功，用药平和，体现了龙祖宏教授谨守"中庸"之道，善用"和法"治疗脾胃病的学术思想。

4. 肝脾不和，血虚气滞

杨某，女，36 岁，因"便秘半年余"于 2019 年 7 月 12 日就诊。患者诉自半年前产后出现大便难解，患者哺乳期不敢口服西药治疗，自行用"开塞露"辅助排便，今日来龙老处就诊。腹部平片、胃肠镜未见明显异常，血常规提示：血红蛋白 106g/L。现症见：大便干结难解，2～3 日 1 行，情绪急躁易怒，胁肋胀痛，肢倦懒言，面色苍白，头晕，健忘，口唇色淡，纳少，眠一般，舌淡苔白，脉弦细。

中医诊断：便秘（肝脾不和，血虚气滞）。

治法：调和肝脾，养血通便。

方药：四逆散合当归芍药散加减。

黄芪 50g，当归 10g，川芎 10g，白芍 30g，泽泻 15g，白术 15g，茯苓 15g，肉苁蓉 15g，柴胡 10g，枳壳 15g，火麻仁 15g，桔梗 10g，炒莱菔子 10g，甘草 5g。

5 剂，每日 1 剂，每日 2 次，餐前半小时服用。

二诊，患者诉诸症均明显缓解，效不更方，再予 3 剂，服药方法同上，药后诸症消失。

按语：龙祖宏教授指出患者便秘出现于产后，产后容易气血亏虚，血不养肝，加之情志失调导致肝失疏泄，气机郁滞，肝气横逆犯脾，致脾失健运，故发为本病。胁肋胀痛是由于气机郁滞，“不通则痛”；肢倦懒言为气虚的表现；面色苍白、头晕、口唇色淡为血虚所致；气血亏虚，脑窍失养则生理功能失调，故见健忘；舌淡苔白，脉弦细属肝脾不调、血虚气滞之征，治以调和肝脾、养血通便，方选四逆散合当归芍药散加减。当归芍药散首见于张仲景的《金匮要略》“妇人怀娠，腹中疞痛”“妇人腹中诸疾痛”，由白芍、当归、川芎、泽泻、白术、茯苓组成，起养血、调肝、健脾、利湿之功，方中重用芍药泻肝木，安脾土，与柴胡合用补肝血，调肝气，使柴胡升散而无耗伤阴血之弊；当归、川芎养血活血；白术、茯苓、泽泻有健脾化湿之效。黄芪与当归组成当归补血汤以补气生血；四逆散由柴胡、枳壳、白芍、甘草组成，起透邪解郁、疏肝健脾之效；加入肉苁蓉、火麻仁润肠通便；加桔梗宣肺气，炒莱菔子降气通便，一升一降加强调畅气机之功，诸药合用，共奏调和肝脾、养血通便之效。龙教授指出用药收效即止，轻可去实，慎用重剂，以免加重脾胃负担。

5. 湿热秘

患者，男，43 岁，因“反复排便困难 2 年”于 2019 年 5 月 13 日就诊。患者诉近两年来无明显诱因反复出现排便困难，大便虽 1 日 1 行但排便不爽、费力，肛门灼热，便池难冲，口干口苦，在家自行使用番泻叶等药物，症状时作时止。经亲戚介绍来诊，予肠镜检查示：慢性直肠炎。现症见：排便困难，大便 1 日 1 行但排便不爽、费力，肛门灼热，便池难冲，口干口苦，胁肋脘腹胀满，平素嗜食肥甘厚味，纳可，烦躁眠差，小便黄，舌边尖红，舌苔黄腻，脉弦滑。

中医诊断：便秘（湿热秘）。

治法：清利下焦湿热。

方药：小柴胡汤合四妙散加减。

柴胡 15g，黄芩 10g，法半夏 9g，炒苍术 10g，炒黄柏 10g，薏苡仁 30g，牛膝 15g，败酱草 15g，枳实 10g，栀子 5g，厚朴 15g。

7剂，每日1剂，每日2次，餐后服用。嘱患者清淡饮食，避免过食酸、冷、甜、油腻、辛辣等刺激性食物。

二诊，患者诉药后大便情况改善，排便爽快，1日1次，脘腹胀满减轻，口干口苦减轻，失眠改善，舌淡红，舌苔薄黄微腻，脉弦滑。上方加减续服5剂后，诸症消失。

按语：龙祖宏教授指出患者平素嗜食肥甘厚味，易酿生湿热之邪，湿热中阻，气机不畅，腑气不通，故发为本病。患者排便不爽、肛门灼热，多因大肠湿热，热迫直肠所致；湿热中阻，故脘腹胀满；口干口苦、胁肋胀满为少阳见症，故以小柴胡汤调畅三焦气机，因患者纳食可、身体壮实无虚象，故原方去人参、大枣、生姜、甘草，保留柴胡、半夏、黄芩；因湿热下注，肛门灼热，故用四妙散（由苍术、黄柏、薏苡仁、牛膝组成）以清热利湿；配伍败酱草以清热解毒，龙老常于湿热证时使用败酱草、薏苡仁，以奏清热利湿之功；伍用厚朴、枳实、栀子组成栀子厚朴汤，见《伤寒论》"伤寒下后，心烦腹满，卧起不安者，栀子厚朴汤主之"；以栀子之苦以泻火除烦，枳实、厚朴以泻满除胀。全方抓住湿热阻滞、气机不畅之病机，予小柴胡汤调畅气机、四妙散清热利湿，全方使湿热消除、气机通畅、排便爽快。

6. 肝肾阴虚

王某，女，36岁，因"反复便秘多年，再发加重伴腹痛3周"于2020年2月6日至龙老门诊就诊。患者自诉多年来反复出现大便干结难解，甚似羊粪，曾多次于外院诊治，效果不佳。近3周来症状再发，伴脐周胀痛，3天前于外院行腹部平片及肠镜检查，结果未见异常。经朋友介绍到龙老门诊就诊。现症见：大便干结难解，3～7天1次，羊屎便，量少，脐周胀痛不舒，腰酸，口干，纳眠可，小便偏黄。近几月月经推迟，量少色深，夹有血块。舌偏红，苔少，脉细数。

中医诊断：便秘（肝肾阴虚）。

治法：滋肾养肝，润肠通便。

方选：杞菊地黄丸合增液汤加减。

枸杞子10g，菊花10g，生地黄15g，杜仲10g，桑寄生10g，女贞子15g，墨旱莲15g，玄参15g，麦冬15g，当归10g，决明子30g。

5剂，水煎内服，1日1剂，1日3次，早中晚分服。忌食辛辣刺激食物。

二诊，患者诉服药后大便干结难解情况有缓解，排便后脐周胀痛减轻，腰酸及口干有所改善。守上方，加桃仁10g，玄参加量为20g，继服7剂。1个月后随访大便已正常，月经正常，余症消失。

按语：正如《景岳全书》所说："二便为一身之门户，无论内伤外感，皆当察此，以辨其寒热虚实。盖前阴通膀胱之道，而其利与不利，热与不热，可察气化之强弱……后阴开大肠之门，而其通与不通，结与不结，可察阴阳之虚实。"龙老指出，水枯舟停，故该患者以大便干结难解为主症；不通则痛，故见脐周胀痛不舒；结合舌脉象，中医四诊合参，当辨证为肝肾阴虚证。方选杞菊地黄丸合增液汤加减，治以滋补肝肾，润肠通便。全方切中病机，故疗效佳。

（王华宁　陈建华）

第六节　泄　　泻

【概述】

泄泻是指排便次数增多，粪质稀溏，甚则泄出以水样为主症的病症。便质稀溏势缓者为泄，便质清稀如水而直下者为泻。本病四季均可发生，以夏秋两季居多。泄泻常可分为暴泄和久泄，暴泄起病急，病程短，泄泻次数频多；久泄起病缓，病程长，泄泻多呈间歇式发作。本病常见于西医学的急性肠炎、慢性肠炎、胃肠功能紊乱、腹泻型肠易激综合征、肠息肉、肠癌、溃疡性结肠炎等。

【病因病机】

龙老认为导致泄泻的病因繁多，主要病因有饮食所伤、感受外邪、情志失调、劳倦伤脾、命门火衰等，均可导致脾的功能受损，脾运失职，升降失调，清浊不分，而成泄泻。故脾虚湿盛是导致本病发生的基本病机，因而龙老在治疗久泄时常常以健脾除湿为基本大法，同时，龙老强调湿浊郁久易化热，临证对湿浊有化热之势或确有湿热存在的患者，适当佐以清热化湿治疗，往往能提高疗效。

【辨证思路】

首先应辨虚、实。一般而言，起病急，病程短，泄泻次数频多，痛势急迫，多属实证；起病缓慢，病程较长，腹泻间歇发作，多属虚证。

次辨寒、热。凡大便清稀，完谷不化，腹痛喜温，畏寒，手足欠温，多属寒证；凡大便黄褐，臭味较重，泻下急迫，肛门灼热，多为热证。

辨兼夹症。是否兼有外感（寒湿、湿热、暑湿）、是否兼有食积、是否兼有肝郁脾虚、是否兼有肾虚等症。龙老强调临床纯虚、纯实、纯热、纯寒的少见，往往是虚实兼夹，寒热互见，临证不可不知。

【临证治要】

龙老强调虽然脾虚湿盛为泄泻的主要病机，健脾与祛湿是本病的治疗大法，但是由于兼夹证的存在，临床应根据实际情况选方，或攻补兼施，或寒热并用，切不可固守一方一法。

【典型病案】

1. 胆热脾寒

欧某，男，46岁，因“反复腹泻6年余，再发3天”就诊。患者自诉6年来每进食生冷之物或油腻之品，即出现大便次数增多，1日3～5次，多次肠镜检查未见异常，辗转多家医院治疗，症状时作时止。既往曾因“胆囊结石”行“胆囊切除术”。现症见：大便稀溏，1日3～5次，腹胀、腹痛，稍进冷食后腹痛加重，伴口干口苦，偶反酸，咽干，纳呆，眠差，小便可，舌淡，苔黄白微腻，左关脉弦而有力，右关脉弱。

中医诊断：泄泻（胆热脾寒）。

治法：清热利胆，温脾止泻。

方药：柴胡桂枝干姜汤加减。

柴胡10g，炒黄芩5g，桂枝10g，干姜10g，天花粉10g，党参15g，炒白术12g，煅牡蛎15g（先煎），煅龙骨15g（先煎），炙甘草5g。

5剂，水煎服，每日1剂，每日3次。

二诊，患者大便稍成形，1日1～2次。口干、口苦、反酸症状明显减轻，患者服用本方疗效显著，继服上方加减1月余，诸症悉除。

按语：患者有胆疾多年，又长期大便稀溏，龙老遵循先贤辨证精要，强调辨证要抓主症，重视口苦、便溏，该患者既有口干口苦等胆热症状，又有大便稀溏等脾寒症状，当辨为胆热脾寒证。证属上热下寒，寒热错杂，按六经辨证属少阳太阴合病，故予以柴胡桂枝干姜汤加减。本方始见于《伤寒论》，全方由柴胡、桂枝、干姜、天花粉、黄芩、牡蛎、炙甘草组成。原文为“伤寒五六日，已发汗而复下之，胸胁满微结，小便不利，渴而不呕，但头汗出，往来寒热，心烦者，此为未解也。柴胡桂枝干姜汤主之”。本方主治少阳有余而太阴不足，方中柴胡、黄芩清热利胆以除上热，天花粉清热生津；桂枝交通寒热、调和阴阳；龙骨、牡蛎，则取镇静安神，兼制酸止痛之效。伍以干姜、炙甘草温补脾阳以祛下寒，龙老恐其温下寒之力不足，故在原方基础上加党参、炒白术蕴含理中汤之意，以增强温中止泻之力，由于切中病机，故疗效中肯。

2. 脾虚气陷夹湿

李某，男，66岁，因“反复腹泻6年余，再发加重2个月”就诊。2018年7月于当地县医院做肠镜检查示：慢性结肠炎。曾多次于外院就诊，病情时轻时重。2个月前因劳累后腹泻再发加重，前医予参苓白术散口服治疗，病情无明显改善，患者经人介绍至龙教授处诊治。现症见：大便溏稀，1日5～7次，肛门坠胀，腹隐痛，畏寒怕冷，身体困重，神疲懒言，纳呆，口淡不渴，眠尚可，小便不利，舌暗苔白腻，脉沉缓。

中医诊断：泄泻（脾虚气陷夹湿）。

治法：健脾益气，升阳除湿。

方药：补中益气汤合升阳除湿防风汤加减。

黄芪30g，党参15g，炒白术15g，陈皮5g，柴胡5g，升麻5g，当归10g，炒苍术20g，防风3g，茯苓15g，炒白芍5g，炒神曲15g，荷叶5g，炙甘草5g。

7剂，水煎服，每日1剂，每日3次。

二诊，服药后患者大便次数减少，1日1～2次，大便稍成形，腹痛明显缓解，守方加减治疗2个月后诸症皆除。

按语：《景岳全书·泄泻》中云："泄泻之本，无不由于脾胃。"《素问·阴阳应象大论》有"湿胜则濡泻"。现代医家也都认为，脾虚湿盛是泄泻的基本病机。此患者久病体虚，渐伤脾气，脾阳不足，致湿浊停居中焦，湿性重着，下渗肠道；久则阳气下陷，迁延难愈。此病之本在于脾虚阳气下陷，标为寒湿内盛，龙教授以补中益气汤合升阳除湿防风汤加减治之。补中益气汤及升阳除湿防风汤均由脾胃大家李东垣所创立，补中益气汤由黄芪、人参、白术、当归、柴胡、升麻、陈皮、甘草、生姜、大枣组成，起补中益气、升阳举陷之功效，升阳除湿防风汤由苍术、防风、白芍、白术、茯苓组成，起除湿升阳之功效，正如《明医杂著》所云"本方主治脾胃损伤，阳气下陷，大便泄泻或后重便塞"；《证治宝鉴》亦云"泻注诸涩药不效者"可用此方。上方中黄芪、党参益气健脾；柴胡、升麻升阳举陷；当归养血和营；陈皮理气和胃，使诸药补而不滞；炙甘草调和诸药。炒苍术、炒白术可燥湿健脾，茯苓健脾渗湿；风能胜湿，防风既可胜湿止泻又可升举阳气以复脾阳；《医方考》曰"泻责之脾，痛责之肝"，白芍一则柔肝疏脾，二则防诸药过燥伤阴；加荷叶升清；加炒神曲以消食助运。二方合用共奏健脾益气、升阳除湿之功。诸药合用，使脾气健运，脾阳得复，湿邪得去，故泄泻自止。

3. 脾肾阳虚

范某，男，66岁，因"反复腹痛腹泻6年，再发加重半月"于2018年10月8日就诊。患者长期腹泻，每天解3～4次糊状便，每因食油腻厚味或稍食冷即泻，严重时1日6～8次，大便常溏薄夹有黏液，夹有未消化食物，兼有头晕、耳鸣、神疲困倦。患者多次于外院查大便常规、腹部B超及肠镜均未见异常，诊断为肠易激综合征，给予"蒙脱石散""颠茄磺苄啶片"等治疗，症状时作时止。半月前患者食生冷海鲜后症状明显加重，其间自服“蒙脱石散”“颠茄磺苄啶片”等药无效，经朋友介绍来诊。现症见：脐周隐痛，1日6～8次黄色溏稀便，大便夹有不消化之物，伴头昏，手足冷，腰膝酸软，纳眠可，小便正常。舌淡边有齿印，苔白微腻，脉沉细。

中医诊断：泄泻（脾肾阳虚）。

治法：温肾暖脾，固涩止泻。

方药：四神丸合理中汤加减。

补骨脂15g，肉豆蔻10g，吴茱萸5g，五味子5g，党参15g，炒白术15g，炮姜5g，炙甘草5g，炒薏苡仁10g，乌药10g，石榴皮10g，木瓜10g，山药20g。

7剂，水煎服，每日1剂，每日3次。

二诊：服药7剂后，患者腹痛减轻，大便次数较前明显减少，每天2～3次软便，较前成形，无黏液，手足冷减轻，腰膝酸软较前明显改善，食纳增加。效不更方，继以上方加减续服2个月后，诸症消失。

按语：龙老指出该患者年老体衰，肾阳渐亏，加之久泻导致脾肾阳气损伤。脾阳不足，命门火衰，从而导致完谷不化，清浊不分，湿浊积聚，下渗大肠，泄泻始成。《景岳全书·泄泻》曰：“肾为胃关……今肾中阳气不足，则命门火衰，而阴寒独盛，故于子丑五更之后，当阳气未复，阴气盛极之时，即令人洞泄不止也。”腰膝酸软，手足冷，舌淡苔白，脉沉细，均是脾肾阳虚之征。治疗当以温肾暖脾、固涩止泻为法。方选理中汤合四神丸加减，四神丸来源于《证治准绳》，由补骨脂、肉豆蔻、五味子、吴茱萸、生姜、大枣组成，起温肾暖脾、涩肠止泻之功；理中汤即人参汤，由人参、白术、干姜、甘草组成，以温中祛寒、补气健脾。二方合用起温肾暖脾、涩肠止泻之功。龙老去性烈之干姜改用炮姜，且伍用乌药以增强温肾散寒之力；炒薏苡仁利湿止泻；石榴皮涩肠止泻；木瓜和胃化湿止泻；山药健脾固肾止泻。诸药合用，俾火旺土强，泄泻自止。

4. 寒热错杂

鲁某，男，35岁，因“反复腹泻1年余，加重2周”于2019年5月14日就诊。1年前胃镜示：反流性食管炎，慢性浅表性胃炎。肠镜未见异常。西医诊断为“肠易激综合征”。现症见：肠鸣腹泻，每天大便少则3～4次，多则5～6次，大便常夹有不消化食物，每因食生冷或油腻食物诱发，伴见脘腹胀满，嗳气频作，偶感反酸，口干口苦，喜温饮，食欲不振，小便尚可，眠差。舌偏红苔白腻，脉弦细。

中医诊断：泄泻（寒热错杂）。

治法：平调寒热，消痞止泻。

方药：半夏泻心汤合理中汤加减。

姜半夏10g，黄芩5g，黄连3g，党参15g，麸炒白术15g，防风5g，炙甘草5g，干姜5g，大枣10g，炒白扁豆15g，神曲15g。

7剂，水煎服，每日1剂，每日3次。

二诊：患者服药后大便1日2～3次，质软成形，腹胀满减轻，口干苦、反酸嗳气不显，纳食增加，但感腹中冷，怕冷食，乏力，小便可，舌稍红、苔薄白，脉弦细。上方改干姜10g，党参20g，加黄芪30g，陈皮10g，7剂，水煎服，每日1剂，每日3次。

三诊：大便基本正常，胃脘胀痛感明显减轻，腹中冷缓解，余未诉明显不适，神佳，纳眠可，小便调。舌淡红、苔薄白，脉弦。

上方加减继服2个月后随访，未再复发。

按语：龙教授指出，此患者既有上呕（嗳气为胃气上逆的表现）、中痞（脘腹胀满）、下肠鸣（肠鸣腹泻）等典型的半夏泻心汤证应用指征，同时具备口干口苦等上热症状，大便稀溏等下寒症状，属寒热错杂证，正如《伤寒论》第149条指出“但满而不痛者，此为痞，柴胡不中与之，宜半夏泻心汤”、《金匮要略•呕吐哕下利病脉证治》的“呕而肠鸣，心下痞者，半夏泻心汤主之”。半夏泻心汤主治寒热错杂之痞证。方中姜半夏散结除痞、降逆和胃，干姜则温中散寒除痞，姜夏合用除痞散结祛寒；黄连和黄芩则苦寒清降，可泻热除痞，上四药以平调寒热；党参、白术、干姜、甘草组成理中汤，意在加强温中散寒、健脾止泻之力；党参、炒白术和大枣可温补气血、健运脾气以止泻，亦可防芩连苦寒之药伤阳气；加防风是取之“风能胜湿”助止泻之力；加炒白扁豆增强健脾化湿之功，神曲以消食化积。二诊加黄芪补中益气，加陈皮，可防黄芪补气太过所致腹胀。诸药合用，寒热平调、畅达气机，则痞消泻止。

5. 寒热错杂，上热下寒

李某，男，54岁，因“反复腹泻8年余，加重2个月”，于2018年2月5日就诊。患者平素形体消瘦，少气懒言，神欠佳，2年前结肠镜检查示：慢性结肠炎，予西药抗生素、止泻药物等治疗，腹泻时作时止。现症见：脐周隐痛、肠鸣矢气，大便稀溏，1日4～5次，无黏液脓血便，每因情志不畅、饮食不节和寒冷刺激而诱发，便后症状缓解，伴有口干口燥，心烦、失眠，精神疲惫，无反酸，食欲不振，手足冷，小便可，舌红苔薄白微腻，脉细弦。

中医诊断：泄泻（寒热错杂，上热下寒）。

治法：调和肝脾，寒热平调。

方药：乌梅丸加减。

乌梅30g，黄连5g，黄柏10g，细辛3g，花椒3g，干姜5g，桂枝5g，党参15g，当归10g，制附子10g，炒白芍5g，炒神曲15g，炙甘草3g。

7剂，水煎服，每日1剂，每日3次。

二诊，患者服药后大便次数减少为1日2～3次，脐周痛减轻，手足冷减轻，稍有腹胀，守上方加木香5g，10剂。

三诊时患者大便已成形，大便1日1～2次，脐周痛缓解，手足温暖，无口干口燥，精神转佳，继守上方加减1月余，诸症皆除。后期随访，未再复发。

按语：乌梅丸是蛔厥证的常用方剂，后世医家广泛应用于上热下寒证的久泻等疾病。患者脐周痛、食欲不振源于脾虚，如黄元御言“中气颓败，木邪内侵，则不上不下，非左非右，而痛在当脐”；口干口燥、眠差则为上热，手足冷、大便稀溏为下寒，综合患者舌脉象，此为寒热错杂、上热下寒证。以乌梅丸加减治疗，乌梅丸具有缓肝调中、清上温下的作用。方中乌梅性平味酸甘，具有涩肠止泻、生津止渴之效，为君药，加用少量炒白芍、炙甘草酸甘化阴以节制上炎之虚火，配合黄连清上热；制附子、干姜、桂枝、花椒、细辛温下寒，黄柏清相火；党参健脾，当归养血以补肝体，加炒神曲以消食助运。诸药合用，寒温并施、清上温下，使脾胃运化功能得复，故腹泻自止。

6. 脾阴不足，脾肾阳虚

患者，顾某，48岁，因“食管癌术后2年，腹泻2个月”，多处求医问药无果，经人介绍于2019年11月12日来诊。患者精神状态差，形体消瘦。现症见：大便稀糊状、量少，时有黏液，1日5～6次，时感脘腹痞闷不适、脐周隐痛，口干、口微苦，咳少量白稠痰，食纳欠佳，腰背酸痛，汗出，入夜尤甚，小便调，舌暗红少苔，脉弦细，近两年体重下降8kg，平素感肢倦乏力，面色少华，精神欠佳。肠镜、甲状腺功能检查、血常规、大便常规、大便培养等相关检查均未见明显异常。龙教授见患者情绪低落、面色较差，详问病史，耐心倾听患者诉其痛苦，并给予其充分的安抚与鼓励。

中医诊断：泄泻（脾阴不足，脾肾阳虚）。

治法：健脾益肾、温阳止泻。

方药：理阴煎加减。

熟地黄15g，当归10g，肉桂5g，干姜5g，山药10g，炒白术10g，茯苓5g，党参5g，甘草5g，陈皮5g，黄连2g，炒益智仁15g。

5剂，水煎服，每日1剂，每日3次。

二诊时患者心情大好，情绪激动，自诉其看到了治愈的希望，腹泻次数减少，1日1～2次，便质也逐渐成形，龙教授对其进行鼓励，中药继守前方7剂。

三诊时患者诉最近精神状态渐佳，食纳渐增，体重感觉亦稍有增加。遂继续原方加减治疗，两个月后，大便1日1次，成形，食欲食量明显好转，体重增加2kg，余症皆除。

按语：龙教授指出理阴煎出自明代张景岳《景岳全书》，本方由熟地黄、当归、肉桂、干姜、甘草组成，意在温中祛寒、益阴养血。主治真阴虚弱，胀满呕哕，恶心吐泻，腹中疼痛等症。肾为先天之本，脾为后天之本。该患者食管癌术后身体虚弱，久病阴阳俱损，先后天之精亦虚，脾阴不足，脾肾亏虚，寒湿易生，下渗大肠而致泄泻。方取理阴煎的温中祛寒、益阴养血之功，再辅用参、术、苓、草，取四君之意以益气健脾，更助祛湿止泻之力。方中当归、熟地黄、山药益阴养血，《本草纲目》中熟地黄主"填骨髓、长肌肉、生精血、补五脏内伤不足"，当归主"诸恶疮疡、金疮"，故二者能守能走，对于虚而郁热内生者犹宜；山药滋补脾肾之阴；干姜温中散寒、回阳救逆，肉桂补火助阳、引火归原，二者合用助肾蒸腾而通血脉，用之亦佳。龙教授指出，黄连用量尤需注意，量大行清热泻火之功，量小奏健胃之效，此处稍加黄连用以健胃增食欲。陈皮理气，益智仁辛温，善逐中焦之寒邪，用其是取李中梓的"土得所胜，则肾水无相克之虞矣"。诸药合用，共奏健脾益肾、温阳止泻之效。

7. 脾虚湿盛

张某，男，46岁，因"反复泄泻5年，再发加重2个月"于2018年8月12日就诊。述其平素肠胃功能较差，稍进油腻食物或饮食偏多，大便次数即会明显增多而发生泄泻，则每天大便少则2～3次，多则6～7次，伴有头昏、乏力。多次于外院治疗，给"复方地芬诺酯片""蒙脱石散"等药物，症状时有发作，查大便常规、大便细菌培养未见异常，肠镜检查：肠黏膜未见异常。2个月前患者因工作不能规律饮食，泄泻症状加重，自服"蒙脱石散"效果不佳，遂来我院就诊。现症见：泄泻，1日大便6～7次，稀糊状，伴有头昏、乏力、精神欠佳、口干不欲饮、无口苦、食少、脘腹痞胀不舒、眠可、小便可。舌淡红苔白腻，脉缓。

中医诊断：泄泻（脾虚湿盛）。

治法：益气健脾，化湿止泻。

方药：参苓白术败酱汤加减。

党参20g，茯苓20g，炒白术15g，山药30g，薏苡仁30g，炒白扁豆20g，香橼10g，白豆蔻10g，桔梗10g，枳壳10g，败酱草10g，炒神曲15g，甘草5g。

5剂，水煎服，每日1剂，每日3次。

二诊：患者服药后泄泻减轻，每天大便1～2次，较前成形，头昏、乏力改善，食纳增加，以上方加减续服5剂后，诸症消失。

按语：龙老指出该患者泄泻已有5年余，此因患者长期饮食不节，脾胃受损，纳运失职，食积、湿邪遂积聚中焦，致脾不能升清，胃不能降浊，清浊混杂而下，故反复出现大便稀溏；脾虚失于运化、气机不畅导致食少、脘腹痞胀不舒；清阳不升致头昏、精神欠佳；湿盛则致肢倦、乏力，苔白腻之象。治疗当以益气健脾、化湿止泻为法。方选参苓白术败酱汤，此方为龙老根据多年的临证经验在参苓白术散的基础上加减化裁而来。其中党参、白术、茯苓三者合用可以益气健脾兼可利湿；山药益气补脾固涩，可助党参、白术益气健脾，固肠止泻；白扁豆健脾化湿，薏苡仁健脾利湿，二药助白术、茯苓健脾除湿止泻，湿盛易导致气机不畅，遂伍香橼、枳壳以行气；桔梗与枳壳相配，一升一降，一宣一散，以奏宽中利膈、调整气机之效；湿邪内盛，久而呈现化热之象，遂加用小量的败酱草，起清热解毒、消痈排脓之功效。食积纳少加炒神曲消食化积；甘草调和诸药。综观全方，益脾气、利湿邪、行气滞，诸药合用，临床效果明显。

8. 湿热内扰

王某，男，33岁，因“大便次数增多，便质稀溏1周”于2018年8月13日就诊。患者平素喜食辛辣刺激之品，1周前因食入麻辣海鲜后出现腹痛泄泻，泻下急迫。于社区诊所治疗无效，今至龙老处就诊，现症见：患者腹痛泄泻，泻下急迫，泻后痛稍缓，大便黄褐臭秽，黏滞不爽，约1日5～6次，伴肠鸣，肛门灼热，精神欠佳，纳呆眠差，舌红苔黄腻，脉滑数。

中医诊断：泄泻（湿热内扰）。

治法：清热燥湿，行气导滞。

方药：葛根芩连汤加减。

葛根30g，黄芩10g，黄连3g，茯苓15g，苍术10g，车前子15g，炙甘草6g。

5剂，水煎服，每日1剂，每日3次。

复诊：患者复诊时主症较前减轻，但腹胀纳差症状仍在，予陈皮、枳壳加强以理气之功，山楂、炒莱菔子消食除胀，7剂后诸症皆除。

按语：此证属于湿热泄泻，兼有气滞之象。龙老指出对于此证可用源自《伤寒论》的葛根芩连汤加减进行治疗。方中葛根一药味甘、辛，性偏凉，入脾胃经，能解肌退热，升阳止泻，葛根可生发中焦脾胃的清阳，使浊阴下降，从而达到祛热利湿止泻的目的；黄芩、黄连性味苦寒，二者可同入于大肠经，有清热燥湿、调胃厚肠止利之效；车前子“利小便以实大便”，可清热利尿，渗湿止泻；茯苓、苍术可助燥湿止泻。诸药合用诸症自除。

（王华宁　韩东光）

第七节　臌　胀

【概述】

“臌胀”是指由于感染外邪、酒食不节、情志不畅、病后续发等原因所导致的肝、脾、肾功能严重失常，气滞、血瘀、水停为其主要病理变化，最终导致水饮停聚于腹部的严重疾病。常见于病毒性肝炎、酒精性肝炎、脂肪性肝炎、营养不良等原因导致的肝硬化失代偿期，常作为其严重并发症出现。在临床上表现以腹部胀满膨大，绷急如鼓，皮色苍黄，甚者腹壁脉络显露，按之如囊裹水等为特征的一类病症。西医认为其主要是由肝硬化所导致的门静脉高压，血浆白蛋白降低，继发性醛固酮增多，继发性抗利尿激素增多，淋巴液生成增多等原因所导致的。

【病因病机】

臌胀最早见于《灵枢·水胀》，其中提到：“鼓胀何如？岐伯曰：腹胀，身皆大，大与肤胀等也，色苍黄，腹筋起，此其候也。”为中医四大难症“风、痨、鼓、嗝”之一。明·李梴《医学入门·臌胀》曰：“凡胀初起是气，久则成水……治胀必补中行湿，兼以消积，更断盐酱。”清·喻嘉言《医门法律·胀病论》认识到癥积日久可致臌胀，“凡有癥瘕积块痞块，即是胀病之根”。祖国医学认为本病的病因病机在于感受外邪、酒食不节、情志不畅、病后续发等所导致的肝失疏泄，脾失健运，肾失开阖，水液代谢失常，以致水饮停聚于腹中，病位在于肝、脾、肾三脏，病理产物为气滞、血瘀、水停。

龙祖宏教授指出本病“病位在肝，涉及脾肾”，主要由于肝脾肾受损，气滞、血瘀、水停腹中。病初在肝脾，久则及肾。肝主疏泄，其生理特性为喜调达而恶抑郁等，若肝的疏泄功能失常，可出现肝气郁滞，气机郁滞即可导致血液运行失常，从而出现瘀血。肝主藏血，明·章潢《图书编》中提到：“肝者，凝血之本。”肝脏之阴气主收敛，肝阴充足，阴阳协调，则可以发挥凝血作用，肝阴不足则会导致出血；此外，肝气也有收敛血液的作用，肝气不足，收敛能力下降也会导致出血，上述原因导致了血液不循常道而溢于脉外。血溢脉外可以形成瘀血，亦能化为水饮，龙祖宏教授认为这与《金匮要略·水气病脉证并治》中提到“血不利则为水”相吻合，水饮停聚于腹部则发为臌胀。脾主运化，脾失健运则水湿内生。脾主统血，《金匮要略编注·下血》中提到：“五脏六腑之血，全赖脾气统摄。”肝脾同居中焦，肝失疏泄，气机郁滞，肝气乘脾，从而影响脾的运化，这也与《金匮要略》中提到的“见肝之病，知肝传脾”的说法不谋而合。反之，土壅则木郁，脾病亦可导致肝病，肝脾关系密切，其生理及病理功能相互影响、相互制约。病程日久，累及于肾，肾火虚衰，无力温助脾阳，蒸化水湿，则致阳虚水盛。总之，本病属本虚标实，病情错综复杂，治疗当虚实兼顾，首先解决主要矛盾。

【辨证思路】

首辨虚实：龙祖宏教授临证时谨守阴阳为辨证的总纲，正如《素问·阴阳应象大论》中提到："善诊者，察色按脉，先别阴阳。"龙祖宏教授指出本病虽以气滞、血瘀、水停等标实为主，但患者常常有病程长、久治不愈的特点，容易导致肝脾肾俱虚，虚者当分辨清阴虚和阳虚的不同，综合辨治，治当攻补兼施，扶正不恋邪，祛邪不伤正，勿犯虚虚实实之戒。

次辨气、血、水的偏盛：以气滞为主者，常以腹部胀满为主，常伴有情绪抑郁，闷闷不乐，寡言少语，喜叹息或者暴躁易怒，胁肋部胀痛，嗳气或矢气后自觉减轻等表现；以血瘀为主者，常有腹部刺痛，痛有定处，腹部脉络显露，颈部赤丝红缕，舌暗有瘀斑等表现；以水饮为主者，常表现为腹部膨满，按之如囊裹水，舌淡苔白滑等。龙祖宏教授认为，本病虽有气、血、水的偏盛不同，但三者中可二者或者三者相兼为病，在临证时务必要综合分析，兼顾治疗。

【临证治要】

辨识导致腹水形成的原因为治疗的首要任务，从而避免误诊误治。辨别病因是否因病毒性肝炎、酒精性肝炎、结核性腹膜炎、肿瘤等原因所致，可结合病史，做病毒指标检测、血常规、肝肾功、腹部彩超、CT 及 MRI 等相关检查，必要时可行腹腔穿刺术做腹水常规、生化及培养等检测以明确病因。中医诊治当四诊合参，辨清标本虚实，综合辨治本病。龙祖宏教授认为在治疗本病时应注意气、血、水三者间的相互联系，结合唐容川在《血证论·瘀血》中提到"内有瘀血，故气不得通""血积既久，亦能化为痰水"，龙祖宏教授指出气滞会导致血瘀，血瘀同样也能引起气滞，气机不利所导致的离经之血可以化为水饮，而水饮内停则会影响血液的运行和气机的通畅。因此，在治疗本病时，应注意行气、活血、利湿药物的相互配合及用药的偏重。

【典型病案】

1. 脾虚气滞，湿停瘀阻

李某，男，41 岁，患者因"反复腹胀及黑便 4 年余"于我院门诊就诊。患者有饮酒史 20 余年，每天约 100～150ml。2008 年在外院诊断为"酒精性肝硬化失代偿期并腹水"。虽多方治疗病情仍持续进展。于 2017 年开始反复出现 5 次上消化道大出血，3 次肝昏迷，均在当地医院救治。2019 年 2 月开始于我院治疗，现症见：面色黎黑，骨瘦如柴，白睛黄染，乏力气短，纳呆腹胀，胁痛恶心，便秘溲黄，肚腹胀大，攻撑作痛，舌质暗红，舌苔腻，黄白相兼，脉细滑。血浆白蛋白 21g/L，总胆红素 37μmol/L，γ- 谷氨酰转移酶 275U/L。B 超：脾大，大量腹水，双侧胸腔大量胸腔积液。

中医诊断：臌胀（脾虚气滞，湿停瘀阻）。

治法：益气健脾，行气化湿，疏肝活血。

方药：茵陈贞芪六君子汤加减。

黄芪 50g，党参 30g，鳖甲 30g，柴胡 10g，白芍 20g，枳壳 10g，佛手 10g，郁金 15g，白术 15g，茯苓 40g，大腹皮 20g，茵陈 15g，乌药 10g，小茴香 10g，田基黄 15g，垂盆草 15g，女贞子 30g，炒麦芽 30g，甘草 6g。

7 剂水煎服，每日 1 剂，每日 3 次，早中晚分服。

二诊：本方加减服用 1 个月后患者精神明显好转，腹胀减轻。复查肝功能见：血浆白蛋白 29g/L，总胆红素 25μmol/L，γ- 谷氨酰转移酶 176U/L。B 超：脾大，中量腹水，双侧胸腔少量胸腔积液。

三诊：上方加减治疗 1 年余，病情明显改善，无明显腹胀，纳眠可，二便调。血浆白蛋白 36g/L，总胆红素 11μmol/L，γ- 谷氨酰转移酶 67U/L。B 超：脾大，少量腹水。

按语：本病属于祖国医学的“臌胀”的范畴，《张氏医通•腹满》中提到：“嗜酒之人，病腹胀如斗……此得之湿热伤脾，胃虽受谷，脾不输运，故成痞胀……蓄血成臌，腹上青筋见，或手足有红缕赤痕。”患者平素饮食不节，嗜酒无度，导致脾虚失运，肝失疏泄，从而引起气机失常，血液不循常道，溢于脉外，形成瘀血和水饮等病理产物。肝气不利，瘀血内停则导致胁肋疼痛，舌质暗红；久病气血耗伤，后天气血生化乏源，则见骨瘦如柴，乏力气短；脾虚气滞可见纳呆腹胀；舌质暗红，舌苔薄白腻，脉细滑，也是湿停瘀阻之征。治疗上龙祖宏教授以益气健脾、行气化湿、疏肝活血为法，方用茵陈贞芪六君子汤加减，药以四逆散加佛手、郁金疏肝行气养肝，配以茵陈、田基黄、垂盆草清利肝胆湿热，党参、黄芪、白术益气健脾，茯苓健脾利水，大腹皮行气消胀，加上小剂量的乌药、小茴香取《金匮要略》中所提到的“病痰饮者当以温药和之”之意，炒麦芽消食助运，鳖甲活血化瘀，软坚散结，兼以滋阴潜阳，配用女贞子滋补肝阴，避免一味渗利耗伤阴液，黄芪、女贞子相配，气阴双补，扶正固本。全方攻补兼施，使正气得复，水饮得消，腹胀得减。

2. 肝脾血瘀，水湿停滞

杨某，男，51 岁，患者因“体检发现慢性乙型肝炎 20 余年”于 2016 年 11 月于我院门诊就诊。患者于 20 年前发现慢性乙型肝炎，无腹痛、黄染等。2016 年

5月无明显诱因出现腹部胀大，腹部皮肤脉络迂曲，双下肢轻度水肿，无呕血黑便，无皮肤巩膜黄染，于当地医院完善相关辅助检查诊断为"慢性乙型肝炎失代偿期伴腹水"，并住院治疗（具体不详）后双下肢水肿消失，腹胀减轻。此后上述症状易反复发作，经人介绍遂来诊。现症见：腹部胀大如鼓，按之柔软，如囊裹水，纳眠欠佳，大便色黄，时干时稀，小便量少，面色黧黑，腹壁见多枚蜘蛛痣，脐周腹壁见静脉曲张，皮肤巩膜未见黄染，双足踝轻度水肿，舌暗红，苔白厚腻，脉沉滑。

中医诊断：臌胀（肝脾血瘀，水湿停滞）。

治法：健脾除湿，行气利水，活血化瘀。

方药：自拟兰益四苓汤。

茯苓30g，泽泻15g，猪苓15g，白术30g，大腹皮15g，佛手10g，泽兰15g，益母草15g，制鳖甲15g，车前子15g。

14剂，水煎服，每日1剂，每日3次，早中晚分服。嘱患者禁食硬食及粗纤维食物以免划伤食管血管引起大出血。

二诊：患者服药后腹部胀满明显减轻，腹部静脉曲张、纳眠较前好转，大便可，小便量较前稍有增加，舌暗红，苔白腻，脉沉。效不更方，继用前方，14剂，每日1剂，早晚分服。

三诊：患者腹胀不明显，纳眠可，二便调。复查B超提示：少量腹水。

按语：患者以腹部胀大如鼓为主要表现，当属祖国医学"臌胀"的范畴。患者既往慢性乙型肝炎病史多年，久病情志不畅，气机郁滞，血液运行不畅，水液代谢失常，而见腹部胀大如鼓。久病入络，络脉瘀滞，而见脐周静脉迂曲。患者舌暗红，苔白厚腻，脉沉滑均是肝脾血瘀、水湿停滞的表现。龙老认为该患者为脾虚致水湿停于腹中，脾虚为本，血瘀、水饮为标，故治疗上以健脾除湿、行气利水、活血化瘀为要，以攻补兼施。兰益四苓汤是龙老常用于治疗肝硬化腹水的有效自拟方之一，由泽兰、益母草合四苓散组成，具有健脾除湿、行气利水、活血化瘀之功。方中白术、茯苓、猪苓、泽泻健脾利水除湿，加用泽兰、益母草活血利水，加大腹皮、佛手行气，取"气行则血行、气行则湿化"之意，伍用车前子增强利尿消肿之功，同时，恐全方渗利伤其阴液，故加用鳖甲滋阴潜阳，且取其软坚散结之功效以助软肝缩脾、消散水饮。全方用药平和，切中病机，故使正气得复，水饮得消。

3. 脾虚水停，寒热错杂

刘某，男，54岁，患者因"纳差、腹胀5年余"于我院门诊就诊。患者饮酒10余年，每天约200ml。患者于2016年在外院诊断为"酒精性肝硬化伴腹腔积液”。症状逐年加重，遂于我院门诊就诊。现症见：面色晦暗，皮肤及白睛黄染，乏力气短，口干欲饮，腹部胀大，纳呆便秘，牙龈渗血，舌质暗红苔黄白腻，脉缓。血浆白蛋白 24g/L，总胆红素 36μmol/L，血小板 82×10^9/L。B 超：腹腔大量积液。

中医诊断：臌胀（脾虚水停，寒热错杂）。

治法：清热利湿，攻下逐水。

方药：中满分消丸合茵陈蒿汤加减。

党参 15g，白术 10g，茯苓 30g，半夏 10g，陈皮 10g，黄芩 5g，黄连 3g，干姜 10g，甘草 3g，炒知母 10g，厚朴 15g，枳实 10g，姜黄 10g，猪苓 15g，泽泻 15g，茵陈 15g，栀子 5g，炒大黄 3g。

7 剂，水煎服，每日 1 剂，每日 3 次，早中晚分服。

二诊：上方加减服用半年后，患者腹胀基本消除，精神好转。血浆白蛋白 30g/L，总胆红素 23μmol/L，血小板 96×10^9/L。

三诊：上方加减继服 1 年后，患者精神、面色转佳，腹胀、黄疸消失，纳食正常。血浆白蛋白 34g/L，总胆红素 16μmol/L，血小板 98×10^9/L。B 超提示：脾大，少量腹水。

按语：《内经》曰：“诸湿肿满，皆属于脾。”脾虚水停是形成臌胀的重要病机。肝硬化病程日久，寒热错杂，治疗当健脾利水，平调寒热，攻补兼施。方选中满分消丸，该方出自《兰室秘藏》，为六君汤、平胃散、半夏泻心汤、四苓散、枳术丸等加减合方而成，蕴含健脾燥湿、升清降浊、平调寒热、利水除湿、攻补兼施之意。方中茵陈、栀子清化湿热；知母清热泻火；姜黄活血利胆；大黄、猪苓、茯苓、泽泻等从二便分利湿热。故治疗上龙祖宏教授抓住病机之关键，即是患者既有脾虚水停，又有水热互结，本虚标实，寒热错杂，病机错综复杂，中满分消丸有清热化湿、行气利水之功效，茵陈蒿汤（由茵陈、栀子、炒大黄组成）擅长清泻湿热以退黄，二者合用正中病机，故疗效较佳。

4. 水热互结，瘀血内阻

金某，男，55 岁，因“腹胀 3 年余，再发加重 1 个月”就诊。患者平素嗜酒，3 年前因饮酒后出现腹部胀满不适，皮肤巩膜黄染，颈部可见蜘蛛痣，轻度双下肢水肿，无呕血黑便等不适。患者遂就诊于外院，完善相关辅助检查后诊断为“酒精性肝硬化伴腹水”，予以相应处理（具体不详）后上述不适好转后出院。3 年来，患者腹部胀满等不适多次复发，并呈逐渐加重之势。1 个月前，患者因饮酒后再次出现腹部胀满不适，遂就诊于我院。现症见：面色晦暗，皮肤巩膜黄染，腹部膨大明显，腹围 89cm，腹壁静脉曲张，口苦、乏力，嗳气明显，口干不欲饮水，纳呆便溏，无恶心呕吐，无黑便，眠差，小便量少。舌红，舌底脉络迂曲，苔少，脉滑数。B超示：腹腔中等量积液；胆囊多发结石；慢性胆囊炎。

中医诊断：臌胀（水热互结，瘀血内阻）。

治法：泄热利水，行滞散瘀。

方药：猪苓汤加减。

猪苓15g，茯苓15g，炒泽泻15g，阿胶15g，滑石粉15g，白茅根30g，炒鸡内金10g，煅牡蛎15g，制鳖甲15g，甘草5g。

7剂，水煎服，每日1剂，每日3次，早中晚分服。

二诊：患者自觉腹部胀满不适较前减轻，腹围84cm，口苦、乏力等不适较前减轻，大便稍成形。效不更方，继用上方，加量阿胶为20g，制鳖甲为30g。

三诊：继服1个月后，患者上述不适腹胀明显减轻，腹围78cm，腹部B超示：腹腔少量积液，胆囊结石（结石数量较前减少），胆囊炎。

按语：患者以"腹部胀满膨大"为主症，当属于祖国医学"臌胀"之范畴。《灵枢·五癃津液》中提到："邪气内逆，则气为之闭塞而不行，不行则为水胀。"《景岳全书·杂证谟》曰："单腹胀者，名为鼓胀，以外虽坚满而中空无物，其象如鼓，故名鼓胀。"患者肝病日久，肝失疏泄，脾失健运，水液代谢失常，水液停聚腹中，故见腹部胀满膨大；久病入络，血行郁滞故见舌底脉络迂曲及腹壁脉络迂曲；水液输布失常，故见口干，瘀血内停，故渴而不欲饮；水饮内停日久，郁而化热，邪热扰心，故见眠差，结合患者舌红，舌底脉络迂曲，苔少，脉弦滑，当属"水热互结，瘀血内阻"之证。治以泄热利水，行滞散瘀，方用猪苓汤加减。方中猪苓、茯苓淡渗利湿；炒泽泻渗湿和脾；滑石性味甘、淡、寒，寒能清热，滑能利窍，此处取其利湿清热之功，导热从小便去，使水饮消，大便实；阿胶甘平滋阴补血，既滋已伤之阴，又防诸药渗利损伤阴血；白茅根清热利湿、凉血止血，与滑石同用，增强清热利湿之功；煅牡蛎、制鳖甲软坚散结，化瘀通络；炒鸡内金消食助运、软坚消石；甘草调和诸药。全方清热利水，化瘀行滞并举，使水热、瘀血消散，腹胀得消。龙祖宏教授指出，肝病日久的患者常常伴有胆囊疾患，龙祖宏教授认为这是由以下方面的原因导致的。首先在生理位置上，《类经·脏象类》指出："胆附于肝，相为表里。"如果肝的疏泄功能失常，就易影响胆的排泄功能，从而导致胆汁停聚于胆腑，日久形成结石；再者，《东医宝鉴》载："肝之余气泄于胆，聚而成精。"即是说明了胆腑起着承接来自肝脏的"精汁"的作用，肝气瘀滞，使源于肝脏的"精汁"淤积，淤积之精汁聚于胆腑，亦可形成结石。故治疗上龙祖宏教授常辅以鸡内金软坚消石，同时，制鳖甲、煅牡蛎有软坚散结之功，既软肝缩脾，也有助于胆结石的消散。肝胆同治，更能提高临床疗效，值得临床借鉴。

5. 脾肾阳虚，水湿停滞

张某，男，55岁，因“反复腹胀、小便不利2月余”于我院门诊就诊。患者既往多年饮酒史，每天约400ml，2006年因“酒精性肝硬化失代偿期伴腹水、肝性脑病”于外院住院治疗，予以相应治疗（具体不详）后好转出院，其后戒酒十年余。3年前，患者再次饮酒，每天约300ml。2个月前患者无明显诱因出现腹部胀满不适，晨起明显，伴纳差、乏力、小便不利等不适，遂就诊于我院门诊，现症见：腹部胀满不适，晨起明显，精神欠佳，面色黧黑，双眼睑浮肿，白睛黄染，偶有胁痛恶心，乏力，纳眠差，大便不成形，1日1～3次，小便不利，量少，舌质暗淡，舌苔白腻，脉沉细涩。白蛋白33g/L，总胆红素37μmol/L，谷草转氨酶62U/L，谷丙转氨酶49U/L，γ-谷氨酰转移酶253U/L。B超：少量腹水，肝胆胰脾未见明显异常。

中医诊断：臌胀（脾肾阳虚，水湿停滞）。

治法：温补脾肾，行气利水。

方药：苓桂术甘汤合真武汤加减。

茯苓30g，桂枝10g，炒白术15g，白附片15g（先煎4小时），猪苓15g，炒泽泻20g，车前子15g，白芍10g，大腹皮20g，佛手10g，炙甘草6g，生姜10g。

7剂，水煎服，每日1剂，每日3次，早中晚分服。

二诊：患者精神状态较前好转，腹胀减轻，效不更方，守方再进。

三诊：上方加减治疗2月余，病情明显改善，无明显腹胀，余症皆不明显，纳眠可，二便调。血浆白蛋白37g/L，总胆红素10μmol/L，谷草转氨酶17U/L，谷丙转氨酶20U/L，γ-谷氨酰转移酶40U/L。B超：肝胆胰脾未见明显异常。

按语：根据患者临床表现，本病当属于祖国医学的“臌胀”的范畴。《素问·太阴阳明论》指出：“故犯贼风虚邪者，阳受之；食饮不节，起居不时者，阴受之。阳受之则入六腑，阴受之则入五脏。入六腑则身热，不时卧，上为喘呼，入五脏则䐜满闭塞，下为飧泄，久为肠澼。”而在《医经原旨》中也记载：内伤脾肾，留滞于中，则心腹胀满不能再食，其胀如鼓，故名“臌胀”。患者平素饮食不节，嗜酒无度，损伤脾胃，脾阳不足，运化失司，故见纳差、大便不成形；脾阳不足，水液代谢失常，水谷精微不归正化，水湿内停，聚于腹中故见腹胀；水湿内停，气机不利故偶有胁痛等不适；湿阻中焦，气机升降失调，故偶有恶心；湿阻气机，清阳不展，四肢不得禀水谷气，故见乏力等不适。脾为后天之本，肾为先天之本，脾虚运化无力，气血化生不足，势必会影响肾的生理功能，肾阳亏虚，气化无力，故见小便难解，结合患者舌质暗淡，舌苔白腻，脉沉细涩，故辨证为“脾肾阳虚，水湿内停证”。治疗当以温补脾肾、行气利水为法，治疗时龙祖宏教授方用苓桂术甘汤合真武汤加减。上述两方均出自《伤寒论》，苓桂术甘汤主治脾阳不足，水气内停之证，真武汤主治肾阳不足，水气内停之证，两方合用主治脾肾阳气不足所致之诸证。喻昌曰："茯苓治痰饮，伐肾邪，渗水道，桂枝通阳气，开经络，和营卫，燥痰水，除胀满，治风眩，甘草得茯苓不资满而反泄满。"诸药合用通中焦脾阳而除水湿。《医方集解》则强调：肾之真阳盛，则水皆内附，而与肾气同其收藏矣；肾之阳虚，不能制水，则泛溢为病。方中茯苓、炒白术培土以制水，白附片、生姜温补脾肾之阳气，壮真火而逐虚寒；白芍一则制约诸药之辛温，再则可防本方过度渗利而伤阴，此谓先安未受邪之地；大腹皮、佛手行气利水，使气行则湿化，炙甘草另可调和诸药，诸药合用，紧扣本病之病机，使阳气得复，水湿得消，诸证皆除。

（王华宁　罗树培）

第八节　胃　　痞

【概述】

"胃痞"是指心下胃脘部近心窝处的痞塞，胸膈满闷不舒，触之无形，按之不痛为主要症状的病症，是中医脾胃病中常见的病症之一。常见于功能性消化不良、慢性胃炎（慢性非萎缩性胃炎和慢性萎缩性胃炎）等疾病，以心下痞塞胀满为主要表现，伴见恶寒、恶心呕吐、饮食减少、干噫食臭、肠鸣、大便稀溏或心烦口渴等症状。现代医学认为其发病与胃肠动力障碍、内脏高敏感、精神心理障碍、脑-肠轴异常、幽门螺杆菌（HP）感染、胃酸、中枢神经系统障碍、遗传、饮食、生活方式或其他疾病累及（如糖尿病、甲状腺功能减退）等有关。

【病因病机】

外感伤寒、中风，表邪未解而误用下法，表邪内陷入里是胃痞发生的主要病因，在此基础上龙祖宏教授认为，内伤脾胃是重要的病变基础，脾胃为气机升降的枢纽，脾虚运化失调，脾升失常则易腹胀便溏，胃虚不能及时腐熟水谷，胃降失常则呕、噫。感受寒邪、饮食不节，或过食生冷食物，损伤脾阳，脾胃纳运失调可发为胃痞；情志不调，气机不利，气机升降失常或脾失健运，水湿不运，内生痰湿，痰气阻塞中焦，气机不畅，或脾胃虚弱致邪气入里损伤脾胃，胃中空虚，客气上逆导致胃痞发生，故脾之清阳不升，胃之浊阴不降，内外合邪，气机升降失和是胃痞发生的病机。本病病位在胃，发病过程与肝、脾息息相关，脾虚肝郁为本，外邪伤中、饮食停滞为发病之标。患者机体体质强弱、病程长短、阴阳盛衰变化、治疗用药因素均影响病情的判断分型辨证。

【辨证思路】

胃痞辨证首先区分有邪无邪、实证虚证、寒证热证、虚实夹杂证、寒热错杂证等。一般来说，有邪为实，无邪为虚；饮食减少，大便稀溏或下利属虚；痞满能食，大便干结为实；痞满喜温喜按，起病缓、病程长为虚；痞满拒按，起病急、病程短者为实；口干口苦，咽干喜冷饮，舌质红，苔黄厚腻、脉滑数有力的多为实证、热证；口不渴，舌质淡、苔薄白或白腻，脉沉细无力的多为虚证、寒证。临床也有寒热错杂、虚实夹杂证，要细致鉴别，对症治疗。

根据四诊合参，确定胃痞的分型。

【临证治要】

可行腹部B超，必要时可做胃镜、肠镜、腹部CT、血糖、甲状腺功能及生化如肝肾功能等相关检查进行鉴别诊断，排除胃、肠、肝、胆、胰、甲状腺器质性病变。仔细询问病史，结合舌脉，辨证分型给予开结除痞、消食化滞、燥湿化痰、疏肝解郁、益气健脾温中、和胃降逆、行气消痞治疗。寒热错杂者予泻心汤属清热行气，散寒消痞。不可一味攻下，损伤中焦脾胃，耗伤正气，加重痞满。

【典型病案】

1. 脾胃虚弱，肝郁气滞

张某，女，45岁，因“反复胃脘胀满4年余，加重半月”于2018年3月21日就诊。既往有“慢性胃炎”病史4年余，常因工作繁忙、饮食不规律，加之情志不畅即出现胃脘胀满，饮食减少，无食欲，食后腹胀加重，连及两胁，时有嗳气，疲乏无力，大便稀溏量少，小便正常，情绪不畅或劳累诱发加重，曾多次到本院及外院就诊，胃镜示：慢性浅表-萎缩性胃炎。给服“泮托拉唑、多潘立酮片、大山楂丸”等中西药物治疗，症状时作时止。半个月前因饮食不慎胃脘胀闷再发加重，遂来就诊。^{14}C呼气试验：(-)。现症见：胃脘胀满，餐后或情志不畅胃胀闷加重，时有嗳气，纳差，便稀溏，矢气则舒，四肢困倦、乏力，面色少华，形体消瘦。舌质淡胖，边有齿痕，苔薄白，脉弦细无力。

中医诊断：胃痞（脾胃虚弱，肝郁气滞）。

治法：健脾益气，疏肝和胃消痞。

方药：香砂四君子汤加味。

党参30g，炒白术20g，茯苓15g，陈皮10g，砂仁6g（后下），木香10g，炙香附15g，炒枳壳10g，川芎10g，炒鸡内金15g，甘草5g。

7剂水煎服，每日1剂，早、中、晚分3次温服。

二诊，患者诉服药1周后，胃脘及两胁胀满明显减轻，嗳气减轻，矢气多，乏力，大便较前成形，饮食增加。舌质淡胖，边有齿痕，苔薄白，脉弦细。效不更方，脾虚甚上方加黄芪30g，7剂，水煎服，每日1剂，早、中、晚分3次温服。服药后，诸症消失。

按语：该患者胃脘胀满已经4年余，饮食不调，久病损伤，致脾胃虚弱，运化失调，气机阻滞中焦则胃脘痞满，纳呆食少，脏腑失养则困倦、乏力，面色少华，形体消瘦，兼夹有情志不畅，肝郁气滞，横逆犯脾胃，中焦气机阻滞不畅，致胃脘痞满不舒，连及两胁，胃气失于和降故嗳气、矢气气机得以条畅则舒。舌淡胖、苔白，脉细无力，为脾气虚之候，气虚气行无力，气滞于中则满闷。龙祖宏教授指出治以健脾益气、疏肝和胃消痞，方选香砂四君汤加减。方中党参、白术、茯苓、甘草组成四君子汤，健脾益气扶正治本，砂仁、木香行气，补而不滞，香附、川芎疏肝理气，活血通肝络祛邪治标。脾、肝、胃同治，补、疏、通并用，既扶正又祛邪。一诊后诸症减轻，说明脾得健运，肝气得舒，胃气和降，但舌仍淡胖，脉沉细，乏力，说明久病脾气虚弱较甚，宜补益脾气，加用黄芪加强健脾益气之功。龙老强调，本虚为主病症，祛邪要中病即止，不可过于克伐正气。内服药物同时要注意情志调摄，防止肝气犯胃，脾虚气滞反复。

2. 脾胃虚弱，湿浊内盛

杨某，女，61岁，因"胃脘痞闷1年，再发加重1个月"于2018年1月19日就诊。患者诉近1年来每因饮食不慎，过食辛辣油腻食物或劳累后胃脘痞闷胀满不适，饮食减少，食后腹胀、嗳气，口干口黏腻，饮水不多，头身困重，大便稀溏，1日1次，无黏液及血，无不尽感，无里急后重，矢气不多，小便正常，睡眠差，形体肥胖。曾到外院胃镜检查提示：慢性非萎缩性胃炎，间断服用健胃消食片、多酶片等助消化药，胃脘闷胀稍减轻但反复发作，效果不明显，近1个月来患者上症反复加重，今日来诊。现症见：胃脘痞闷胀满不适，饮食减少，食后胃胀满，乏力，口干口黏腻，饮水不多，头身困重，恶心，大便稀溏，1日1次，无黏液及血，无不尽感，无里急后重，矢气不多，小便正常，睡眠差，舌淡，苔白厚腻，脉沉细。既往史：胃镜检查"慢性非萎缩性胃炎"1年，否认肝炎、糖尿病史。

中医诊断：胃痞（脾胃虚弱，湿浊内盛）。

治法：燥湿健脾，行气消痞。

方药：香砂平胃散加减。

炒苍术15g，陈皮10g，炒厚朴15g，砂仁10g（后下），广藿香15g，佩兰10g，炙黄芪30g，茯神15g，紫苏梗15g，炒鸡内金15g，炒神曲15g，炒莱菔子15g，甘草10g，生姜10g。

5剂，水煎内服，早、中、晚分3次温服。

二诊：患者服药后胃脘胀满、口干口黏腻减轻，饮食改善，矢气多，精神好转，睡眠有所改善，大便1～2次，稀糊状，小便调。舌淡，苔薄白，脉弦细。效不更方，守上方续服。5剂水煎服，每日1剂，早、中、晚分3次温服。

三诊：诸症缓解，无恶心，饮食及精神明显好转，食后偶有胃胀、嗳气，大便1～2次，成形，小便调。舌淡，苔薄白，脉弦细。辨证属脾胃虚弱。给予香砂六君汤加减，益气健脾和胃消痞。方药如下：

党参15g，炒白术15g，茯苓15g，半夏曲10g，陈皮10g，砂仁10g（后下），紫苏梗15g，炒鸡内金10g，炒神曲15g，甘草5g。

续服5剂，水煎内服，每日1剂，早、中、晚分3次温服。服药后诸症缓解。

按语：患者以胃脘痞闷为主症，当属中医“胃痞”范畴。《内经》中最早记载为否、满、否隔。《素问•异法方宜论》云：“脏寒生满病。”《张氏医通•诸气门上》对痞满的治疗应区分体质为“肥人心下痞闷，内有湿痰也”以及“老人、虚人则多为脾胃虚弱，运化不及”。患者年高久病素体肥胖，因饮食不节，损失脾胃，脾虚运化失调，饮食减少，湿浊内盛，阻滞气机，气滞心下故胃脘痞闷胀满；湿性重浊、黏腻，湿困脾阳则乏力，口干口黏腻，饮水不多，头身困重，胃失和降故恶心，中焦气机输转失调，清阳不升，水湿下注大肠，故出现大便次数增多。治疗以香砂平胃散燥湿健脾，行气消痞，攻邪为主，砂仁燥湿行气，广藿香、佩兰、紫苏梗芳香化浊醒脾，和胃降逆，黄芪补气固本，炒鸡内金、炒神曲、炒莱菔子消食助运，行气消满，生姜温散寒湿。二诊后湿浊渐化，诸症缓解。脾喜燥恶湿，脾虚运化失职，为生痰生湿之源，湿浊消，痞满除，湿实去，但正气仍虚，为防止脾湿卷土重来，则需健脾助运，故以香砂六君汤善后调理，固护脾胃后天之本。

3. 寒湿内聚，困阻脾胃

高某，男，32岁，胃脘痞闷5天，2018年8月30日就诊。患者诉5天前运动后进食冰水、生冷食物后脘腹闷胀痞满不适，恶心，呕吐2次，为胃内容物，未见咖啡色样物，无食欲，大便稀溏，1日1～2次，未见黏液及血，无不消化食物残渣，无不尽感，无里急后重，腹胀矢气不多，矢气则舒，口渴不欲饮，小便正常。查腹部B超：肝、胆、脾未见异常，肠积气，胰腺显示不清。自服陈香露白露片，呕吐止，胃脘闷胀稍减，今日来诊。现症见：胃及脘腹闷胀痞满不适，恶心欲呕，无食欲，大便稀溏，1日1～2次，未见黏液及血，无不消化食物残渣，无不尽感，无里急后重，矢气不多，矢气则舒，口渴不欲饮，小便正常，无发热，舌淡，苔白厚腻，脉弦缓。既往史：否认肝炎、糖尿病等其他病史。

中医诊断：胃痞（寒湿内聚，困阻脾胃）。

治法：温化寒湿，祛湿和胃消痞。

方药：胃苓汤合厚朴温中汤加减。

炒苍术15g，陈皮10g，炒厚朴15g，茯苓15g，猪苓15g，桂枝15g，炒泽泻15g，干姜10g，草豆蔻10g，木香10g，甘草10g，生姜10g。

5剂，水煎内服，每日1剂，早、中、晚分3次温服。

二诊：脘腹痞满缓解，饮食改善，矢气多，大便1日1次，糊状，小便正常。睡眠可。舌淡，苔薄白，脉缓。效不更方，守上方续服5剂，水煎内服，每日1剂，早、中、晚分3次温服。

三诊：诸症缓解，无恶心，饮食及精神明显好转，食后偶有胃胀，大便1日1次，黄软成形，小便调。舌淡，苔薄白，脉沉缓。予厚朴温中汤加减，温中行气消痞。方药如下：炒厚朴15g，陈皮10g，炒白术15g，茯苓15g，甘草10g，草豆蔻10g，干姜10g，砂仁10g（后下），木香5g。

5剂，水煎内服，每日1剂，早、中、晚分3次温服。诸症缓解，病情痊愈。

按语：《兰室秘藏·中满腹胀》："脾湿有余，腹满食不化。"患者年轻，病程短，起病急，因饮食不节进食生冷，感受寒邪，寒湿困阻，中焦寒邪凝滞，脾胃气机升降失调，脘腹痞满闷胀不适，胃气上逆恶心、呕吐，脾气不舒，无食欲，清阳不升，大便稀溏，矢气气机得以条畅则舒，口渴不欲饮，舌淡，苔白厚腻，脉弦缓为寒湿内聚之象，病性属寒属实，治疗以温化寒湿，祛湿和胃消痞，胃苓汤合厚朴温中汤加减。胃苓汤载于《丹溪心法》，为平胃散与五苓散合方，既能行气利水，又能祛湿和胃，厚朴温中汤温化寒湿。炒苍术、陈皮、炒厚朴燥湿健脾，行气消痞，攻邪为主，白术（易炒苍术）、茯苓、猪苓、桂枝、炒泽泻利水渗湿，温阳化气，干姜、生姜温散寒湿，草豆蔻、砂仁燥湿行气，甘草调和诸药。湿祛寒散，水行气化，脾胃并治，诸疾得解。该方药对夏、秋之交，脾胃伤冷感寒，胃胀、呕吐、腹泻不适者，效尤佳。

4. 湿热蕴结

张某，男，38岁，因"胃脘腹部痞闷半年，加重半月"于2016年5月16日就诊。患者诉半年前因饮酒、进食肥甘厚味，感脘腹痞闷胀满不适，恶心欲呕，心中烦闷，不思饮食，口干渴饮不多，大便稀溏黏腻不尽感，1日1～2次，量少，未见黏液及血，小便短赤。查腹部B超：①脂肪肝；②胆、胰、脾未见异常。间断自服减脂、减肥药物，胃脘闷胀时轻时重，半月来饮食不节饮酒后症状反复加重，今日来诊。现症见：脘腹痞闷胀满不适，恶心欲呕，心烦不思饮食，口干渴饮不多，大便稀溏黏腻不尽感，1日1～2次，量少，未见黏液及血，小便短赤。舌红，苔黄腻，脉濡数。既往史：否认肝炎、伤寒及寄生虫病史。

中医诊断：胃痞（湿热蕴结）。

治法：化湿清热，理气和胃消痞。

方药：连朴饮加减。

方药：炒厚朴15g，黄连10g，法半夏10g，炒栀子10g，淡豆豉5g，芦根15g，石菖蒲10g，紫苏梗15g，茵陈15g。

5剂，水煎内服，每日1剂，早、中、晚分3次温服。清淡饮食，忌醇酒、厚味。

二诊：胃脘痞满减轻，饮食增加，口干口黏腻，大便调，小便正常。时有心烦，睡眠欠佳。舌红，苔黄腻，脉濡数。效不更方，守上方续服5剂，水煎内服，每日1剂，早、中、晚分3次温服。

三诊：胃脘痞满缓解，无恶心，饮食可，食后偶有嗳气腹胀，大便1次，小便调。舌淡红，苔薄黄，脉细数。湿热减轻，去菖蒲，法半夏改半夏曲，减少栀子用量，加炒鸡内金、炒神曲。方药如下：

炒厚朴15g，黄连10g，半夏曲10g，炒栀子5g，淡豆豉5g，芦根15g，紫苏梗15g，茵陈15g，炒鸡内金15g，炒神曲15g。

5剂，水煎内服，每日1剂，早、中、晚分3次温服。3个月后随访，症状缓解。

按语：李东垣《兰室秘藏·中满腹胀论》中说“风寒有余之邪，自表传里，寒变为热，而作胃实腹满”“亦有膏粱之人，湿热郁于内而成腹满者”。本案患者因饮食不节嗜食辛辣醇酒厚味，损伤脾胃，酿生湿热，湿热阻滞中焦，气机升降失调，痞满不适，浊阴不降，胃气上逆则呕恶，湿热闭郁，心中烦闷，湿热相夹，口渴不欲饮，湿热下注，大便黏腻，小便短赤，舌红，苔黄腻，脉濡数，为湿热蕴结之象，病性属热属实，治疗以化湿清热，理气和胃消痞。如李用粹在《证治汇补·痞满》云：“初宜舒郁化痰降火……久之固中气……佐以他药；有痰治痰，有火清火，郁则兼化。”方拟连朴饮加减。连朴饮为《霍乱论》中治疗湿热蕴伏清浊相混，胃失和降之霍乱吐利、胸脘痞闷之代表方。本患者虽无吐泻不止、挥霍缭乱之症状，不是霍乱，但病机相似，所谓异病同治。炒厚朴行气化湿，黄连清热燥湿，气行则有利于湿化，湿去则热易消。法半夏燥湿和胃降逆止呕，炒栀子、淡豆豉组成栀子豉汤，宣散胸膈之郁热，寒温并用，芦根清热化湿，疗“呕逆不良、胃中热”，石菖蒲芳香化湿悦脾，紫苏梗醒脾，茵陈清热利胆化湿热。三诊湿热减轻，症状明显改善，栀子苦寒恐过用伤阴败胃，去菖蒲，减少栀子用量，患者食后腹胀，说明运化不力，加炒鸡内金、神曲消食助运。

5. 脾胃虚弱兼气滞

吴某，女，43岁，因“胃脘痞闷4年，加重半月”于2019年5月23日就诊。患者诉4年前因进食肥甘厚味，感胃脘痞闷胀满不适，恶心欲呕，嗳气频，嗳气、矢气则舒，饮食减少，无口干口苦，睡眠差，大便稀溏，1 日 2 次，量少，未见黏液脓血，小便调，近半月症状加重。查腹部 B 超：肝、胆、胰、脾未见异常，胃镜：慢性非萎缩性胃炎。现症见：胃脘腹痞闷胀满不适，恶心欲呕，嗳气频，嗳气、矢气则舒，饮食减少，无口干口苦，睡眠差，大便稀溏，1 日 2 次，量少，未见黏液脓血，小便调。舌质淡胖，边有齿痕，苔白腻，脉沉细无力。既往史：否认肝炎及寄生虫病史。

中医诊断：胃痞（脾胃虚弱兼气滞）。

治法：益气健脾，行气和胃，消痞除满。

方药：厚朴半夏生姜甘草人参汤加减。

炒厚朴 15g，法半夏 10g，炙甘草 5g，太子参 10g，生姜 10g，紫苏梗 15g，枳壳 15g。

5 剂，水煎内服，每日 1 剂，早、中、晚分 3 次温服。清淡饮食，少食多餐，保暖。

二诊：胃脘腹痞满减轻，饮食增加，口干不渴，大便调，小便正常，时有心烦，睡眠可。舌淡胖，苔白腻，脉沉细无力。效不更方，守上方续服 5 剂，水煎内服，每日 1 剂，早、中、晚分 3 次温服。

三诊：胃脘痞满缓解，无恶心，饮食可，食后偶有嗳气腹胀，二便调。舌淡红，苔薄白，脉沉细。香砂六君汤加减，方药如下：

党参 15g，炒白术 10g，茯苓 15g，半夏曲 10g，陈皮 10g，砂仁 5g（后下），木香 5g，炒枳壳 15g，炒鸡内金 15g，炒神曲 15g。

5 剂，水煎内服，每日 1 剂，早、中、晚分 3 次温服。3 个月后随访，症状缓解。

按语：元•朱震亨在《丹溪心法•痞》指出：“脾气不和，中央痞塞，皆土邪之所为也。”本案患者因进食肥甘厚味，损伤脾胃，运化失调，清浊不分，阴阳失和，气机阻滞中焦，感胃脘腹痞闷胀满不适，饮食减少，胃气上逆胃失和降，恶心欲呕，嗳气、矢气有利于气机条畅则舒，大便稀溏，舌质淡胖，边有齿痕，苔白腻，脉沉细无力，为脾气虚弱之象。病性属标实本虚，急则治其标，治疗以行气和胃，消痞除满祛实邪，祛邪即扶正，佐以益气健脾扶正，固护后天之本。厚朴半夏生姜甘草人参汤以炒厚朴为君辛温苦燥辛散，善于燥湿行气消积，法半夏燥湿和胃降逆止呕，人参健脾益气，易为太子参清补不滞，紫苏梗醒脾和胃降胃气，生姜辛温，走而不守，温胃和中，降逆止呕，枳壳调中焦气机，阴阳相合，升降得宜，邪去则正安，正气复，痞满消。三诊诸症缓，缓则治其本，以香砂六君汤健脾养胃收工，正气内存，邪不可干，防止病情反复。龙老强调虚实夹杂时，要分清疾病主次、缓急，抓主要矛盾，祛邪不伤正，补虚不碍邪。

6. 邪热壅胃，寒热错杂

高某，男，38岁，因“胃脘腹部痞闷1年，加重3天”于2019年3月22日就诊。患者诉1年前因饮食不节、感寒后感胃脘腹部痞闷胀满不适，口干口苦，恶心欲呕，饮食减少，肠鸣辘辘，微恶寒，大便稀溏黏腻，1日2～3次，量少不尽感，未见黏液及血，小便黄。中药治疗有所改善，饮食不调、胃脘闷胀时轻时重，3天前饮食油腻辛辣后症状反复加重，胃脘腹部痞闷胀满不适，口干口苦，烦闷不舒，时有便溏，矢气则舒，自服“舒肝散、保济丸、健胃消食片”等药，症状改善不明显，今日来诊。现症见：胃脘腹部痞闷胀满不适，进食加重，口干口苦，恶心欲呕，饮食减少，肠鸣大便稀溏黏腻，1日2～3次，量少，未见黏液及血，小便黄。舌淡红，苔薄黄，脉细弦。既往史：否认肝炎、胆囊炎、胰腺炎病史。胃镜：慢性非萎缩性胃炎。

中医诊断：胃痞（邪热壅胃，寒热错杂）。

治法：开结除痞，和胃降逆。

方药：半夏泻心汤加减。

法半夏10g，黄芩10g，干姜6g，党参10g，黄连5g，炙甘草5g，大枣10g，炒枳实10g。

5剂，水煎内服，每日1剂，早、中、晚分3次温服。清淡饮食，少食多餐，忌醇酒厚味。

二诊：胃脘腹痞满明显减轻，饮食增加，口干口黏腻，晨起偶有恶心，大便调，小便正常，矢气，舌淡红，苔薄根腻，脉沉细。效不更方，守上方去枳实，加炒枳壳15g，紫苏梗15g。续服5剂，水煎内服，每日1剂，早、中、晚分3次温服。

三诊：胃脘痞满缓解，饮食可，食后偶有嗳气腹胀，二便调。舌淡红，苔薄白，脉沉细。法半夏改半夏曲10g，减黄芩、黄连用量，加炒鸡内金15g。方药如下：

半夏曲10g，黄芩5g，干姜6g，党参10g，黄连3g，炙甘草5g，大枣10g，炒枳壳15g，紫苏梗15g，炒鸡内金15g。

5剂，水煎内服，每日1剂，早、中、晚分3次温服。2个月后随访，症状缓解。

按语：林佩琴《类证治裁·痞满》：“伤寒之痞，从外之内，故宜苦泄；杂病之痞，从内之外，故宜辛散……痞虽虚邪，然表气入里，热郁于心胸之分，必用苦寒为泻，辛甘为散。诸泻心汤所以寒热互用也。杂病痞满，亦有寒热虚实之不同。”本案患者因饮食不节兼感外邪，食谷不化，损伤脾胃，外邪乘虚内陷入里，寒热、痰饮互结于心下胃脘，阻塞气机，清气不升，则生痞满。如《伤寒论》所述

“胃中不和，心下痞硬，干噫食臭”“谷不化，腹中雷鸣，心下痞硬而满”。邪郁化热口干口苦，胃失和降恶心欲呕，运化不足食积不化，饮食减少，肠鸣大便稀溏黏腻。舌淡红，苔薄黄，脉细弦为邪热蕴结之象，病性属实，属寒热错杂之证，治疗以开结除痞，和胃降逆。方拟半夏泻心汤。半夏泻心汤是《伤寒论》中治小柴胡汤证误下成痞之五泻心汤之一，治疗寒热互结，气不升降，胃气失和之痞，多表现为上呕、中满、下肠鸣而下利。本方重在调和肠胃，黄芩、黄连苦寒泄热，干姜、半夏辛温开结散寒，党参、炙甘草、大枣甘温补气补虚，炒枳实行气消积滞。全方苦降辛开，寒热并用，虚实同治。二诊痞满明显缓解，邪去正复，中焦气机渐调畅，但余邪未尽，脾虚湿浊内生，舌苔厚腻，加紫苏梗芳香化浊醒脾，枳壳理气宽中、行滞消胀。三诊，痰湿、邪热进一步缓解，半夏改半夏曲防温燥助热，黄芩、黄连减量防苦寒伤阴，加炒鸡内金消食助运。如脾胃气虚，水气内停，水热互结，干噫食臭，心下痞硬，肠鸣下利甚，给予生姜泻心汤加减重在温散水气；如脾虚水谷不化，干呕者，甘草泻心汤主之重在补中气。虽均为泻心汤属，仍为辛开苦降之法，但药物一味之差，依据病机寒热、虚实侧重不同，剂量轻重也随之变化。充分体现辨证论治，因人、因时灵活辨证之思想精髓。

7. 饮食积滞

施某，男，38岁，因“胃脘部痞闷1周，加重3天”于2017年10月10日就诊。患者诉1周前因饮食不节，过食油腻厚味食物后感胃脘部痞满闷胀不适，恶心欲呕，嗳气酸腐频繁，口干不苦，饮食减少，大便干难解，1日2～3次，量少臭秽，未见黏液及血，小便黄。饮食后胃脘闷胀加重，嗳气矢气减轻，自服“香果健消片”症状减轻，3天前饮食油腻辛辣后症状反复加重，胃脘腹部痞闷胀满不适，大便2日未解，矢气不多，小便调。减少饮食症状改善不明显，腹部B超检查：肝、胆、脾未见异常，肠气多，胰腺显示不清。今日来诊。现症见：胃脘部痞满闷胀不适，恶心欲呕，嗳气酸腐频繁，无口干口苦，饮食减少，大便干难解，1日2～3次，量少臭秽，未见黏液及血，小便黄。舌淡红，苔白厚腻，脉弦滑。既往史：否认肝炎、胆囊炎、胰腺炎病史。

中医诊断：胃痞（饮食积滞）。

治法：消食化积，行气消痞。

方药：保和丸加减。

炒神曲15g，焦山楂15g，炒鸡内金15g，茯苓15g，法半夏10g，陈皮10g，炒枳实10g，炒莱菔子15g，连翘10g，黄连5g，甘草5g。

3剂，水煎内服，每日1剂，早、中、晚分3次温服。清淡饮食，少食多餐，忌醇酒厚味。

二诊：大便1日1次，矢气多，胃脘痞满明显减轻，饮食好转，口干口黏腻，嗳气减少，大便调，小便正常，舌淡红，苔薄白，脉滑。效不更方，守上方去黄连，加炒苍术15g，紫苏梗15g。方药如下：

炒神曲15g，焦山楂15g，炒鸡内金15g，茯苓15g，法半夏10g，陈皮10g，炒枳实10g，炒莱菔子15g，连翘10g，炒苍术15g，紫苏梗15g，甘草5g。

3剂，水煎内服，每日1剂，早、中、晚分3次温服。

三诊：胃脘痞满缓解，饮食恢复，无恶心，时有嗳气，二便调。舌淡红，苔薄白，脉沉细。拟六君汤加减健运脾胃，方药如下：

党参10g，炒白术15g，茯苓15g，半夏曲5g，陈皮10g，砂仁10g（后下），炒枳壳15g，甘草5g，炒神曲15g，炒鸡内金15g。

3剂，水煎内服，每日1剂，早、中、晚分3次温服。2个月后随访，症状缓解。

按语：李东垣《兰室秘藏·中满腹胀论》："亦有膏粱之人，湿热郁于内而成腹满者。"本案患者因饮食不节，过食肥甘油腻，食滞不化，宿食停滞，损伤脾胃，胃脘气机阻滞，则生痞满。胃气上逆，胃失和降恶心欲呕，嗳气酸腐，食郁化热口干不苦，运化不足食积不化，饮食减少，气滞大肠传导失司，大便干结难解，矢气臭秽为食积不化之候。舌淡红，苔薄黄，脉沉细为食积郁而化热之象，病性属实证。治疗以祛邪为主，消食导滞，行气消痞，佐以和胃降逆。方拟保和丸加减。保和丸是《丹溪心法》中治疗各种食积之代表方。本方重在消食导滞，以山楂为君，消一切积食，尤其善消肉食肥甘油腻，炒神曲、炒鸡内金、炒莱菔子消食积，化食滞，消各种饮食积滞，茯苓健脾利湿，法半夏、陈皮行气化滞，大便难解加炒枳实行气通腑消痞。食积化热，加连翘、黄连清热散结。全方消食化积，行气通腑消痞。二诊痞满明显缓解，大便通畅，积滞缓解，舌苔白腻，食积痰滞，胃气上逆，加炒苍术、紫苏梗燥湿和胃降逆。三诊，食滞、痰湿、邪热缓解，邪去，症状缓解，食后偶有腹胀，以六君汤加减健脾益胃行气扶正，固护脾胃。掌握虚实辨证，祛邪不伤正，防止正伤邪恋。

8. 脾虚肝郁气滞

刘某，女，51岁，因"胃脘部痞闷5年，加重2周"于2017年6月8日就诊。患者诉5年前工作压力大，情志不畅感胃脘部痞满闷胀不适，牵扯两胁胀闷，口干口苦，饮食减少，饮食后胃脘闷胀加重，嗳气、矢气减轻，乏力，大便稀溏，1日1～2次，未见黏液及血，矢气不多，小便调。腹部B超检查：肝、胆、胰、脾未见异常。自服糊药、多酶片等药，症状减轻，情志不调或饮食不调症状时有反复，2周前生气后症状反复加重，胃脘腹部痞闷胀满不适，大便日行1次，矢气不多，小便调。现症见：胃脘部痞满闷胀不适，连及两胁胀闷，口干口苦，饮食减少，情志不调或饮食不节后胃脘闷胀加重，嗳气矢气减轻，乏力，大便稀溏，1 日 1 次，未见黏液及血，矢气不多，小便调。舌淡胖，齿痕，苔薄白，脉弦细。

中医诊断：胃痞（脾虚肝郁气滞）。

治法：健脾益气，疏肝行气。

方药：香砂六君汤加减。

党参 15g，炒白术 15g，茯苓 15g，法半夏 10g，陈皮 10g，砂仁 5g（后下），炒神曲 15g，焦山楂 15g，炒鸡内金 15g，炒枳壳 15g，制香附 15g，川芎 15g，甘草 5g。

6 剂，水煎内服，每日 1 剂，早、中、晚分 3 次温服。清淡饮食，少食多餐，调摄情志，忌生冷厚味。

二诊：胃脘痞满、胁肋胀满明显减轻，饮食好转，口干口黏腻，嗳气减少，大便调，小便正常，大便 1 日 1 次，矢气多，舌淡胖，苔薄白，脉沉细。效不更方，守上方续服 6 剂，水煎内服，每日 1 剂，早、中、晚分 3 次温服。

三诊：胃脘痞满、胁肋胀满痞满缓解，饮食渐恢复，无恶心，时有嗳气，精神差，二便调。舌淡，苔薄白，脉沉细。拟六君汤加减健运脾胃，方药如下：

党参 10g，炒白术 15g，茯苓 15g，半夏曲 5g，陈皮 10g，砂仁 10g（后下），木香 10g，黄芪 30g，炒枳壳 15g，甘草 5g，炒神曲 15g，炒鸡内金 15g。

6 剂，水煎内服，每日 1 剂，早、中、晚分 3 次温服。清淡饮食，少食多餐，调摄情志，忌生冷厚味。调养 3 个月后随访，症状缓解。

按语：本案患者因饮食不节加之情志不调，肝气郁结乘脾，久病脾胃虚弱，运化失职，饮食减少，或饮食不节后胃脘闷胀加重，气滞中焦，胃脘部痞满闷胀不适，连及两胁胀闷，气郁化热，口干口苦，胃气上逆，胃失和降恶心欲呕，嗳气、矢气气机阻滞改善则胃痞减轻，气虚脏腑失养故乏力，脾虚湿浊内生大便稀溏，1 日 1～2 次。舌淡胖，齿痕，苔薄白，为脾气虚，脉细主虚，弦主气滞。病性属本虚标实证。治疗以健脾益气为主，佐以疏肝消食、行气消痞。方拟香砂六君汤加减。香砂六君汤是《医方集解》所载治疗脾胃气虚，寒湿滞于中焦之脘腹胀、纳呆、嗳气代表方。由六君汤加木香、砂仁而来，本方重在健脾益气，以党参为君，甘温补中焦脾气，白术健脾燥湿，茯苓健脾利湿，法半夏、陈皮行气化滞，炒神曲、炒鸡内金、焦山楂消食积，尤其善消肉食肥甘油腻，消各种饮食积滞，有肝郁气滞，肝脉不利之两胁肋胀闷，加炒枳壳、炙香附、川芎疏肝理血调血。二三诊痞满明显缓解，大便改善，饮食好转，以六君汤加减健脾益胃扶正固本，固护脾胃，杜绝生湿之源。

（曹艳萍）

第九节 腹 痛

【概述】

"腹痛"是指以胃脘以下耻骨毛际以上部位疼痛为主要症状的病症。它是中医临床最常见的病症之一，涉及脏腑较多，与脾、肾、肝、胆、大小肠、膀胱密切相关，而且腹部是任脉、冲脉、带脉、手足三阴、足少阳、足阳明经脉循行区域，部位广泛，包括大腹、脐腹、少腹、小腹，症状表现及伴随症状随疼痛具体部位不同表现多样，名称也往往各异，如脐腹痛、少腹痛、小腹痛等，常见于胃肠功能紊乱、胃肠痉挛、急性胃肠炎、消化不良、胰腺炎等疾病。患者常表现为腹部疼痛（胀痛、隐痛、绞痛、冷痛、灼痛），或伴有呕吐、肠鸣、大便泄泻或便秘，或伴有小便频急灼痛、血尿、腰疼，或牵扯胁肋背部疼痛，或牵引睾丸坠胀疼痛等。其病因复杂，与细菌、病毒感染和/或其毒素、胆道结石、泌尿道结石、寄生虫、饮食理化因素刺激、代谢因素、免疫因素、手术与创伤、年龄因素和遗传因素等相关。

【病因病机】

外感六淫、饮食不节、内伤情志、跌仆损伤、脏腑亏虚致气血不畅或气血不足，温养失职是腹痛发生的常见病因病机。然而龙祖宏教授认为，腹痛可是单一部位疼痛，位置固定，也可能多个部位皆有疼痛，或疼痛位置不固定，走窜，可有寒热错杂、虚实夹杂的证候，临证要细致询问病史，详细体检，根据年龄、性别、结合伴随症状寻根溯源，与女性经、带、胎、产相关疾病鉴别，区别急腹症，防止误诊、漏诊。若外感风寒或寒冷积滞，寒为阴邪，凝聚不散，中阳损伤，气机阻滞，可致腹痛；或因饮食不节、宿食内停，食滞不化，酿生湿热，气机受阻，腑实内结，腑气不通引起腹痛；也可因抑郁恼怒，肝失条达，横逆犯胃乘脾，肝脾失和，气机不调而发生腹痛；或因久病气血不足，脉络失于温养，而腹痛；或因外伤、腹部手术，脉络受损，气滞血瘀，而致腹痛发作。

【辨证思路】

虽腹痛病因繁多，但首先辨腹痛虚、实、寒、热、缓、急。一般来说，起病急、病程短、痛势剧烈，拒按有形，食后疼痛，多为实证。虚证腹痛表现为隐痛，绵绵发作，喜温喜按而无形，空腹痛甚，食后痛减。热证腹痛表现为灼热疼痛、痛势急迫，口苦咽干，大便干结，小便黄赤。寒性腹痛为冷痛，得温痛减，遇寒加重，喜按。

辨气血。在气多为胀痛，走窜不定，痛无定处，聚散时作，嗳气、矢气则舒。

在血多为刺痛，痛处固定不移，夜间加重，唇、舌紫暗，或有跌打损伤、手术史。

辨部位。腹痛部位广泛，牵涉脏腑多，症状表现各异。如脐上腹部胀痛，嗳气，痛则欲便，便后痛减，多为外感邪气或饮食伤及脾、胃、肠所致；脐腹周围疼痛，恶心欲呕，甚至呕吐蛔虫或大便有寄生虫，多为虫积胃肠；若发热、呕吐、腹泻，多为寒湿或湿热阻滞胃肠；伴腰疼，小便频急或血尿，要考虑结石病；小腹拘急疼痛伴尿频急灼热疼痛，淋漓不畅，多为湿热蕴结膀胱；单侧或双侧少腹疼痛，多为厥阴肝经病变，伴发热、恶心呕吐，右侧局部压痛明显，要考虑肠痈；左侧疼痛伴大便或干或稀，或伴黏液要考虑肠澼。若腹痛伴大便不通，无矢气，或呕吐，腹痛拒按，则要考虑阳明腑实。若腹痛年高久病伴消瘦、纳呆，要注意排除肝、胆、胃、肠癌肿病变。

辨证包括寒邪积滞证、热结肠胃证、饮食停滞证、气滞腹痛证、瘀血阻络证、脾胃虚寒证。龙老强调临床可见寒热错杂、虚实夹杂证，辨证治疗时要审证求因。

根据四诊合参，确定胃脘痛的证型。

【临证治要】

及时利用现代医学手段，做胃镜、肠镜、腹部 B 超、腹部 CT、腹部 MRI、腹部 X 线片、肝肾功能、血尿淀粉酶、血常规、尿常规、大便常规等相关检查以明确腹痛的西医诊断，如急性胃肠炎、消化不良、膀胱炎、泌尿结石、泌尿感染、急性胰腺炎、肠梗阻或占位等，以避免误诊和误治。其次，根据四诊合参确定腹痛的证型，分别予温中散寒、清热通腑、消食导滞、疏肝理气、活血化瘀、温化寒湿、补虚缓急等治疗。

【典型病案】

1. 饮食停滞，腑实内结

许某，男，62 岁，因“腹部胀痛 2 周”就诊。2 周前因饮食不节，腹部胀闷疼痛，压之更甚，口苦口黏腻，无反酸，嗳气恶心，厌食，小便正常，大便难解，近 3 日未行，矢气臭秽，矢气则舒，服用气痛散、四磨汤口服液症状稍有减轻。腹部 B 超检查：肝、胆、胰、脾、双肾未见异常。心电图：窦性心律，正常心电图。血淀粉酶：102U/L，尿淀粉酶：205U/L。现症见：腹部胀闷疼痛，压之更甚，无反酸，嗳气恶心，厌食，小便正常，大便难解，近 3 日未行，矢气臭秽，矢气则舒。舌质淡红，胖大，边有齿痕，苔白腻，脉弦滑。既往史：否认肝炎、胆囊炎、胰腺炎病史。

中医诊断：腹痛（饮食停滞，腑实内结）。

治法：消食导滞，理气止痛。

方药：保和丸合厚朴三物汤加减。

炒莱菔子15g，焦山楂15g，炒神曲15g，茯苓15g，法半夏10g，陈皮10g，炒枳实15g，竹茹10g，炒厚朴15g，炙延胡索15g，大黄5g，甘草3g。

2剂，水煎内服，每日1剂，早、中、晚分3次饭后1小时温服。清淡饮食，少食多餐。

二诊：服药后肠鸣，大便3次，量多臭秽，矢气多，腹胀腹痛明显缓解，无恶心呕吐，口苦减轻，舌质淡红，苔白，脉弦滑。去大黄、枳实，加炒枳壳15g，白术10g。续进3剂，水煎内服，每日1剂，早、中、晚分3次饭后1小时温服。

三诊：腹痛缓解，饮食正常，舌质淡红，苔薄白根腻，脉细，予香砂六君汤加减健脾益胃，消食助运，善后调理。方药如下：

党参15g，炒白术15g，茯苓10g，陈皮10g，法半夏10g，木香10g，砂仁10g（后下），炙延胡索15g，炒莱菔子15g，炒枳壳15g，炒鸡内金15g，炒神曲15g，甘草5g。

2剂，水煎内服，每日1剂，早、中、晚分3次饭后1小时温服。服药后病情痊愈。

按语：《素问·痹论》曰："饮食自倍，肠胃乃伤。"本病例为饮食不节，食滞不化，胃肠壅滞，气机不畅之实证腹痛。病程短，有满、痛、燥、实，但坚不甚，有矢气，故有别于痞、满、燥、实、坚悉具之阳明腑实证，舌质淡红，胖大，苔白腻，脉弦滑，脾胃虚弱，饮食不运为本。急则治其标，治疗重在消食导滞，故予保和丸消食积。保和丸为《丹溪心法》记载之消食导滞代表方，消一切食积，山楂善消肉食油腻积滞，神曲消食健脾，消酒食陈腐之积，莱菔子消食下气，善消谷面之积，三药配合，消诸饮食积滞；半夏、陈皮行气化滞，和胃降逆止呕，茯苓健脾利湿。大便干结，加大黄、枳实、厚朴为厚朴三物汤通腑祛邪，加延胡索行气止痛，竹茹清热和胃降胃气。二诊，患者药后，腑实去，食滞消，大便通畅，故去大黄、枳实，以防苦寒伤脾胃，改为炒枳壳行气，加白术健脾行气。三诊症状缓解，邪去，为防止病情反复，缓则治其本，以香砂六君汤健脾益气固护后天之本，炙延胡索调气血止痛，炒莱菔子、炒枳壳行气、调畅气机，炒鸡内金、炒神曲消食助运。

2. 脾胃虚弱，寒湿困脾

赵某，女，46岁，因"脐周腹部冷痛2年余，再发加重5天"于2019年7月12日就诊。既往有"慢性结肠炎"病史2年余，因饮食生冷或受凉后间歇性腹冷痛、泄泻，1日2～3次，稀糊状，未见黏液及血，无发热，无恶心呕吐。间断服用中、西药，症状时轻时重。5天前进食生冷食物，感腹部冷痛，肠鸣，痛时腹泻，

1日2～3次，泄后痛减，乏力，脘腹闷胀，饮食减少，面色少华。查血常规：正常。大便常规：正常。隐血（-）。曾多次到外院就诊，口服“蒙脱石散、庆大霉素碳酸铋胶囊”等药物治疗，疼痛隐隐，时作时止。现症见：腹部冷痛，肠鸣，便溏，痛时腹泻，1日2～3次，泄后痛减，脘腹闷胀，面色少华，纳差，四肢困倦、乏力，舌淡，苔白腻，脉沉细。既往史：否认肝炎、胆囊炎、胰腺炎病史。

中医诊断：腹痛（脾胃虚弱，寒湿困脾）。

治法：健脾利湿，温中散寒。

方药：健脾温中汤加味。

党参15g，炒白术15g，茯苓15g，干姜10g，肉桂10g，炒泽泻15g，吴茱萸6g，砂仁8g，乌药10g，炒薏苡仁30g，甘草5g。

3剂水煎服，每日1剂，分3次服。

二诊，患者诉服药3天后，腹痛泄泻均明显减轻，大便1～2次，黄软成形，饮食增加，舌淡，苔薄白，脉沉细。效不更方，续服5剂后，诸症消失。后间断自服桂附理中丸，症状未再复发。

按语：龙祖宏教授指出：腹痛病治疗，多责之“不通则痛”。脾主运化，喜燥恶湿。本患者久病阳虚脏寒，加之饮食不节，进食寒凉生冷，脾阳越虚，温化失职，寒湿内生，困阻脾胃，“不荣则痛”，发作腹冷痛，泄泻。“无湿不成泻”。舌淡，苔白腻，脉沉细是脾胃虚弱之象，四肢困倦、乏力、苔白腻为夹湿滞之象。“中焦如衡”，脾主升清，胃主降浊，若脾失升清，胃失和降，则出现便溏、腹胀、纳呆；治以健脾利湿、温中散寒。方选健脾温中汤加味，党参、炒白术、茯苓、甘草组成四君子汤，益气健脾固护脾胃后天之本，干姜、肉桂、吴茱萸温中散寒，乌药温经散寒行气止痛，温暖下元，有“理中”之意，炒泽泻淡渗利湿，利小便以实大便，砂仁燥湿行气，补而不滞，炒薏苡仁健脾化湿止泻，甘草调和诸药。后以桂附理中丸间断服用，丸者缓也，温中健脾，缓消缓散。

3. 肠胃气滞，瘀血伤络

苏某，女，42岁，因“间歇性脐周腹痛2年余，再发加重1周”，于2014年3月26日就诊，患者2年来餐后间歇性腹痛，疼痛呈绞痛、胀痛，疼痛剧烈，胃脘、脐周至左下腹部走窜疼痛，饮食减少，恶心，大便干结难解，2～3日1次，未见黏液及血，无发热，矢气则舒。间断服用中、西药，症状时轻时重，长久困扰患者。多次腹部及泌尿B超检查：肠胀气，肝胆脾、双肾、输尿管、膀胱未见异常，胰腺肠气干扰显示不清。1周前进食硬食物后，感整个腹部胀痛绞痛再次发作，大便难解，干结，2～3日1次，未见黏液及血，未见大便中有寄生虫排出。饮食减少，面色少华。查血常规：正常。小便常规：正常。现症见：胃脘、脐周至左下腹部走窜疼痛，饮食减少，恶心，大便干结难解2～3日1次，未见黏液及血，无发热，矢气则舒，舌质紫暗，苔白腻，脉弦细。既往史：否认肝炎、胆囊炎、胰腺炎病史。

中医诊断：腹痛（肠胃气滞，瘀血伤络）。

治法：行气散结通腑，活血止痛。

方药：五磨饮子和乌梅丸加味。

玄参15g，槟榔15g，枳实15g，沉香3g，乌药10g，乌梅10g，川椒5g，赤芍15g，白芍15g，九香虫10g，川楝子10g，甘草10g。

7剂，水煎内服，每日1剂，早、中、晚分3次，饭后1小时温服。清淡饮食，忌油腻辛辣，定时排便。

二诊，患者诉服药后，腹痛明显减轻，大便改善，1～2日1次，条状，饮食增加，舌暗，苔薄白腻，脉弦细。效不更方，续服5剂后，诸症消失。后续服本方加减2个月，症状未再复发。

按语：本患者腹痛病久，疼痛间歇性发作，发作时疼痛剧烈，位置不固定，走窜于胃、腹、肠之间，大便干结，矢气则舒，符合气滞之“不通则痛”。脾主运化，胃主受纳腐熟水谷，肠传化糟粕，均有赖于气机条畅，如脾胃运化失司，气机升降受阻，气滞于内郁结不通则腹痛胀闷，甚至气积攻窜疼痛，矢气气机通畅则腹痛减轻。该患者腹痛与饮食不洁所致寄生虫内扰肠腹，阻滞肠道之腹痛有相似之处，但无腹部虫积之腹部积块，聚散有时，无嗜食异物、无呕吐清水、晚间磨牙、面部虫斑、大便下虫等症状。舌质紫暗，苔白腻，脉弦细是气滞夹湿夹瘀血之象。宜行气散结通腑，活血止痛。枳实、槟榔行气化滞，沉香顺气降逆，乌药行气疏肝，玄参养阴润肠主通便，益气扶正，以防行气破气药物伤正，乌梅、川椒取乌梅丸之意入厥阴清上温下，赤芍、白芍、甘草缓急止痛，九香虫活血止痛，川楝子疏肝止痛，调气理血，气血和畅，疼痛缓解。

4. 食积气滞，湿阻中焦

王某，女，13岁，因“脐周腹部间歇性绞痛1年余”于2018年5月26日就诊。既往有“肠系膜淋巴结炎”病史1年余，平素大便干结难解，3～7日1次，球状，未见黏液及血，无发热，饮食不节间歇性腹痛，疼痛剧烈，间歇恶心呕吐胃内容物，饮食差，无食欲，精神差。胃镜检查：慢性浅表性胃炎。腹部B超：肠系膜淋巴结炎。间断服用中、西药，症状时轻时重。曾多次到外院就诊，口服“猴头菌提取物颗粒、枯草杆菌二联活菌肠溶胶囊”及驱蛔药等药物治疗，疼痛仍反复发作，今来就诊。现症见：间歇性腹痛，疼痛剧烈，恶心呕吐胃内容物，饮食差，无食欲，腹胀，矢气不多，精神差，大便干结难解3～7日1次，球状，未见黏液及血，小便黄，舌淡红，苔白厚腻，脉沉细。既往史：否认肝炎病史。

中医诊断：腹痛（食积气滞，湿阻中焦）。

方药：厚朴三物汤合平胃散加减。

厚朴 15g，枳实 12g，大黄 3g，炒苍术 10g，陈皮 5g，炒莱菔子 10g，火麻仁 15g，炙延胡索 10g，炒鸡内金 10g，炒神曲 15g，桃仁 5g，甘草 5g。

3 剂，水煎内服，每日 1 剂，早、中、晚分 3 次，饭后 1 小时温服。

二诊，腹痛明显减轻，大便较前改善，1～2 日 1 次，矢气增多，饮食仍差，舌淡，苔薄白根腻，脉沉细。效不更方，续服 5 剂，水煎内服，每日 1 剂，早、中、晚分 3 次，饭后 1 小时温服。

三诊，偶有腹隐痛，未再发作剧烈疼痛，无呕吐，进食好转，饮食渐增加，大便 1～2 日 1 次，小便正常。舌淡，苔薄白根腻，脉沉细。食积消，湿浊清，给予香砂六君汤加减，健脾燥湿，消食助运，固本善后。方药如下：

党参 10g，炒白术 15g，茯苓 10g，法半夏 5g，陈皮 5g，木香 6g，砂仁 6g（后下），炒枳壳 15g，炒鸡内金 15g，炒莱菔子 10g，炙延胡索 10g，甘草 3g。

5 剂，水煎内服，每日 1 剂，早、中、晚分 3 次，饭后 1 小时温服。后随访患者未再腹痛，饮食正常，学习如常。

按语：本案患者年少，病有 1 年余，脐腹痛时疼痛剧烈，伴见呕吐、大便干结，不思饮食，胀痛俱重，结合舌脉，舌淡，苔白腻，脉沉细是脾胃虚弱之象，无腹部积块突起，无吐蛔虫或便虫，服用驱蛔药治疗症状改善不明显，仍反复发作疼痛，不似虫证所致腹痛，不似湿热或脾肾阳虚之腹痛，多次 B 超：肠系膜淋巴结炎。提示气机阻滞不通为主，兼有腑实内结，属实邪所致之腹痛，发作时以实证明显，六腑以通为用，以降为顺，给以消积行气，泄满通便，方选厚朴三物汤加味。厚朴三物汤出自《金匮要略·腹满寒疝宿食病脉证治》曰："痛而闭者，厚朴三物汤主之。"主治肠道气滞，腑气不通夹血瘀之证，如肠梗阻、肠粘连、肠胀气等见腹胀伴腹痛、恶心、呕吐，大便不通，舌苔厚腻。以厚朴为君药，配伍大黄、枳实重在消积行气，用于实热内积，气滞不行，腹部胀闷疼痛，大便不通。三者之间剂量依据气滞、积滞程度不同可适当调整。厚朴配炒苍术、陈皮平胃散，燥湿运脾除满，行气和胃，炒莱菔子、炒鸡内金、炒神曲消食导滞助运，火麻仁润肠通便，久病夹瘀，肠系膜淋巴结肿大，予加炙延胡索行气活血止痛，桃仁活血祛瘀消结，还可润肠通便。服药后二诊腹痛明显减轻，大便较前改善，1～2 日 1 次，矢气增多，说明积滞渐消，气机通畅，饮食仍差，说明邪实伤脾胃，故守方清除余邪，同时健脾燥湿消食助运，症状缓解收工。龙祖宏教授指出：患儿体质稚嫩，用药要轻重适度，不可用药太过峻猛，中病即止，以防伤正。

5. 瘀血停滞，络脉痹阻

周某，女，37岁，因"右侧少腹部疼痛7年余，再发2天"于2016年5月13日就诊。7年前因饮食不调或劳累出现右侧少腹部疼痛，时作时止，时轻时重，无发热、呕吐，早期可自行缓解，后间歇性腹痛程度加重，腹部B超提示：慢性阑尾炎。5年前症状反复加重至外科行阑尾切除术。术后疼痛仍间歇性发作，给予抗感染、解痉、保护胃肠黏膜、调整胃肠菌群、改善胃动力、灌肠等治疗，症状未缓解，2天前右下腹胀满疼痛又作，间或刺痛，晚间加重，饮食减少，无发热、呕吐、腹泻，大便1～2日1次，未见黏液及血，查血常规：正常。大便常规：正常。大便隐血（–）。腹部B超：肝、胆、胰、脾、双肾、输尿管、膀胱未见异常。腹部平片：肠积气，未见气液平面。现症见：右下腹胀满疼痛又作，间或刺痛，晚间加重，无发热、呕吐、腹泻，大便1～2日1次，未见黏液及血，小便调，舌淡暗，边有瘀点，苔白腻，脉弦涩。既往史：否认肝炎、结核史。阑尾切除术后5年。

中医诊断：腹痛（瘀血停滞，络脉痹阻）。

治法：活血化瘀，行气通络。

方药：少腹逐瘀汤加味。

炒小茴香10g，炒延胡索15g，当归12g，川芎10g，蒲黄9g，五灵脂9g，没药10g，干姜10g，肉桂6g，赤芍15g，乌药10g，薏苡仁15g，败酱草15g，甘草3g。

5剂，水煎内服，每日1剂，早、中、晚分3次服饭后温服。

二诊，腹痛明显减轻，间歇性隐痛胀痛，矢气不多，大便1次，黄稀糊状，饮食好转，舌淡暗，边有瘀点，苔白腻，脉弦涩。效不更方，上方加炒枳壳15g，炒鸡内金15g，续服5剂后，诸症消失。数月后患者腹痛再次发作，服上方6剂疼痛缓解。

按语：本患者腹痛病7年余，病程长，既往有肠痈病史，虽已行手术治疗，但腹痛不解，间或刺痛，晚间加重，结合舌脉舌淡暗，边有瘀点，苔白腻，脉弦涩辨证属瘀血停滞，络脉痹阻。少腹为厥阴肝经循行部位，饮食不调、劳累，致气机不和，腑气不通，加之手术后，脉络受损，气滞血瘀致瘀血腹痛。龙祖宏主任强调沉疴痼疾瘀血停着，瘀血为阴邪，非温不散，需治以温经通络，活血化瘀，行气止痛。方选少腹逐瘀汤，为《医林改错》之活血化瘀代表方之一，长于温经止痛，主治少腹瘀血积块疼痛，月经不调、痛经或痛而无积块者。炒小茴香、干姜、肉桂、乌药温经理气止痛，温暖下元，当归、川芎、赤芍养血和营，蒲黄、五灵脂、没药、延胡索逐瘀止痛，薏苡仁利肠胃，败酱草行瘀止痛，有"薏苡败酱"之意，消肿排脓，振奋阳气。芍药、甘草缓急止痛，全方共奏温经理气，活血化瘀止痛之功。二诊，腹痛明显减轻，间歇性隐痛胀痛，矢气不多，大便1次，黄稀糊状，饮食好转，舌淡暗，边有瘀点，苔白腻，脉弦涩，加炒枳壳行中焦气，炒鸡内金消食导滞，巩固疗效，防止气滞食滞。

6. 寒邪内阻，气机阻滞

高某，男，23岁，因"脐腹部疼痛半天"于2017年7月20日就诊。因受凉后突发脐腹部疼痛，疼痛剧烈，时轻时重，遇寒加重，得热痛减，恶心欲呕，恶寒，口淡，饮食减少，无发热、呕吐，大便稀，未见黏液及血，小便调。大便常规：正常。大便隐血（-）。急查腹部B超：肝、胆、胰、脾、双肾、输尿管、膀胱未见异常。现症见：突发脐腹部疼痛，疼痛剧烈，时轻时重，遇寒加重，得热痛减，恶心欲呕，恶寒，口淡，饮食减少，无发热、呕吐，大便稀，未见黏液及血，小便调，舌淡，苔白腻，脉弦。既往史：否认肝炎、结核史。否认手术史。

中医诊断：腹痛（寒邪内阻，气机阻滞）。

治法：温中散寒，理气止痛。

方药：良附丸合正气天香散。

高良姜10g，炙香附15g，紫苏梗15g，乌药15g，陈皮10g，生姜10g，炒鸡内金15g，炒神曲15g，炒小茴香10g，甘草3g。

3剂，水煎内服，每日1剂，早、中、晚分3次服饭后温服。

二诊，腹痛缓解，食后间歇性腹胀，矢气不多，大便1次，黄色稀糊状，饮食好转，舌淡，苔白腻，脉弦细。拟六君汤加减，健脾养胃。方药如下：

党参15g，炒白术15g，茯苓15g，陈皮10g，半夏曲10g，炒鸡内金15g，炒神曲15g，乌药10g，炒小茴香10g，炒薏苡仁15g，甘草6g。

续服3剂后，诸症缓解。

按语：《素问·举痛论》："寒气客于肠胃，厥逆上出，故痛而呕也。寒气客于小肠，小肠不得成聚，故后泄腹痛矣。"本患者因受凉突发腹痛，寒为阴邪，寒性收引，寒邪内侵，气机阻遏，致腹痛，得温气机舒畅疼痛减轻，感寒寒凝气滞，不通则疼痛加重；寒邪痹阻经脉，阳气不通则恶寒，寒伤中阳，运化失健大便稀溏，结合舌脉舌淡，苔白腻，脉弦为寒邪内阻，气机阻滞。良附丸为《良方集腋》行气驱寒止痛代表方，正气天香散为《万氏家传保命歌括》温经散寒方，主治胃脘疼痛、腹痛、腹胀、呕吐。高良姜、炙香附行气疏肝，祛寒止痛，紫苏梗、陈皮和胃止呕，乌药、炒小茴香温经散寒行气，生姜温散寒湿解表寒，炒鸡内金、炒神曲消食助运。二诊，腹痛明显减轻，间歇性腹胀，矢气，大便稀糊状，饮食好转，舌淡，苔白腻，脉弦涩，六君汤益气健脾，扶正固本。

7. 脾阳不振，中脏虚寒

苏某，男，59岁，因"腹部冷痛5年，加重2周"于2018年8月20日就诊。5

年来因饮食不调或劳累、饥饿出现腹部及小腹冷痛，得温痛减，喜温喜按，时轻时重，乏力气短，恶寒肢冷，大便稀溏，夹不消化食物残渣，未见黏液及血，小便清长，无发热，无恶心呕吐。5 年来多次腹部 B 超：肝、胆、胰、脾、双肾、输尿管、膀胱未见异常。心电图：正常。肝肾功能正常。2 天前受凉后腹胀满冷痛又作，间或绞痛，受凉及食后加重，饮食减少，嗳气，大便稀溏，大便 1 日 1～2 次，未见黏液及血，有不消化食物残渣。现症见：腹胀满冷痛又作，间或绞痛，受凉及食后加重，饮食减少，嗳气，大便稀溏，大便 1 日 1～2 次，未见黏液及血，有不消化食物残渣，舌淡，苔薄白，脉沉细。既往史：否认肝炎、结核史。

中医诊断：腹痛（脾阳不振，中脏虚寒）。

治法：温中散寒，缓急止痛。

方药：小建中汤加减。

饴糖 15g，桂枝 15g，芍药 20g，生姜 10g，大枣 10g，炙甘草 10g，党参 10g，炒白术 15g，炙黄芪 6g，乌药 10g，炒薏苡仁 15g。

5 剂，水煎内服，每日 1 剂，早、中、晚分 3 次服，饭后温服。

二诊，腹冷痛明显减轻，饮食可，餐后腹部胀痛，矢气不多，大便 1～2 次，黄色稀糊状，小便正常。舌淡胖，苔白，脉沉细。效不更方，上方加炒小茴香 15g，炒鸡内金 15g，续服 7 剂后，诸症消失。数月后患者腹痛偶有发作，服上方疼痛缓解。

按语：《诸病源候论》云：“久腹痛者，脏腑虚而有寒，客于腹内，连滞不歇，发作有时。发则肠鸣而腹绞痛，谓之寒中。”本案患者腹痛病 5 年余，病程长，腹冷痛，得温痛减，喜温喜按，时轻时重，乏力气短，恶寒肢冷，大便稀溏，结合舌脉舌淡，苔白腻，脉沉细，辨证属腹痛（脾阳不振，中脏虚寒）。拟方小建中汤为《伤寒论》之温中补虚代表方之一，长于温中补虚，和里缓急，主治虚劳里急之腹痛。饴糖温补中焦，补脾气养脾阴，养肝缓急止痛，桂枝温阳，芍药养阴血，生姜温中，大枣、炙甘草益气补中，芍药、甘草合为芍药甘草汤酸甘化阴，补虚缓急止痛，党参、炒白术健脾益气，乌药、小茴香温中行气止痛，炙黄芪益气固本，炒薏苡仁健脾止泻，炒鸡内金消食助运。该方阴阳并补，气血双调，重在补劳伤虚损，缓虚劳里急之腹痛，调和营卫，温健中阳。有别于理中汤之重在温中驱寒。

8. 湿热壅滞

朱某，女，42 岁，因“右侧少腹部疼痛 2 周”于 2019 年 10 月 25 日就诊。2 周来因饮食不调过食辛辣油腻后出现右侧少腹部疼痛，胀闷，局部压痛，口干口苦，大便干结，2～3 日 1 次，未见黏液及血，小便黄，矢气不多，矢气则舒，间歇性腹痛程度加重，无发热、呕吐，无呕血黑便，外院急诊腹部 B 超检查示：肠腔积气明显，胰腺显示不清，肝、胆、脾、双肾、输尿管、膀胱未见异常。血常规：正常。现症见：右侧少腹部疼痛，胀闷，局部压痛，口干口苦，大便干结，2～3 日 1 次，未见黏液及血，小便黄，矢气不多，矢气则舒，间歇性腹痛程度加重，舌质红，苔黄腻，脉滑数。既往史：否认肝炎、结核史。阑尾切除术后 5 年。

中医诊断：腹痛（湿热壅滞）。

治法：通腑泄热。

方药：大承气汤加减。

大黄 10g（泡水兑服），炒栀子 10g，炒枳实 15g，炒厚朴 15g，黄芩 10g，炙延胡索 15g，郁金 10g，炒莱菔子 15g，甘草 10g。

3 剂，水煎内服，每日 1 剂，早、中、晚分 3 次服，饭后温服。

二诊，大便解出，矢气多，腹胀痛明显减轻，大便 1 日 1～2 次，黄稀糊状，饮食好转，舌红，苔薄黄腻，脉滑数。效不更方，上方减少大黄用量，加炒苍术 15g，炒鸡内金 15g，方药如下：

大黄 3g（泡水兑服），炒栀子 10g，炒枳实 15g，炒厚朴 15g，黄芩 10g，炙延胡索 15g，郁金 10g，炒莱菔子 15g，炒苍术 15g，炒鸡内金 15g，甘草 10g。

续服 5 剂后，诸症渐消失。数月后随访患者腹痛未再次发作。

按语：本患者饮食辛辣致右侧腹痛病 2 周，急性起病，病程短，既往有肠痈手术切除病史，口干口苦，大便干结，结合舌脉，舌质红，苔黄腻，脉滑数，诊断为腹痛（湿热壅滞）。病性属实。饮食辛辣，热结胃肠伤阴，肠失濡润，大便干结，阻滞气机，腑气不通则腹痛胀闷，局部压痛。治宜清热通腑行气导滞止痛。方选大承气汤加减。大承气汤治疗腑实内结之痞、满、燥、实、坚诸症。大黄 10g（泡水兑服）清热通腑泄热，釜底抽薪，燥结不甚，去芒硝，加炒栀子清三焦热，炒枳实、炒厚朴行气导滞通便，黄芩清热，炙延胡索、郁金疏肝行气活血止痛，炒莱菔子消食，助枳实、厚朴导滞，甘草调和诸药。二诊大便得解，腑实减轻，减大黄用量，避免过用苦寒伤阴、败胃伤正。舌苔厚腻，湿浊内盛，加苍术燥湿，加炒鸡内金消食，助运化，防止食积。据腑实程度选择大承气或小承气汤，祛邪避免伤正。

（曹艳萍）

第十节　黄　疸

【概述】

“黄疸”是指以目黄、身黄、小便黄为主要症状，以目黄为主要特征的肝胆常见疾病。多首发目黄，继而遍及全身。它是中医临床常见的多发病。如果无目黄，仅有皮肤黄、小便黄者不属于“黄疸”范畴。常见于肝细胞性黄疸（急、慢性病毒性肝炎，肝癌，肝硬化等）、阻塞性黄疸（胆汁淤积、胆囊炎、胆结石、胆道蛔虫、胆管炎等）、溶血性黄疸（药物、蚕豆黄）等疾病。临床常表现为身黄、目黄、小便黄，以目黄最为突出。伴见恶寒发热、食欲不振、恶心呕吐、厌食油腻、腹胀肠鸣、便秘或腹泻，乏力头昏，甚至见神昏、呕血、便血。其病因复杂，与甲、乙、丙、戊型肝炎病毒感染，嗜肝病毒感染，细菌感染，药物损伤，代谢紊乱，免疫因素，寄生虫，部分全身性疾病影响和遗传因素等相关。

【病因病机】

尽管黄疸病因复杂，但总的可分为外感（外因）及内伤（内因）两大方面。外感邪气包括寒、热、湿、疫毒，以湿邪为主。《临证指南医案》：“黄疸，身黄目黄溺黄之谓也，病以湿得之。”湿性重着缠绵，可与热合邪，湿热蕴结中焦，熏蒸肝胆，胆汁不循常道，外溢肌肤，发生湿热黄疸——阳黄，黄疸色泽鲜明，根据湿、热邪气的轻重程度不同又分为热重于湿、湿热并重、湿重于热三种类型；与寒为患，寒湿内盛，阻滞中焦气机，肝胆疏泄失常，胆汁外溢肌肤可见寒湿黄疸——阴黄，黄疸色泽晦暗如烟熏；感受时行疫毒邪气，外邪不得泄越，熏灼肝胆，胆汁外溢，溢于肌肤，下注膀胱，身黄目黄小便黄，发病急骤，疫毒热邪易入营扰乱心神，出现神昏谵语，入血动血，可见出血症状。内伤因素多为情志不遂，气机郁结，横逆犯脾胃，脾胃运化失健运，湿浊内盛，或饮食不节伤及脾胃内生湿浊，或禀赋不足，久病体虚，脾胃运化失调，气血生化不足，肝失濡养，疏泄失职，气机失调，胆汁外溢致黄疸。内外因常常相互影响、相互关联。湿浊阻滞，胆汁不循常道而外溢是黄疸发生的基本病机，湿蒸热郁是发黄的关键。龙祖宏教授认为，无论内、外因，均有脾胃功能失调，湿邪蕴结中焦，阻滞气机的共同点，治疗黄疸要注意健脾祛湿，病症的性质取决于脾胃阳气的盛衰，阳黄热盛伤阴，清热燥湿要注意用药不可太过苦寒，以防伤阴伤中阳，否则易转为阴黄；阴黄寒邪易伤脾阳，温化寒湿退黄不可太过，以防助湿生热。黄疸早期或病程较短的患者，治疗效果尚可，急黄或久病者，病情重，预后差，易变生积聚、臌胀。

【辨证思路】

根据症状、病史、病因、起病特点辨别黄疸病的阴阳、气血、寒热、虚实、症情顺逆。

（1）首先辨别是阴黄、阳黄、急黄：阴黄病因为寒湿，起病缓慢，病程长，色泽晦暗无光泽，脘腹闷胀，恶寒喜热，神疲乏力，口淡不渴，舌质淡，苔白腻，脉沉迟或濡缓，病情易缠绵反复。阳黄由湿热所致，起病急，病程短，黄色鲜明如橘皮，发热口干，小便短赤，大便干结难解，舌苔黄腻、脉弦数有力，预后良好。

阳黄辨别湿热轻重，阳黄病因属湿热，据湿与热邪程度不同，临床表现有不同，湿为阴邪，易伤阳气，热为阳邪，易伤阴津。热重于湿者，黄疸色泽鲜明，有发热、口干口渴等伤阴表现，恶心呕吐，尿黄赤，大便干结，舌苔黄腻，脉弦数；而湿重于热者，目及全身黄染，但色泽较热重于湿者浅淡，头重身困，恶心呕吐，胸脘痞闷，大便稀溏黏腻，舌苔厚腻微黄，脉弦滑。急黄病因为湿热疫毒之邪，起病急，黄疸迅速加深，其色如金，病情危重，易灼阴，入营血，致神昏出血，且具有传染性。

（2）辨在气、在血：湿热在气分者黄疸轻或不出现黄疸，在血分易出现黄疸，伴见皮肤、牙龈出血。

（3）辨虚实、寒热：阳黄、急黄是实证、热证；阴黄属虚证、寒证。

（4）病情顺逆：阳黄起病急，病程短；阴黄起病缓，病程长，易转为慢性；急黄病情急重，病情变化快，易变生危候、逆证。《诸病源候论·急黄候》曰："脾胃有热，谷气郁蒸，因为热毒所加，故卒然发黄，心满气喘，命在顷刻，故云急黄也。"说明黄疸较重者预后差。

根据四诊合参，确定黄疸的证型。

【临证治要】

首先要详细询问病史、体检，根据四诊合参确定黄疸的证型，阳黄可以见热重于湿、湿热并重、湿重于热、疫毒发黄、胆腑郁热等证型，阴黄包括寒湿证、脾虚证、瘀血停积证。利用现代医学手段，做血常规、肝功能、免疫功能、凝血功能、病毒标志物抗原抗体检测、腹部B超、腹部CT或MRI等相关检查以查找病因，明确黄疸的西医病名，是肝炎、占位，还是结石，必要时需行肝组织活检明确病因，精准治疗，避免误诊和误治。辨证分别予清热利湿佐以通腑泄热、清利湿热佐以解毒化浊、利湿化浊佐以清热、泄热化湿佐以利胆退黄、温中化湿健脾和胃、补养气血健脾退黄、活血化瘀疏肝退黄治疗。

1. 阳黄——湿重于热

赵某，男，42岁，因"周身肌肤小便及目黄2个月，加重5天"于2017年8月5日就诊。既往有"慢性乙型肝炎"病史10年余，平素间断少量饮酒，常因劳累、饮食不节即出现纳呆、腹胀，时有嗳气，曾多次到外院就诊，查肝功能提示：肝损伤。间断服用中、西药物保肝降酶治疗。近2个月来患者腹胀，周身肌肤、小便及目黄，肝功能检查回报：总胆红素（total bilirubin，TBil）55μmol/L，直接胆红素（direct bilirubin，DBil）14.5μmol/L，间接胆红素（indirect bilirubin，IBil）40.5μmol/L，谷丙转氨酶（glutamic-pyruvic transaminase，GPT）340U/L，谷草转氨酶（glutamic-oxaloacetic transaminase，GOT）280U/L，在社区输液治疗1周症状稍有缓解，服用复合维生素B、护肝片等药物治疗。5天前自觉小便黄色加深，腹胀加重，精神差，不思饮食，厌油腻，恶心欲呕，遂来就诊。现症见：肌肤及目、小便黄色加深，腹胀，不思饮食，厌油腻，恶心欲呕，便溏，精神差，四肢困倦乏力。舌暗淡红，舌边有齿痕，苔嫩黄腻，脉缓。

中医诊断：黄疸（阳黄——湿重于热）。

治法：健脾化湿，清热利胆，理气退黄。

方药：茵陈五苓散加味。

茵陈30g，白术15g，茯苓15g，炒泽泻15g，桂枝6g，郁金15g，炙香附10g，炒厚朴15g，炒鸡内金15g，炒神曲15g，砂仁6g，木香5g，甘草3g。

7剂，水煎服，每日1剂，早、中、晚分3次，饭后温服。嘱清淡饮食，休息，忌油腻。

二诊，患者诉服药1周后，腹胀明显减轻，饮食增加，身目小便黄减轻，精神好转，大便稀，恶心时作，舌暗淡胖，苔微白腻，脉沉细。效不更方，去香附，加广藿香15g，太子参15g，续服7剂，每日1剂，早、中、晚分3次，饭后温服。嘱清淡饮食，休息，忌油腻。

三诊：身目小便黄渐缓解，饮食增加，食后感腹胀，程度明显减轻，精神好转，大便稀，恶心时作，舌暗淡红，苔微白，脉缓。复查肝功能：TBil 32μmol/L，DBil 12.5μmol/L，IBil 19.5μmol/L，GPT 75U/L，GOT 49U/L。治疗拟健脾化湿，香砂四君汤加减。方药如下：

党参15g，白术15g，茯苓15g，茵陈15g，炒泽泻15g，郁金15g，炒厚朴15g，炒鸡内金15g，炒神曲15g，砂仁6g（后下），木香5g，丹参15g，甘草3g。

续服7剂，每日1剂，早、中、晚分3次，饭后温服。

四诊：黄疸消退，无口干口苦，饮食恢复，精神改善，二便正常，无腹胀，查肝功能：TBil 12.8μmol/L，DBil 5.6μmol/L，IBil 7.2μmol/L，GPT 35U/L，GOT 26U/L，去茵陈，继服续服上方7剂，每日1剂，早、中、晚分3次，饭后温服。后随访患者病情恢复。

按语：龙祖宏主任强调，脾湿在黄疸的发生中尤其重要，治疗黄疸时要首先区分湿与热的偏重，肝胆与脾胃病变的程度轻重，根据脾胃病的变化，固护脾胃、燥湿、化湿、利湿，贯穿治疗始终。《金匮要略·黄疸病脉证并治》："黄家所得，从湿得之。"《诸病源候论·黄疸候》说："黄疸之病，此由酒食过度，腑脏不和，水谷相并，积于脾胃，复为风湿所搏；瘀结不散，热气郁蒸，故食已如饥，令身体面目及爪甲小便尽黄。"四诊合参该患者黄疸属阳黄（湿重于热），给予茵陈五苓散加减治疗，重在健脾化湿，清热利胆，佐以理气退黄。茵陈五苓散为《金匮要略》治疗黄疸病湿多热少，小便不利者。茵陈清热利湿退黄，为治黄疸要药，桂枝温经解表，助膀胱气化，有利于湿邪去，白术健脾气运化水湿，茯苓、炒泽泻淡渗利湿，湿重于热，湿邪遏阻，热邪伏于内，阻滞气机，砂仁、木香、炒厚朴调理气机，加郁金、炙香附疏肝利胆，炒鸡内金、炒神曲健脾醒脾消食，甘草调和诸药。二诊饮食改善，腹胀减轻说明脾湿减，脾胃运化渐有所恢复，邪去正气渐复，去香附，加太子参健脾益气助运而不碍湿。三诊肝功能明显改善，大便稀，腹胀，恶心，说明脾虚未完全恢复，缓则治其本，为杜绝生湿之源，给予香砂四君汤加减健脾扶正，脾气健运，水湿得化，气机条畅，胆汁循于肠道，黄疸渐退，病情向愈。四诊肝功能恢复正常，症状缓解，病情渐恢复，继续健脾益气善后调理，防止病情反复。

2. 急黄——热毒炽盛

薛某，女，52岁，因“周身肌肤小便及目黄发热3天”于2016年6月21日就诊。既往否认肝炎病史，无饮酒及长期服药病史。因饮食不节发热，体温38.2℃，乏力，纳呆、腹胀，继而出现周身肌肤黄、目黄、小便黄逐渐加深，肝区间歇性不适胀闷不适，烦躁，间歇性神昏来诊，肝炎相关标志物检查HAV-IgM（+），丙肝及戊肝抗体（-）。乙型肝炎病毒表面抗原HBsAg（-），乙型肝炎E抗原HBeAg（-），乙型肝炎病毒表面抗体HBsAb（-），乙型肝炎E抗体HBeAb（-），乙肝核心抗体HBcAb（-），乙肝两对半均正常。查肝功能：TBil 164μmol/L，DBil 52.8μmol/L，IBil 111.2μmol/L，GPT 460U/L，GOT 320U/L，未治疗。现症见：周身肌肤黄、目黄、小便黄染，色泽鲜明，口干口苦，纳呆、腹胀，头昏烦躁，舌红绛，苔薄黄，脉数。

中医诊断：黄疸（急黄——热毒炽盛）。

治法：清热解毒，凉血。

方药：犀角散加减。

水牛角20g，炒栀子5g，黄连10g，金银花15g，板蓝根30g，茵陈30g，牡丹皮10g，玄参15g，生地黄15g，郁金15g，石菖蒲10g，甘草3g。

2剂，水煎服，每日1剂，早、中、晚分3次，饭后温服。口服安宫牛黄丸1丸，每日3次。嘱卧床休息，清淡饮食，注意饮食卫生，忌油腻、酒、辛辣。床旁消化道隔离。

二诊：患者诉服药后，头昏烦躁缓解，神志清楚，口干口苦口渴减轻，身目黄、小便黄未继续加重。体温36.9℃。舌暗红，苔薄黄，脉细数。效不更方，续服3剂，日1剂，早、中、晚分3次，饭后温服。嘱卧床休息，清淡饮食，注意饮食卫生，忌油腻、酒、辛辣。床旁消化道隔离。

三诊：身目小便黄减轻，饮食增加，食后感腹胀减轻，精神好转，大便难解，无恶心呕吐；口干，睡眠差，舌淡红，苔薄白，脉弦缓。肝功能：TBil 46μmol/L，DBil 18.7μmol/L，IBil 27.3μmol/L，GPT 180U/L，GOT 89U/L。治疗拟健脾清热除湿，祛邪扶正，茵陈四苓汤加减。方药如下：茵陈15g，白术15g，茯苓15g，猪苓15g，炒泽泻15g，虎杖15g，田基黄10g（兑服），郁金15g，炙香附10g，石菖蒲15g，牡丹皮10g，玄参15g，生地黄15g，甘草3g。

续服7剂，每日1剂，早、中、晚分3次，饭后温服。嘱卧床休息，清淡饮食，注意饮食卫生，忌油腻、醇酒、辛辣。床旁消化道隔离。

四诊：肝区间歇性不适，黄疸消退，饮食恢复，精神改善，小便微黄，大便正常。口干口苦。舌淡红，苔薄白，脉弦缓。辨证属肝郁脾虚，治以疏肝解郁，健脾和营。拟方逍遥散加减。方药如下：

炒柴胡15g，当归15g，白术15g，茯苓15g，白芍15g，茵陈15g，制香附15g，郁金15g，太子参15g，炒枳壳15g，炒厚朴15g，甘草10g。

服上方7剂，每日1剂，早、中、晚分3次，饭后温服。后随访患者病情好转稳定。

按语：隋·巢元方《诸病源候论·黄疸诸候》谓："脾胃有热，谷气郁蒸，因为热毒所加，故卒然发黄，心满气喘，命在顷刻，故云急黄。"龙祖宏主任强调，急黄由湿热疫毒侵袭发病，起病急，病程短，易传变发生重症、危候，预后差。治疗贵在神速，清热解毒，凉血透邪，防止入营入血。本患者（疫）热毒化火，火盛伤津，上扰清窍，有嗜睡烦躁、神昏表现，阻滞气机胆汁外溢，肌肤目睛黄染，下注膀胱小便黄，湿热阻滞中焦，气机不畅则腹胀，肝气郁滞则胁肋胀闷不舒。水牛角凉血清热开窍，炒栀子、黄连、金银花、板蓝根清热解毒，直折火势，茵陈清热利胆退黄，牡丹皮、玄参、生地黄佐水牛角清热解毒，凉血散瘀，郁金、石菖蒲醒神开窍，甘草调和诸药。安宫牛黄丸清热解毒，凉血开窍防止神昏加重。二诊、三诊治疗后热邪减轻，余邪未尽，给予茵陈四苓汤加减健脾清热除湿，祛邪扶正，防止邪恋。四诊诸症缓解，邪气渐除，正气未复，拟逍遥散加减疏肝解郁，健脾和营，养肝脾，培元固本。以证拟方，方随证变。

3. 阳黄——热重于湿

罗某，男，36岁，因"周身肌肤双目小便黄5天"于2018年9月12日就诊。近5天前因饮食不洁出现恶心腹胀满，继而周身肌肤、双目、小便黄，脘闷胀满加重，口干口苦，恶心欲呕，胁胀，大便干结难解，解不爽。既往否认肝炎、胆囊炎、胆结石病史，否认寄生虫病史。查腹部B超：肝、胆、胰、脾、双肾未见异常声像。肝功能：TBil 68μmol/L，DBil 21μmol/L，IBil 47μmol/L，GPT 206U/L，

GOT 69U/L，抗 HAV-IgM（+），乙肝两对半：正常。丙肝抗体（−）。诊断：急性甲型肝炎。现症见：现周身肌肤、双目黄染，色泽鲜明，发热，不思饮食，间作腹胀脘闷，时有胁肋不适，口干口苦，恶心欲呕，大便干结难解，解不爽，无呕血及黑便。舌质红，苔黄腻，脉滑数。

中医诊断：黄疸（阳黄——热重于湿）。

治法：清热利湿，佐以通便。

方药：茵陈蒿汤加减。

茵陈 15g，栀子 15g，大黄 5g（泡水兑服），虎杖 10g，板蓝根 15g，郁金 10g，车前草 10g，田基黄 15g（兑服），垂盆草 15g（兑服），甘草 6g。

5 剂水煎服，每日 1 剂，早、中、晚分 3 次，饭后温服。嘱卧床休息，注意饮食卫生，清淡饮食，忌油腻、醇酒、辛辣。床旁消化道隔离。

二诊，身、目、小便黄减退，发热缓解，口干口苦减轻，腹胀、胁肋不适减轻，饮食较前改善，大便黄软，1 日 1 次。舌红，苔薄黄，脉滑数。湿热减轻，余邪未清，效不更方，守方去大黄，减少栀子用量至 10g，加大腹皮 15g。方药如下：

茵陈 15g，栀子 10g，虎杖 10g，板蓝根 15g，郁金 10g，车前草 10g，大腹皮 15g，田基黄 15g，垂盆草 15g，甘草 6g。

续服 5 剂，每日 1 剂，早、中、晚分 3 次服。适当活动，劳逸结合，清淡饮食，忌油腻、醇酒、辛辣。床旁消化道隔离。

三诊：黄疸减退明显，精神可，饮食明显改善，食后脘腹胀闷，胁肋不舒缓解，大便黄软，1 日 1～2 次，微口干不苦，小便淡黄。舌淡红，苔薄黄，脉细。去栀子，减少板蓝根用量，加制香附 15g，炒鸡内金 15g，方药如下：

茵陈 15g，虎杖 10g，板蓝根 8g，郁金 10g，车前草 10g，大腹皮 15g，田基黄 15g，垂盆草 15g，制香附 15g，炒鸡内金 15g，甘草 6g。

续服 5 剂，每日 1 剂，早、中、晚分 3 次服。适当活动，劳逸结合，清淡饮食，忌油腻、醇酒、辛辣。床旁消化道隔离。

四诊：黄疸已退，饮食稍差，食后腹胀，精神及睡眠可，大便黄色稀便，日行 1～2 次，小便淡黄。舌淡红，苔薄白，脉沉细。肝功能复查：TBil 21μmol/L，DBil 8.4μmol/L，IBil 12.6μmol/L，GPT 46U/L，GOT 23U/L。病情恢复，调整方药柴芍四君汤加减。方药如下：

党参 15g，白术 15g，茯苓 15g，炒柴胡 10g，白芍 10g，郁金 15g，炒枳壳 15g，香附 15g，炒鸡内金 15g，甘草 6g。

续服 5 剂，每日 1 剂，分 3 次饭后服。劳逸结合，清淡饮食。后随访患者病情恢复。

按语：患者暑湿之季因饮食不洁感受疫毒湿热，急性起病，黄疸色泽鲜明，伴见发热，不思饮食，间作腹胀脘闷，时有胁肋不适，口干口苦，恶心欲呕，大便干结难解，解不爽，四诊合参属黄疸（阳黄——热重于湿）。龙祖宏主任强调湿热为患，首要祛邪，治拟清热利湿退黄，佐以通便。茵陈蒿汤加减。茵陈蒿汤是《金匮要略》所记载治疗黄疸的具有代表性的重要方剂，茵陈清热利湿退黄，入肝、脾、膀胱经，苦，微寒，是治疗黄疸之要药，配苦寒之栀子可清利三焦湿热，利小便，清湿热，大黄通腑泻热，荡涤胃肠湿热积滞，使湿热从大便而出，釜底抽薪，虎杖、板蓝根、田基黄、垂盆草清热解毒，郁金舒肝利胆，车前草分利湿邪。二三诊患者黄疸减退，大便得通，湿热减轻，故减少栀子、大黄用量，直至去除，防止过用苦寒伤中阳，不利于水湿运化，加大腹皮行气利水，分消脘腹胁肋闷胀。四诊湿热清，黄疸退，缓则治其本，宜健脾疏调肝气，拟柴胡、白芍疏肝，四君子汤党参、白术、甘草益气健脾，茯苓淡渗利湿，香附疏肝柔肝养肝，炒枳壳行气，炒鸡内金消食助运。脾气健运，饮食得化，杜绝湿浊再生，防止湿热之患再作。除服药以外，嘱患者卧床休息，注意饮食卫生，清淡饮食，忌油腻、醇酒、辛辣也是尤其重要，是治疗的重要环节，有助于患者的康复。床旁消化道隔离是防疫病的重要措施，体现未病先防，已病防传，瘥后防复的治未病理念，也是消化道传染病治疗中控制传染源及切断传染途径的最有效措施，与治疗同等重要。

4. 阴黄——瘀血停积

林某，男，62岁，因“周身肌肤双目小便黄2年，加重1个月”于2017年3月22日就诊。既往有“慢性乙型肝炎、肝炎后肝硬化”病史12年余。近2年来常因劳累、饮食不节即出现周身肌肤双目小便黄2年，色泽晦暗如烟熏，面色青暗，间作腹胀，纳呆，时有嗳气，曾多次到外院就诊。腹部B超：肝硬化声像表现，脾大，胆囊壁粗糙，胰、脾、双肾未见异常。查肝功能提示：肝损伤。间断服用复方鳖甲软肝片、复方维生素B等治疗。无发热，无呕血及黑便，消瘦。近1个月来患者腹胀，周身肌肤、小便及双目黄染加重，肝功能：TBil 86.3μmol/L，DBil 154.2μmol/L，IBil 32.1μmol/L，GPT 140U/L，GOT 180U/L，服用复合维生素B、护肝片等药物治疗症状改善不明显，胁肋胀闷刺痛，神疲倦怠，不思饮食，厌油腻，恶心欲呕，遂来就诊。现症见：肌肤及目、小便黄色加深，胁肋胀闷刺痛不舒，神疲倦怠，不思饮食，厌油腻，恶心欲呕，颈部见赤纹丝缕，大便稀溏，小便黄。舌质暗紫，舌边有瘀斑，苔薄白，脉细涩。

中医诊断：黄疸（阴黄——瘀血停积）。

治法：活血化瘀，疏肝退黄。

方药：膈下逐瘀汤加味。

五灵脂 6g，当归 10g，川芎 6g，桃仁 10g，赤芍 10g，乌药 10g，延胡索 10g，制香附 15g，红花 10g，炒枳壳 15g，茵陈 30g。

7 剂水煎服，每日 1 剂，早、中、晚分 3 次，饭后温服。嘱卧床休息，清淡饮食，注意饮食卫生，忌油腻、醇酒、硬食、辛辣。

二诊，患者诉服药 1 周后，胁肋刺痛减轻，饮食增加，身目小便黄减轻，面色及精神好转，大便稀，1 日 1 次。舌暗淡，舌边有瘀斑，苔薄白，脉细弦。效不更方，续服 7 剂，每日 1 剂，早、中、晚分 3 次，饭后温服。

三诊：身目小便黄减轻，胁肋刺痛缓解，饮食可，精神差，大便正常，1 日 1 次，小便黄少。舌暗淡，舌边有瘀斑，苔薄白，脉细弦。复查肝功能：TBil 38μmol/L，DBil 21μmol/L，IBil 17μmol/L，GPT 55U/L，GOT 39U/L。肝功能好转，黄疸减轻，症状改善，治疗拟活血化瘀，疏肝退黄佐以益气健脾，膈下逐瘀汤加黄芪、炒泽泻。方药如下：五灵脂 6g，当归 10g，川芎 6g，桃仁 10g，赤芍 10g，乌药 10g，延胡索 10g，制香附 15g，红花 10g，炒枳壳 15g，茵陈 30g，黄芪 30g，炒泽泻 15g。

7 剂，每日 1 剂，早、中、晚分 3 次，饭后温服。清淡饮食，注意饮食卫生，忌油腻、醇酒、硬食、辛辣。注意休息，调情志。

四诊：黄疸渐消退，饮食恢复，食后脘腹胀闷，无口干口苦，小便淡黄，大便 1～2 日 1 次。舌暗淡，舌边有瘀斑，苔薄白，脉细弦。上方去乌药，加炒鸡内金、鳖甲。方药如下：

五灵脂 6g，当归 10g，川芎 6g，桃仁 10g，赤芍 10g，延胡索 10g，制香附 15g，红花 10g，炒枳壳 15g，茵陈 30g，黄芪 30g，炒泽泻 15g，炒鸡内金 15g，鳖甲 30g（先煎）。

继服续服 7 剂，每日 1 剂，早、中、晚分 3 次，饭后温服。后随访患者病情恢复。

按语：龙祖宏主任强调，阴黄以寒证、虚证为多见。多由久病脾阳虚衰，寒湿内生，湿阻气滞，瘀血阻滞，或肝郁气滞，病久瘀血停积。本病例患者患慢性乙型肝炎、肝硬化多年，瘀血停聚肝胆，胆汁疏泄失职而肌肤、目睛黄。寒湿、瘀血为阴邪，故黄疸色泽晦暗，面色青，皮肤见赤色丝缕，舌质紫暗，夹有瘀斑，胁肋下癥块均为瘀血内阻之候。《张氏医通》："以诸黄虽多湿热，然经脉久病，无不瘀血阻滞也。"四诊合参，该患者黄疸属阴黄——瘀血停积，给予膈下逐瘀汤加减治疗，重在活血化瘀，佐以疏肝利胆。五灵脂、川芎、红花、桃仁、赤芍活血化瘀，当归、川芎既养血又行血，乌药、延胡索、制香附行气活血止痛，茵陈利胆退黄。气行湿行，气行则瘀血散，但要注意活血化瘀剂量要适中，不可过用动血致出血。行气药物要注意不可过用香燥，以防伤阴耗气。三诊患者黄疸急胁痛减轻，但乏力、大便稀溏，加黄芪补气，炒泽泻淡渗利水不伤阴。四诊肝功能明显改善，大便好转，加炒鸡内金消食助运，助脾胃运化，促进气血恢复，鳖甲软坚散结，促进病情向愈。患者久病病情迁延治疗周期长，要注意正邪变化。

5. 阴黄——中阳虚寒，寒湿发黄

陈某，女，31 岁，因“周身肌肤双目小便黄 2 周”于 2017 年 8 月 9 日就诊。既往有“甲型肝炎”病史 1 月余。近 2 个月前因饮食不洁出现周身肌肤双目小便黄，头身困重，脘闷胀，恶心欲呕，乏力，查腹部 B 超：肝、胆、胰、脾、双肾未见异常。肝功能：GPT 106U/L，GOT 86U/L，TBil 68μmol/L，DBil 21μmol/L，IBil 47μmol/L，抗 HAV-IgM（+），诊断急性甲型肝炎。曾在外院收住院治疗 2 周，病情时有反复。现症见：身目黄染，色泽晦暗，不思饮食，间作腹胀脘闷，时有胁肋不适，恶寒无汗，大便稀溏，小便黄，无发热，无呕血及黑便。舌质淡，苔白腻，脉濡缓。

中医诊断：黄疸（阴黄——中阳虚寒，寒湿发黄）。

治法：温补脾阳，佐以除湿。

方药：茵陈理中汤加减。

茵陈 15g，党参 15g，炒白术 15g，干姜 10g，茯苓 15g，广藿香 10g，甘草 6g，车前草 10g，生麦芽 30g。

5 剂水煎服，每日 1 剂，早、中、晚分 3 次，饭后温服。嘱适当休息，清淡饮食，注意饮食卫生，忌油腻、醇酒、辛辣。床旁消化道隔离。

二诊，身目小便黄减退，饮食明显好转，喜温食物，腹胀及胁肋不适减轻，矢气，大便黄软，1 日 1 次。舌淡，苔薄白，脉细缓。效不更方，守方加郁金 15g、当归 10g。续服 5 剂，每日 1 剂，早、中、晚分 3 次，饭后温服，休息，清淡饮食，注意饮食卫生，忌油腻、醇酒、辛辣。床旁消化道隔离。

三诊：黄疸减退明显，精神可，饮食正常，胁肋胀闷缓解，大便正常，小便调。舌淡红，苔薄白，脉沉。去藿香、车前草，续服 5 剂，每日 1 剂，水煎内服，早、中、晚分 3 次，饭后温服。嘱卧床休息，清淡饮食，注意饮食卫生，忌油腻、醇酒、辛辣。床旁消化道隔离。

四诊：黄疸已退，饮食正常，睡眠可，大便调畅，恶寒不明显，小便淡黄。舌淡红，苔薄白，脉沉。方药如下：

茵陈 15g，党参 15g，炒白术 15g，干姜 5g，茯苓 15g，甘草 6g，生麦芽 30g，郁金 15g，当归 10g，炒鸡内金 15g。

续服5剂，每日1剂，早晚分3次服。嘱卧床休息，清淡饮食，注意饮食卫生，忌油腻、醇酒、辛辣。床旁消化道隔离。后随访患者病情恢复。

按语：龙祖宏主任强调祛邪要中病即止，寒湿程度有轻重，寒湿重可用茵陈术附汤加减。附片为大辛大热之品，温肾暖土，但附子煎服过程中禁忌多，服用过程中要注意不麻为度，严格忌生冷，避免中毒。本患者饮食不节，寒湿阻滞中焦，脾阳受遏，胆汁疏泄受阻而肌肤、双目黄染。《临证指南医案》："阴黄之作，湿从寒水，脾阳不能化热，胆液为湿所阻，渍于脾，浸淫肌肉，溢于皮肤色如熏黄。"四诊合参该患者黄疸属阴黄——中阳虚寒，寒湿发黄。给予茵陈理中汤加减治疗，重在温运脾阳，佐以疏肝利胆。茵陈利湿退黄，党参、炒白术、干姜、甘草温补脾阳，广藿香芳香化浊醒脾运脾，茯苓淡渗，车前草利水利湿。生麦芽、郁金疏肝利胆。湿邪重浊黏滞，不易清除，病程长，病情易缠绵反复不愈。治疗要有耐心，不可图速效。

6. 脾虚血亏

甘某，女，54岁，因"周身肌肤、双目、小便黄2个月"于2018年10月4日就诊。既往有"乙型肝炎"病史30余年。多年病情相对稳定，无特殊不适，近2个月前因劳累后出现小便黄，继而周身肌肤、双目轻度发黄，面色萎黄少华，头昏，间歇性心慌胸闷，胃脘闷胀，纳呆食少，恶心欲呕，乏力，大便稀溏1日2～3次，量少，未见黏液及血，小便黄。查腹部B超：①肝脏回声粗糙，请结合临床；②胆、胰、脾、双肾未见异常。肝功能：TBil 52μmol/L，DBil 20.5μmol/L，IBil 31.5μmol/L，GPT 76U/L，GOT 69U/L。外院间歇性治疗服用强肝胶囊、水飞蓟宾胶囊等病情稍减轻，今日来诊。现症见：周身肌肤、双目、小便轻度黄染，面色萎黄少华，头昏，间歇性心慌胸闷，脘闷胀，纳呆食少，恶心欲呕，乏力，大便稀溏1日2～3次，量少，未见黏液及血，小便黄。无发热，无呕血及黑便。舌质淡，苔薄白，脉沉细无力。

中医诊断：黄疸（脾虚血亏）。

治法：健脾益气养血。

方药：十全大补汤加减。

黄芪30g，党参15g，白术15g，茯苓10g，茵陈15g，当归10g，白芍10g，生地黄15g，川芎5g，肉桂3g，甘草5g。

5剂水煎服，1日1剂，早、中、晚分3次，饭后温服。嘱卧床休息，清淡饮食，注意饮食卫生，忌油腻、醇酒、辛辣。

二诊，身目小便黄减退，饮食明显好转，精神好转，大便黄软，1日1次。舌淡，苔薄白，脉细缓。效不更方，守方加郁金15g。方药如下：

黄芪 30g，党参 15g，白术 15g，茯苓 10g，茵陈 15g，当归 10g，白芍 10g，生地黄 15g，郁金 15g，川芎 5g，肉桂 3g，甘草 5g。

续服 5 剂，每日 1 剂，早、中、晚分 3 次，饭后温服。嘱卧床休息，清淡饮食，注意饮食卫生，忌油腻、醇酒、辛辣。

三诊：黄疸减退明显，精神可，腹胀、饮食明显好转，大便正常，小便调。舌淡红，苔薄白，脉沉。守原方续服。

续服 5 剂，每日 1 剂，早、中、晚分 3 次，饭后温服。嘱卧床休息，注意调整饮食，宜清淡，忌油腻、醇酒、辛辣。后患者间断续服上方 10 余剂病情逐渐恢复。

按语：龙祖宏主任认为肝病日久，黄疸久郁，克伐脾胃，脾失健运，食欲不振，腹胀大便稀溏，不能化生气血，气血不能充养则乏力头昏，血不养心故心慌，四诊合参该患者属黄疸（脾虚血亏）。给予健脾益气养血，十全大补汤加减。该方载于《太平惠民和剂局方》，是气血双补之代表方。方中参、术、苓、草四君汤加黄芪，益气健脾，长于补脾气，当归、白芍、生地、川芎四物汤养血滋养心肝，川芎入血分兼理气，肉桂温气血，合郁金舒肝解郁行气，气血灵动，补而不滞，茵陈利胆退黄，有补有利，扶正祛邪。脾虚黄疸常见于各型黄疸后期，余邪未尽，正气不足，气血亏虚，应积极治疗，扶正为要，防止正气亏虚疾病逆转加重或迁延不愈，减少变病，改善预后。

（曹艳萍）

第十一节　胁　　痛

【概述】

“胁痛”是指一侧或两侧胁肋部疼痛为主要表现的病症，也是中医临床常见的自觉症状之一。常见于急慢性肝炎、急慢性胆囊炎、胆道结石、肋间神经痛等疾病，患者常表现为单侧或双侧胁肋疼痛，痛引背部或牵扯胃脘疼痛，口苦厌油、腹胀、纳呆等症状。其病因与细菌病毒感染、饮食因素、胃肠肝胆胰疾病、全身性疾病及手术创伤、免疫因素、环境因素、年龄因素和遗传因素等诸多因素相关，病因复杂。

【病因病机】

饮食不节、酒食肥甘、劳逸过度、忧思伤脾，损伤脾胃，痰湿阻滞或湿热中阻，肝失调达，或气虚血瘀阻塞胁络而发为胁痛，肝胆失于疏泄条达，气机阻滞，脉络痹阻是胁痛发生的病因病机，龙祖宏教授认为，胁痛虽病在肝胆，但与脾胃息息相关，治疗胁痛可在健脾疏肝基础上清热、理气、活血、养肝。饮食不节、劳倦过度、忧思抑郁致脾胃虚弱，运化无力，痰湿阻滞，土壅木郁，肝失调达，胁络痹阻或感受湿热、饮酒、辛辣饮食，酿生湿热，阻滞中焦气机，肝失疏泄致胁痛，或久病气虚血瘀，肝脉失养致胁痛。上述病因可单一或兼杂致病。

【辨证思路】

胁痛的辨证治疗首要辨气血，再辨实证、虚证。以胀痛为主，走窜不定，痛无定处，情志不调加重者为气滞，在气；持续刺痛，固定不移，疼痛入夜加重者为血瘀，在血；绵绵隐痛，劳累加重，为血虚。痛势剧烈拒按，起病急，病程短，脉弦数有力的多为实证，包括湿热蕴结证、饮食积滞证、肝郁气滞证、瘀血阻络证；起病缓，病程长，痛势绵缓，痛喜温按，脉细弦无力的多为虚证，包括肝郁脾虚证、气滞血瘀证、肝阴不足证。龙老认为胁痛治疗还应重视机体体质与寒热变化、虚实夹杂证，不可一味清利肝胆。

根据四诊合参，确定胁痛的证型。

【临证治要】

首先要利用现代医学手段，做腹部B超、腹部CT或腹部MRI，查肝功能、血脂、血尿淀粉酶、癌相关抗原、病毒性肝炎抗原抗体、自身免疫性肝病相关抗体等检查以明确胁痛的西医病名，明确是胆囊炎、胆结石、肝炎、肝损伤，还是肝、胆、胰占位等，以避免误诊误治、漏诊。其次，根据四诊合参确定胁痛的证型，分别予清热利湿、疏肝理气止痛、消食导滞、疏肝解郁、活血化瘀、健脾益气疏肝、滋养肝阴等治疗。

【典型病案】

1. 肝郁气滞，肝络失和

沈某，男，52岁，因“右胁胀痛2年，再发加重3天”于2016年11月10日就诊。患者自诉近2年来每因情志不调，过食辛辣之品后右胁胀痛，烦躁易怒，腹胀，饮食减少，大便稀溏，口苦时作，曾到当地医院做腹部B超检查提示：慢性胆囊炎，给服“胆舒胶囊、舒肝散”效果不明显，3天前因情志不舒右胁胀痛加重，无反酸、嗳气、烧心，口干口苦，恶心腹胀，饮食差，小便黄，大便干结难解，矢气则舒。现症见：右胁胀痛，情志不舒加重，无反酸、嗳气、烧心，口干口苦，恶心腹胀，饮食差，小便黄，大便干结难解，矢气则舒。舌质红，苔薄黄，脉弦。

中医诊断：胁痛（肝郁气滞，肝络失和）。

治法：疏肝解郁，行气止痛。

方药：柴胡疏肝散加减。

炒柴胡15g，炒枳实15g，白芍15g，炙香附15g，当归10g，川芎10g，炙延胡索 15g，郁金 15g，牡丹皮 15g，炒栀子 15g，茵陈 30g，炒鸡内金 15g，甘草 10g。

水煎内服 5 剂，每日 1 剂，早、中、晚分 3 次，饭后温服。

二诊：患者服药后右胁疼痛减轻，口干口苦缓解，饮食改善，二便好转，睡眠差，二便正常。舌淡红，苔薄白，脉沉细。守上方去栀子，加柏子仁 15g，5 剂，水煎内服，每日 1 剂，早、中、晚分 3 次，饭后温服。

按语：患者以右胁痛为主症，当属中医“胁痛”范畴。情志不遂，郁怒肝失疏泄，损伤脾胃，气机郁结胁肋胀痛，脾虚运化失调，纳呆腹胀，气郁化热，口苦烦躁，伤阴大便干结。本病为肝病及脾，由实致虚，治疗以治肝为主，佐以扶脾，拟疏肝、清肝为治，佐以清热。柴胡疏肝散记载于《景岳全书》，为疏肝解郁，调和肝脾之代表方，炒柴胡透邪解郁，疏肝解郁，炒枳实调畅气机，有助于通便，养阴血，疏肝理脾，炙香附、川芎、炙延胡索、郁金增强疏肝行气之功，牡丹皮、炒栀子清肝热，茵陈清利肝胆湿热，炒鸡内金消食助运，甘草调和诸药。后大便难解缓解去炒枳实，改为炒枳壳，行中焦气。如脾病及肝，则以健脾为主，调肝为辅。分清主次。

2. 肝胆湿热，腑实内结

朱某，男，85 岁，因“胁肋间歇性胀痛 6 年，再发加重 1 周”于 2018 年 1 月 18 日就诊。患者自诉 6 年前因饮食不慎右胁肋胀痛，饮食减少，口干口苦，大便干结，腹部 B 超检查提示：肝内胆管结石，胆囊切除术后，自服消炎利胆片，抗感染治疗效果欠佳，服用中药后症状缓解。此后病情平稳，控制饮食病情未再发作。近 1 周，右侧胁肋不适胀满疼痛间歇发作，饮食后加重，无发热及黄疸，无呕吐，饮食可，大便 1 日 1 次，先干后成形，小便频急，睡眠尚可。曾到外院做肠镜检查提示：直肠炎，给服“黄连素”效果不明显，今日为寻求中西医结合治疗到我院门诊就诊。现症见：右侧胁肋部胀满疼痛间歇发作，饮食后加重，无发热及黄疸，无呕吐，饮食减少，大便 1 日 1 次，先干后成形软便，未见黏液及血，小便频急，睡眠尚可，舌红，苔黄，脉弦。既往有肝内胆管结石 5 年，胆囊切除术病史。心电图正常。腹部 B 超检查提示：肝内胆管结石，胆囊切除术后。肠镜检查提示：直肠炎。

中医诊断：胁痛（肝胆湿热，腑实内结）。

治法：和解少阳，内泻热结。

方药：大柴胡汤加减。

炒柴胡 15g，炒黄芩 10g，炒枳实 30g，赤芍 15g，紫苏梗 15g，炙延胡索 10g，郁金 15g，丹参 20g，茵陈 15g，炒鸡内金 15g，炒神曲 5g，金钱草 15g，海金沙 15g，煅瓦楞子 15g，炙香附 15g，生大黄 5g（泡水兑服）。

7剂，水煎内服，每日1剂，早、中、晚分3次，饭后温服。

二诊：患者服药后右胁肋胀痛减轻，饮食减少，腹胀、腹痛减轻，大便稀，1日1～2次，软便，便不爽快，口苦恶心。舌淡红苔薄白，脉细滑。大便已通去大黄，加紫苏梗和胃降逆，处方如下：

炒柴胡15g，炒黄芩10g，炒枳实30g，赤芍15g，紫苏梗15g，炙延胡索10g，郁金15g，丹参20g，茵陈15g，炒鸡内金15g，炒神曲5g，金钱草15g，海金沙15g，煅瓦楞子15g，炙香附15g，紫苏梗15g。7剂，水煎内服，每日1剂，早、中、晚分3次，饭后温服。

三诊：患者服药后右胁肋腹胀、腹痛缓解，饮食改善，食后腹部饱闷，大便稀，1日1次。舌淡红，苔薄白，脉细滑。效不更方，上方续进。7剂水煎内服，每日1剂，早、中、晚分3次，饭后温服。

四诊：患者服药后右胁肋腹胀、腹痛缓解，饮食改善，食后腹部饱闷，大便稀，1日1次，软便，舌淡红，苔薄白，脉细滑。实邪除，给予扶正调理肝脾，给予柴芍六君汤加减。

炒柴胡15g，白芍10g，太子参15g，炒白术15g，茯苓10g，炒枳壳15g，炙延胡索15g，郁金15g，丹参20g，茵陈15g，炒鸡内金15g，炒神曲5g，金钱草15g，海金沙15g（包煎），炙香附15g，煅瓦楞子15g。

7剂，水煎内服，每日1剂，早、中、晚分3次，饭后温服。

按语：患者以胁肋疼痛为主症，当属中医"胁痛"范畴。患者久病，因饮食不节，损伤脾胃，肝胆湿热阻滞气机，热邪入里腑实内结，胁肋、腹部胀痛。大柴胡汤见于《金匮要略》，由小柴胡汤化裁而来，治疗少阳阳明合病之胆胃实热证。柴胡、黄芩和解清热；枳实、大黄泻阳明热结，芍药缓急止痛。延胡索、郁金辛散温通，活血散瘀理气止痛。茵陈苦泻下降，清利肝胆湿热，配合四金汤（郁金、金钱草、鸡内金、海金沙）利胆排石。二诊大便通，胁肋腹痛减轻，中病即止，去大黄防止久泻伤阴，苦寒伤阳。三诊患者胁痛、腹痛缓解，实邪已除，缓则治其本，予健脾理气佐以疏肝利胆，杜绝生湿之源，固护脾胃后天，巩固疗效。大柴胡汤加减辨证治疗急性胆囊炎、胆结石、急性胰腺炎病属肝胆湿热腑实内结者疗效较好，是表里同治，解表攻下，少阳、阳明双解之代表方。

3. 胆腑郁热，痰热上扰

苏某，女，56岁，因"反复右胁肋间歇性胀痛1年，再发加重3天"于2018年4月6日就诊。患者自诉1年前因饮食辛辣油腻后右胁肋胀痛，饮食减少，口干口苦，大便调，夜寐不安，腹部B超检查提示：慢性胆囊炎。间断自服胆宁片、抗感染药（具体不详），治疗效果可，症状减轻，饮食不调诱发症状时轻时重。

3天前饮食过饱后症状再发加重，右侧胁肋不适胀满疼痛间歇发作，牵扯背部酸胀不适，饮食后加重，无反酸、呕吐，无发热及黄疸，饮食减少，口苦，大便1日1次，黄软成形，小便调，睡眠差，烦躁不安。现症见：右侧胁肋不适胀满疼痛间歇发作，牵扯背部酸胀不适，饮食辛辣油腻后加重，无反酸、呕吐，无发热及黄疸，饮食减少，口苦，大便1日1次，黄软成形，小便调，睡眠差，烦躁不安，舌红，苔黄腻，脉弦滑。既往史：慢性胆囊炎病史。辅助检查心电图：正常心电图。

中医诊断：胁痛（胆腑郁热，痰热上扰）。

治法：清胆化痰，和胃。

方药：柴芩温胆汤加减。

法半夏10g，茯苓15g，陈皮6g，竹茹10g，枳实15g，炒柴胡15g，黄芩10g，郁金15g，茵陈15g，炙延胡索15g，炒鸡内金15g，炒神曲15g。

7剂，水煎内服，每日1剂，早、中、晚分3次，饭后温服。

二诊：患者服药后右胁肋胀痛减轻，饮食改善，睡眠及情绪好转，大便正常。舌红，苔薄黄，脉弦滑。效不更方。7剂，水煎内服，每日1剂，早、中、晚分3次，饭后温服。

三诊：患者偶有右胁肋隐痛，饮食改善，无口苦，大便调，小便可。舌淡红，苔薄白，脉细滑。上方续进，方药如下：

竹茹10g，枳实15g，法半夏10g，茯苓15g，陈皮6g，炒柴胡15g，黄芩5g，炙延胡索15g，郁金15g，茵陈15g，炒鸡内金15g，炒神曲15g，制香附15g，炒麦芽20g。

7剂水煎内服。随访病情缓解。

按语：本案患者以右侧胁肋胀痛为主症，属中医“胁痛”范畴。患者因饮食辛辣油腻厚味，胆气郁滞，久而化热，灼津为痰，痰火上扰心神，则口苦，烦躁不安，夜寐差。舌红，苔黄腻，脉弦滑为有热有痰湿，竹茹、枳实、法半夏、茯苓、陈皮、柴胡、黄芩，组成柴芩温胆汤，清化痰热，茵陈清肝利胆化湿，郁金、炙延胡索理气活血，散瘀止痛，炒鸡内金、炒神曲消食，清积滞，助运化，有助于胆腑清利。三诊胁痛、口苦、夜寐症状缓解，为杜绝痰热再发，则需疏肝解肝郁，健脾防止肝木克伐脾土，制香附疏肝郁，加炒麦芽健脾消食。有补有泄，肝脾协调，气机条畅，胆腑疏泄恢复，病情渐愈。

4. 脾虚肝郁

舒某，女，38岁，因“反复右胁肋间歇性胀痛1年”于2017年7月2日就诊。患者自诉1年前因情绪不调、劳累后右胁肋胀痛，游走不定，痛无定处，口干口苦，饮食减少，厌食油腻，大便稀溏，小便调，烦躁，夜寐不安。腹部B超检查提示：肝、胆、胰、脾、双肾未见异常。HBV-DNA 7.2×10^5IU/ml。间断自服富马酸替诺福韦酯治疗2年，肝功能检查：胆红素及GPT、GOT、ALP、GGT均正常。现症见：右侧胁肋不适胀满疼痛间歇发作，因情绪不调、劳累胁痛时轻时重，无发热及黄疸，饮食减少，嗳气，口干口苦，大便1日1次，黄软成形，小便调，睡眠差，烦躁不安，乏力，舌质边、尖红，苔薄黄，脉弦。既往史：慢性乙型肝炎病史20余年。否认其他肝炎史。

中医诊断：胁痛（脾虚肝郁）。

治法：健脾疏肝，理气和胃。

方药：逍遥散加减。

炒柴胡6g，当归10g，白芍15g，炒白术10g，薄荷10g，茯苓15g，香附15g，郁金15g，青皮10g，炙延胡索15g，炒鸡内金15g，炒神曲15g，甘草5g。

7剂，水煎内服，每日1剂，早、中、晚分3次，饭后温服。注意情志调摄，清淡饮食，避免劳累。

二诊：患者服药后右胁肋胀痛减轻，偶有发作，饮食较前明显改善，情绪好转，睡眠欠佳，大便正常，小便黄。舌质红，苔薄黄，脉弦。效不更方，加丹参15g，7剂，水煎内服，每日1剂，早、中、晚分3次，饭后温服。注意情志调摄，清淡饮食，避免劳累。

三诊：患者偶有右胁肋隐痛，饮食可，无口苦口干，大便调。舌淡红，苔薄白，脉细弦。效不更方，上方续进3个月。诸症缓解。

按语：本案患者以右侧胁肋胀痛为主症，属中医“胁痛”范畴。患者因情绪不调，劳累后肝气郁滞，横逆犯脾胃，脾胃损伤，运化失职，乏力、饮食减少、厌油腻，肝郁疏泄条达不利，肝主藏血，主疏泄，性喜条达，情志失于条达耗血伤脾，肝失所养则胁痛，气郁化热，口干口苦，烦躁不安，扰乱心神夜寐差，舌边、尖红，苔薄黄，脉弦为郁热之候。龙老认为本证因实致虚，治疗宜祛邪扶正。治以疏肝理气，健脾和胃。拟方逍遥散加减。逍遥散为《太平惠民和剂局方》所载，治疗肝郁血虚胁痛、头痛、月经不调、乳房胀痛诸症。炒柴胡疏肝解郁，当归、白芍养肝血柔肝阴，炒白术、茯苓健脾补后天，补气血生化之源，薄荷清郁热，香附、郁金、青皮助柴胡疏肝行气，炙延胡索疏肝活血止痛，炒鸡内金、炒神曲消食助运。二诊胁痛、口苦、夜寐症状缓解，加丹参补亏伐之肝血，一味丹参功同四物，既活血祛瘀，又养血安神。攻补兼施，肝脾协调，气血兼顾，气机条畅，病情渐愈。

5. 邪犯少阳

孙某，男，37岁，因胁肋胀痛发热口苦1周，于2017年4月5日就诊。患者自诉1周前因受凉，微恶寒发热、口干咽痛，自服清火栀麦片，咽痛减轻，但感胁肋胀痛，脘腹满闷，口苦咽干，饮食减少，恶心欲呕，晨起明显，烦躁不安，大便调。现症见：胁肋胀痛，脘腹满闷，口苦咽干，饮食减少，恶心欲呕，晨起明显，烦躁不安，大便调，1日1次，黄软成形，小便调，睡眠差，舌淡红，苔白，脉弦。既往慢性胆囊炎病史。心电图正常，腹部B超检查提示：肝、胆、胰腺、脾、双肾未见异常。

中医诊断：胁痛（邪犯少阳）。

治法：和解少阳。

方药：小柴胡汤加减。

柴胡10g，黄芩10g，太子参15g，法半夏10g，大枣10g，生姜10g，紫苏梗15g，甘草5g。

3剂，水煎内服，早、中、晚分3次，饭后温服。

二诊：患者服药后胁肋胀痛、口苦咽干减轻，饮食改善，睡眠好转，大便正常。舌尖红，苔薄白，脉弦。效不更方。3剂，水煎内服，早、中、晚分3次，饭后温服。诸症缓解。

按语：本案患者病程短起病急，有外感病史，来诊以胁肋胀痛为主症，脘腹满闷，口苦咽干，饮食减少，恶心欲呕，晨起明显，烦躁不安，属中医胁痛（邪犯少阳）。《伤寒论·辨太阳病脉证并治》：“伤寒五六日中风，往来寒热，胸胁苦满，嘿嘿不欲食，心烦喜呕，或胸中烦而不呕，或渴……小柴胡汤主之。”此属太阳病感寒，邪传入少阳，居于半表半里，正邪交争，少阳经脉不利，郁而化热，感胁痛，胸胁苦满，口苦咽干，胆热上扰，胃失和降，恶心欲呕，食欲差，不思食。柴胡疏邪透表，黄芩清热，清解少阳之邪，法半夏和胃降逆消痞，紫苏梗醒脾和胃，太子参、大枣、生姜、甘草益胃和营，匡扶正气，防止邪气入里，产生变证。邪气外达，三焦气机通畅，症状缓解。注意不可汗法、下法伤阴，徒伤正气。

6. 瘀血阻络

许某，女，52岁，因“反复右胁肋间歇性胀痛10余年，再发加重半年”于2018年6月6日就诊。患者自诉10年前右胁肋隐隐胀痛，饮食减少，口干口苦，嗳气矢气则舒，大便调。腹部B超检查提示：重度脂肪肝。间断自服降脂药、保肝药物治疗，症状减轻，饮食不调、情志不舒时症状时轻时重。半年来饮食过饱后症状再发加重，右侧胁肋不适，胀满疼痛，间歇发作刺痛，无反酸、恶心呕吐，无发热及黄疸，饮食减少，大便1日1次，干结难解，小便调，睡眠差，烦躁不安。现症见：右侧胁肋不适，胀满疼痛，间歇发作刺痛，无反酸、恶心呕吐，无发热及黄疸，饮食减少，大便1日1次，干结难解，小便调，睡眠差，烦躁不安，舌暗有瘀斑，苔白腻，脉弦。既往史：重度脂肪肝病史。辅助检查心电图：正常心电图。

中医诊断：胁痛（瘀血阻络）。

治法：活血化瘀通络。

方药：复元活血汤加减。

柴胡 15g，大黄 5g，当归 10g，桃仁 10g，红花 6g，天花粉 15g，枳壳 15g，炙延胡索 15g，郁金 15g，山甲珠 10g，炒鸡内金 15g，炒神曲 15g，甘草 5g。

7 剂，水煎内服，每日 3 次，饭后温服。清淡饮食，适当活动。

二诊：患者服药后胁肋胀痛减轻，饮食改善，睡眠及情绪好转，大便好转，矢气多。舌暗红，苔薄白，脉弦。效不更方，上方去甘草，7 剂，水煎内服，每日 3 次，饭后温服。

三诊：患者时有右胁肋隐痛，饮食改善，无口苦，大便调。舌淡红，苔薄白，脉细滑。效不更方，去大黄，加泽泻 15g，上方续进，方药如下：

柴胡 15g，当归 10g，桃仁 10g，红花 6g，天花粉 15g，枳壳 15g，炙延胡索 15g，郁金 15g，甲珠 10g，炒鸡内金 15g，炒神曲 15g，炒泽泻 15g。

7 剂水煎内服。

按语：本案患者以胁肋胀痛刺痛为主症，属中医“胁痛”范畴，辨证属瘀血阻络。《临证指南医案·胁痛》“经主气，络主血，久病血瘀。”“久病在络，气血皆窒”。患者因饮食不调，情志不舒，日久肝气郁结，气滞血瘀，结于胁肋，脉络痹阻，不通则痛。舌暗，苔白，脉弦气滞血瘀，肝络阻滞之候。治以活血化瘀通络。方药：复元活血汤加减。柴胡疏肝调畅气机，大黄通腑活血祛瘀，当归、桃仁、红花活血化瘀，通络止痛，天花粉散结消瘀血，养阴生津清热，防止气郁化热，枳壳行气有助于血行，炙延胡索、郁金疏肝解郁，理气活血，散瘀止痛，配山甲珠加强通经活络，消肿止痛，炒鸡内金、炒神曲消食导滞，清积滞，助运化，甘草调和诸药。三诊胁痛、口苦减轻，大便干结缓解，去大黄。攻补兼施，调和气血，改善病情。

7. 肝阴不足

顾某，男，45 岁，因“反复两胁肋隐痛 8 年，再发加重 2 个月”，于 2018 年 2 月 11 日就诊。患者自诉 8 年前因劳累情志不调两胁肋隐痛反复发作，烦躁易怒，头晕耳鸣，口干咽燥，晚间时有心中烦热，烘热汗出，饥不欲食，大便干。间断自服舒肝散、逍遥丸等症状有所减轻，但情志不调劳累时症状加重。现症见：右胁肋隐痛反复发作，烦躁易怒，头晕耳鸣，口干咽燥，晚间时有心中烦热，烘热汗出，饥不欲食，大便干，舌嫩红，少苔，脉弦细数。既往腹部 B 超检查提示：慢性胆囊炎；慢性乙型肝炎。

中医诊断：胁痛（肝阴不足）。

治法：滋阴柔肝，养血通络止痛。

方药：一贯煎加减。

生地黄15g，枸杞子10g，沙参10g，麦冬15g，当归10g，川楝子15g，女贞子15g，墨旱莲15g，郁金15g，炙延胡索15g。

7剂，水煎内服，早、中、晚分3次，饭后温服。

二诊：患者服药后两胁肋疼痛减轻，频次减少，食欲较前改善，心烦闷稍有好转，睡眠及情绪好转，仍头昏，大便正常。舌红，苔薄白，脉弦细。效不更方，加白蒺藜10g，7剂，水煎内服，早、中、晚分3次，饭后温服。

三诊：双侧胁肋隐痛明显缓解，饮食改善，无口干口苦，无心烦汗出，大便调。舌淡红，苔薄白，脉弦。效不更方，上方续进7剂，水煎内服。早、中、晚分3次，饭后温服。

按语：“肝为刚脏，非柔润不能调和”，《景岳全书·胁痛》：“内伤虚损，胁肋疼痛者，凡房劳过度，肾虚羸弱之人，多有胸胁间隐隐作痛，此肝肾精虚。”本案患者因劳累、情志不调耗伤精血，肝阴不足，肝络失养，两胁肋隐痛反复发作，阴血亏虚，虚热上扰，心中烦热、烦躁易怒、头晕耳鸣，阴虚内热津液不能上承口干咽燥，晚间时有烘热汗出，胃失濡养饥不欲食，津枯肠燥大便干结。舌红，少苔，脉弦细数为阴虚内热之象。生地黄、枸杞子滋阴养肝肾，沙参、麦冬、当归养阴柔肝，川楝子、郁金、炙延胡索疏肝理气活血止痛，女贞子、墨旱莲为二至丸，增强补养肝肾之阴，阴虚肝阳上亢，加白蒺藜平肝潜阳，疏肝解郁。龙老特别强调肝体阴用阳，疏泄条达功能正常发挥有赖于肝血肝阴濡养，临床治疗胁痛不可只疏泄、理气、苦寒清热，克伐正气，药物不可太过温燥，以防耗伤阴津肝血。治肝要注意柔肝养肝，善用白芍、当归柔肝，枸杞子、沙苑子养肝，用香橼、佛手、香附疏肝理气。

8. 肝肾阴虚，肝经郁热

许某，女，50岁，因“反复双侧胁肋牵扯胸部间歇性胀痛8个月”，于2019年3月6日就诊。患者诉8个月来反复双侧胁肋牵扯胸部间歇性胀痛，饮食减少，口干口苦，烦躁，夜寐不安，耳鸣，腰膝酸软，大便干结，辅助检查心电图：窦性心律，正常心电图。间断自服“更年康片”等治疗，效果欠佳，症状反复发作。现症见：双侧胁肋牵扯胸部间歇性胀痛，饮食减少，口干口苦，烦躁夜寐不安，耳鸣，腰膝酸软，大便干结，小便正常，舌红，少苔，脉弦细数。既往史：肝多发小囊肿病史，停经2年。

中医诊断：胁痛（肝肾阴虚，肝经郁热）。

治法：滋补肝肾，调和阴血。

方药：滋水清肝饮加减。

熟地黄15g，山药15g，山茱萸10g，茯苓15g，炒泽泻10g，牡丹皮10g，白芍15g，当归15g，炒栀子10g，酸枣仁15g，炒柴胡10g，夜交藤15g，黄芪30g。

7剂，水煎内服，早、中、晚分3次，饭后温服。调情志，忌辛辣厚味。

二诊：患者服药后胸胁胀痛减轻，饮食可，口干，夜寐差，精神及情绪好转，大便正常。舌红，少苔少津，脉弦细。效不更方，7剂，水煎内服，早、中、晚分3次，饭后温服。调情志，忌辛辣厚味。

三诊：患者胸胁隐痛明显缓解，偶有发作，饮食可，晚间口干口苦，睡眠差，大便正常，小便调。舌淡红，苔薄白，脉细。效不更方，上方加煅龙骨15g，牡蛎15g续进，方药如下：

熟地黄15g，山药15g，山茱萸10g，茯苓15g，炒泽泻10g，牡丹皮10g，白芍15g，当归15g，炒栀子10g，酸枣仁15g，炒柴胡10g，夜交藤15g，黄芪30g，煅龙骨15g（先煎），牡蛎15g（先煎）。

7剂，水煎内服，早、中、晚分3次，饭后温服。患者守方服用近2个月，诸症状缓解。

按语：本案患者年事渐高，停经2年，肾阴不足，水不涵木，肝阴亏耗，肝络失养，以胸侧胁肋胀痛为主症。阴虚阳亢，火热上扰心神，则口苦，烦躁不安，夜寐差。肾阴不足，脑府失养，髓海不足，则耳鸣，腰膝酸软，肠失濡润，则大便干结。舌红，少苔，脉弦细数为肝肾阴虚内热之候。证属肝肾阴虚，肝经郁热，治拟滋补肝肾，调和阴血，给予滋水清肝饮加减。治疗重点在于补肾调肝，熟地黄、山药、山茱萸、茯苓、炒泽泻、牡丹皮三补三泻，滋补肝肾，填补精髓，补泻合用，补而不滋腻，白芍、炒柴胡疏肝柔肝，黄芪、当归取当归补血汤之意，补气血，酸枣仁、夜交藤养心安神助眠，栀子清热敛阴。三诊胁痛、口苦症状缓解，失眠仍作，加煅龙骨、牡蛎重镇安神，平肝潜阳。此胁痛本虚标实，治疗宜攻补兼施。龙老认为“肝肾同源”，五行肝属木，肾属水，水生木，肾水不足不能滋养肝木，肝阴不足，疏泄条达失职，如果肾水丰沛，肝得肾水滋养，肝阴肝血充足，反之亦然，肝血充足能化生精血补肾，肝肾精血相通，阴阳相系，相互协调制约，达到动态平衡。滋肾即养肝，用药宜柔润。

9. 饮食停滞

程某，男，41岁，因“反复双侧胁肋胀痛半年”于2019年5月8日就诊。患者自诉多年来因饮酒、饮食辛辣油腻后双侧胁肋胀痛，腹胀嗳气，胸脘痞满，胃脘嘈杂，恶心，饮食时好时差，口干口苦，大便干稀不调，腹部B超检查提示：①中度脂肪肝；②慢性胆囊炎。肝功能：TBil 16.8μmol/L，DBil 8.7μmol/L，IBil 8.1μmol/L，GPT 135U/L，GOT 24U/L。心电图：窦性心律，正常心电图。间断自服胆宁片、消炎利胆片等，症状减轻不明显，饮食不调、劳累胁痛时轻时重。现症见：双侧胁肋胀痛，腹胀嗳气，胸脘痞满，胃脘嘈杂，恶心，饮食时好时差，口干口苦，大便干稀不调，舌淡红，苔黄腻，脉弦滑。既往：脂肪肝、慢性胆囊炎病史。

中医诊断：胁痛（饮食停滞）。

治法：消食导滞，疏肝清热。

方药：消食疏肝汤加减。

山楂15g，炒神曲15g，炒鸡内金15g，陈皮10g，青皮10g，炙延胡索15g，莱菔子10g，制香附10g，砂仁6g（后下），连翘15g。

5剂，水煎内服，早、中、晚分3次，饭后温服。戒酒，清淡饮食。

二诊：患者服药后两胁肋胀痛减轻，胸脘痞满好转，饮食欠佳，口微苦，睡眠及情绪好转，大便稀溏。舌红，苔薄黄，脉弦滑。效不更方，上方加炒白术15g，炒枳壳15g。5剂，水煎内服，早、中、晚分3次，饭后温服。戒酒，清淡饮食。

三诊：患者偶有胁肋隐痛，饮食改善，无口苦，大便调。舌淡红，苔薄白，脉细滑。效不更方，上方去连翘，续进，方药如下：

山楂15g，炒神曲15g，炒鸡内金15g，陈皮10g，青皮10g，炙延胡索15g，莱菔子10g，制香附10g，砂仁6g（后下），炒白术15g，炒枳壳15g。

5剂，水煎内服。早、中、晚分3次，饭后温服。戒酒，清淡饮食。

按语：本案患者以双侧胁肋胀痛为主症，属中医“胁痛”范畴。患者因饮酒、饮食辛辣油腻厚味，脾胃运化失调，饮食停聚中焦，胸脘痞满，饮食欠佳，土壅反侮肝木，肝失条达，疏泄失职，肝气郁滞，气机不畅则胁痛，气郁化热则口苦，胃失和降则胃脘嘈杂、恶心。舌红、苔黄腻、脉弦滑为有饮食停滞，食积化热之候。属实证。治疗重点在消食导滞，条畅肝气，山楂、炒神曲、炒鸡内金、莱菔子消食化积，行气助运，健脾开胃，陈皮、砂仁燥湿行气，青皮、炙香附、炙延胡索行气疏肝解郁，连翘清郁热，散热结。二诊食积气滞渐消，症状减轻，但食欲不佳，脾胃运化弱，给予加炒白术、炒枳壳健脾宽中消痞满，三诊诸症减，积滞散，郁热消无口苦，中病即止，去连翘。该病为不良生活方式及饮食习惯所致，故药物的治疗症状缓解，但不等于病情痊愈，重在防微杜渐，改善生活方式，加强运动，才是长久的预防保健治疗方法。

（曹艳萍）

第十二节　厌　食

【概述】

“厌食”又称为食欲不振，《内经》称为不欲食，《伤寒论》称为不欲饮食，后世医家有多种称谓，如“纳呆”“纳滞”“食少”“纳差”等，症轻者表现为不思饮食或见食而烦，重者则为恶闻食臭，因见食则呕，故又称“厌食”“恶食”。名虽各异，其实归属同一疾病，只不过存在程度上的区别。本病临床上最为常见，可单独一症出现，也可见于诸多疾病过程中，老幼皆有，一年四季均可发生。常见于病毒性肝炎、急慢性胃炎、功能性消化不良、消化性溃疡、胃癌、胆囊炎、胰腺炎、甲状腺功能减退、肾病等疾病，患者常表现为无食欲，甚则厌食，可伴见上腹部胀闷、嗳气、泛酸、胁痛、大便稀溏或干结等。其病因据原发疾病不同影响因素较多，与病毒、细菌感染、喂养不当、营养不良、幽门螺杆菌感染、胃黏膜损伤因子、胃潴留、十二指肠液反流、内分泌失调紊乱甚至精神心理等因素息息相关。

【病因病机】

厌食的发生与外感邪气、饮食不调、情志所伤、脾胃后天失养等有关。感受外邪如外感风寒，寒邪直中，阻滞气机致运化失调，或夏季暑湿之气较甚，脾喜燥恶湿，同气相招，暑湿之气困阻中焦，可致脾胃气机升降失调，运化失司，则生厌食。饮食不节，暴饮暴食或过食生冷、恣食肥甘厚味，胃不堪重负，饮食停滞，损伤脾胃，纳化失职，或情志失调，郁怒伤肝，肝气郁结，横逆犯胃，忧思伤脾，中焦气机失衡，脾失升清，胃失和降，脾胃运化失职而致厌食。素体脾胃虚弱、喂养不当或久病、劳倦损伤中焦脾气或服药损伤脾胃，致脾胃气虚，运化无力；或胃阴不足，濡养失职，腐熟受纳运化失司均可导致厌食。上述病因既可单一致病，也可兼杂诱发本病。龙祖宏教授认为，胃主受纳、腐熟水谷，脾主运化，化生精微，共为后天之本，对人体的生、长、壮、老、已尤其重要，曰“有一分胃气便有一分生机”，如《证治汇补·脾胃》曰：“胃可纳受，脾主消导，一纳一消运行不息，生化气液……若饮食饥饱寒暑不调则伤胃，胃伤则不能纳；忧思恚怒劳役过度则伤脾，脾伤则不能化。二者俱伤，纳化皆难。”如脾胃功能失职，阻碍中焦气机，脾胃不和而致不思饮食，厌食发作，甚至发生诸多病变。纳化失常是厌食发生的主要病机。

【辨证思路】

首先区分厌食是外感还是内伤。起病急，伴见恶寒头身酸痛，出汗或无汗者属外感，病程长伴见肝、脾、肾相关症状如胁胀痛、口苦、腹胀腹泻等属内伤。

据病因、发病过程及病程长短辨别实证、虚证、寒证、热证。一般来说，起病急，病程短，饥不能食，食不知味，脘腹痞满，舌苔厚腻、脉滑数有力的当责之于胃，恶闻食臭、嗳腐吞酸者为伤食之候，多为实证，包括寒邪客胃证、饮食伤胃证、肝气犯胃证。起病缓慢，病程长，不知饥饿，不思饮食，食后腹胀饱闷，舌淡嫩，脉虚缓无力当责之于脾，多为虚证，包括脾胃虚弱证、胃阴不足证。根据病因辨寒热，受凉感寒或食生冷者多寒；恣食辛辣厚味者多热。判断疾病预后，病后胃气渐开，纳食递增者为顺，说明疾病减轻或逐渐向愈；若纳食续减，渐至水米不入者为逆，可反映疾病加重。

根据四诊合参，确定厌食的证型。

【临证治要】

首先要结合病因、病史、伴随症状分析疾病之所在，结合现代医学手段，做胃镜、肠镜、腹部B超、消化道钡餐造影，血、尿、大便常规，肝肾功能、甲状腺功能、消化道癌相关抗原筛查等相关检查以明确厌食的病变诊断，是消化道病变，肾脏、内分泌疾病所致，还是占位，以避免误诊、漏诊和误治。其次，根据四诊合参确定厌食的具体证型，分别给予温寒化湿醒脾开胃、消食化积、清热利湿、疏肝健脾和胃、益气健脾、滋阴益胃生津等治疗。

【典型病案】

1. 寒湿困脾

王某，女，27岁，因“纳呆食少伴恶心、欲呕、腹胀3天”于2018年5月9日就诊。3天前因饮食不节并受凉后即出现纳呆食少，恶心欲呕，腹胀，时有嗳气，脘闷身困，恶寒，自服保济丸、小柴胡颗粒，恶寒缓解，但无食欲，口淡，嗳气，时有恶心，精神差，无发热，大便稀溏，小便正常。现症见：纳呆无食欲，口淡无味，口黏腻，嗳气，时有恶心，精神差，脘腹饱闷，矢气不多，无发热，大便稀溏，未见黏液及血，无不消化食物，小便正常。舌质淡，苔白腻，脉缓无力。

中医诊断：厌食（寒湿困脾）。

治法：温寒化湿，醒脾开胃。

方药：藿香正气散加减。

藿香15g，紫苏叶10g，紫苏梗15g，大腹皮15g，白芷10g，陈皮10g，半夏曲10g，厚朴9g，炒苍术15g，茯苓15g，甘草3g，生姜3片，大枣5枚。

3剂，水煎内服，早、中、晚分3次，饭后温服。清淡饮食，保暖。

二诊，患者诉服药3天后，饮食改善，食欲增加，恶心、脘腹胀闷缓解，嗳气减轻，大便成形，矢气多，小便调。舌淡，苔白微腻，脉缓。效不更方，续服2剂后，诸症消失。

按语: 龙祖宏教授指出该患者有饮食不节史，外感受凉史，病程短，起病急，属外感风寒，内有寒湿阻滞，纳运失常则纳呆无食欲，口淡无味，湿滞气机不畅口黏腻，脘腹饱闷，矢气不多，大便稀溏，胃气上逆则嗳气，时有恶心。舌质淡、苔白腻、脉缓无力为寒湿困脾之候。《灵枢·大惑论》曰:“胃气逆上，则胃脘寒，故不嗜食也。”治以温散寒湿，醒脾开胃，方选藿香正气散加味。藿香正气散是《太平惠民和剂局方》中治疗外感风寒、内伤湿滞之霍乱吐泻之方，藿香辛散风寒，芳香化浊，升清降浊，紫苏叶、白芷辛香发散助藿香祛外感风寒，化内盛湿浊，去桔梗加紫苏梗，加强和胃降胃气，半夏、陈皮降逆止呕，和胃燥湿，茯苓、炒苍术健脾运湿，大腹皮配厚朴行气化湿，调中焦气机，消胀除满，生姜、大枣、甘草调脾胃，和诸药。本方治疗重点在于外解表散寒，防止外邪入里，内散寒湿，调畅气机，使清气升浊阴降，上下顺通，表里同治，不愧为“逆流挽舟”之剂。龙老强调，应用古方、经典方不可拘泥于一方一病，要灵活应用，重在辨证，着眼于主病主症，病机相符，有是证用是药是方。

2. 饮食停滞

高某，男，18岁，因“厌食嗳气酸腐，脘腹胀满2天”于2018年7月25日就诊。因饮食大量肉食并饮酒后出现脘腹胀满，恶心呕吐胃内容物2次，吐后胃脘腹胀减轻，现厌食，闻食则恶心欲呕吐，嗳腐吞酸，脘腹胀满，大便未解，矢气臭秽。现症见:不欲饮食，闻食则恶心欲呕吐，嗳腐吞酸，口臭，脘腹胀满，大便未解，矢气臭秽，小便调。舌淡红，苔厚腻，脉滑。

中医诊断:厌食(饮食停滞)。

治法:消食化积。

方药:保和丸加味。

神曲15g，焦山楂15g，炒莱菔子15g，陈皮10g，半夏10g，茯苓15g，连翘15g，炒枳实15g。

3剂，水煎内服，早、中、晚分3次，饭后温服。清淡饮食，忌生冷油腻厚味。

二诊，患者服药3天后，胃胀减轻，嗳气减少，无嗳气酸腐，大便1日1～2次，矢气减少，饮食增加，舌淡红，苔白根腻，脉缓。效不更方，续服3剂后，诸症缓解。

按语:《金匮要略》谓“下利不饮食者，有宿食也”，《景岳全书·饮食门》谓“伤食者必恶食”。该患者有大量进食肉食史，以纳呆食少为主症，伴见嗳腐吞酸、脘腹胀闷、矢气等为主症，属于伤于饮食，宿食停滞，运化失常，气机阻滞致厌食、嗳腐吞酸、口臭、脘腹胀满，大便未解，矢气臭秽，胃气上逆则闻食则恶心欲呕吐。舌淡红、苔厚腻、脉滑为饮食停积于内之候。治以消食化积助运，方选保和丸加味。保和丸方中神曲消酒食肉食，焦山楂消肉食油腻之物，炒莱菔子消米面之食积，陈皮、半夏、茯苓祛湿和胃降逆，降胃气，连翘清食积之郁热，腹胀大便未解，加炒枳实行气通腑有助于宿食积滞从大便而消。龙老强调，此证病程短，病情相对轻浅为实证，故治疗祛邪以消食为主，临床上也有脾胃虚弱基础上之饮食停滞，本虚标实，治疗要在消食祛邪同时加白术、炒白扁豆等健脾胃药物扶正助运，不可过于滋腻壅滞。

3. 脾胃湿热，阻滞中焦

杨某，男，51岁，因“不思饮食，厌油腻，脘腹痞闷2周”于2018年7月3日就诊。既往有饮酒史10年余，素喜肥甘辛辣，间歇因饮食不节即出现胃隐痛，时有嗳气，腹胀口苦。曾多次到外院就诊，查腹部B超检查提示：①脂肪肝；②胆囊息肉样改变。未治疗。近2周来饮食明显减少，不思食，脘痞身困，大便稀溏，1日2～3次，不爽，无黏液及血。自服助消化药“多酶片、大山楂丸”等药物治疗，症状无缓解，遂来就诊。现症见：不思饮食，厌油腻，脘腹痞闷，周身倦怠，口干口苦，大便稀溏，1日2～3次，不爽，无黏液及血，小便黄，舌质红，苔黄腻，脉濡数。

中医诊断：厌食（脾胃湿热，阻滞中焦）。

治法：清热利湿。

方药：三仁汤合四金汤加减。

杏仁10g，白蔻仁10g，薏苡仁30g，滑石30g（包煎），通草10g，竹叶10g，厚朴10g，半夏曲10g，茵陈15g，炒鸡内金15g，炒神曲15g，金钱草15g，海金沙15g（包煎），郁金15g。

7剂，水煎内服，每日1剂，早、中、晚分服。清淡饮食，少食多餐，忌醇酒厚味。

二诊，患者诉服药1周后，饮食改善，厌油腻减轻，脘腹痞闷减，精神可，晨起口干口苦，大便稀溏，1日2～3次，不尽感，无黏液及血，小便黄，舌质红，苔薄黄腻，脉濡数。效不更方。续服7剂，水煎内服，每日1剂，早、中、晚分服。清淡饮食，少食多餐，忌醇酒厚味。

三诊，饮食明显改善，无恶心呕吐，无厌油，偶有食后脘腹胀闷，舌质淡红，苔薄白，脉濡。诸症缓解。注意调饮食，戒酒，定期复查腹部B超，复查肝肾功、血脂、血糖。

按语：该患者饮酒10余年，嗜食辛辣厚味，日久酿生湿热，阻滞中焦，运化失调，见纳呆不欲食，气机阻滞脘腹闷胀，厌油腻，脘腹痞闷，湿性重浊，周身倦怠，湿热伤阴则口干口苦，湿热伤中，转输失职，大便稀溏，1日2～3次，不爽，无黏液及血，湿热下注，小便黄，舌质红，苔黄腻，脉濡数为湿热阻滞中焦之候。治以清热利湿。拟三仁汤加味合四金汤加减。三仁化湿汤为《温病条辨》所载方，用于治疗邪在气分湿重于热之湿温初期或暑温夹湿之证，感胸闷不饥、头痛恶寒、身重疼痛之候，杏仁宣肺开上，白蔻仁化湿和中以醒脾，薏苡仁淡渗利湿以导下，半夏、厚朴行气和胃，通草、滑石、竹叶清利湿热。口苦者，可加茵陈以清热利湿，加炒鸡内金、金钱草、海金沙、郁金为四金汤，有清热利胆，溶石化石之功效，炒神曲消食化积滞。诸药合用能疏利气机，宣畅三焦，上下分消使湿化热清。龙老认为，以湿热为患之疾病，病程相对长，辨证治疗时要区分湿热孰轻孰重，也要注意掌握病机的动态变化，灵活加减用药，以清利淡渗为主，不可过用苦寒伤正，才能取得较好疗效。

4. 肝脾不调，肝郁脾虚

朱某，女，52岁，因“纳呆食少2年余，再发加重1周”于2017年10月12日就诊。2年来饮食减少，无食欲，情绪不调诱发加重，间断服用舒肝散，曾服用抗焦虑抑郁药物，症状改善，饮食不调症状复发加重，腹胀嗳气，时有胸闷喜叹息，曾多次住院治疗，行胃镜检查提示：慢性非萎缩性胃炎伴糜烂。^{14}C呼气试验：（−）。腹部B超：慢性胆囊炎。近1周来患者因家中出现变故症状加重，不思饮食，腹胀胁肋胀满，精神抑郁烦躁易怒，睡眠差，服用舒肝解郁胶囊症状稍有缓解，今日来诊。现症见：纳呆食少，不思饮食，情绪不调加重，精神差，忧愁抑郁，善太息，脘胁胀满隐痛，夜寐差，大便1～2日1次，稍干，小便正常。舌质淡，舌苔薄白，脉细弦。

中医诊断：厌食（肝脾不调，肝郁脾虚）。

治法：疏肝健脾佐以安神助眠。

方药：四逆散合四君汤加减。

炒柴胡15g，炒枳实15g，白芍15g，党参15g，炒白术15g，茯神15g，炙甘草10g，黄芪30g，当归6g，炙香附15g，柏子仁15g，焦山楂15g，炒鸡内金15g。

7剂，水煎内服，每日1剂，早、中、晚分服。清淡饮食，少食多餐，调情志。

二诊，患者诉服药1周后，食欲较前明显改善，食量有所增加，精神睡眠改善，嗳气减轻，大便成形，小便调，舌淡红，苔薄白，脉沉细弦。效不更方，上方续服7剂。

三诊，病情明显改善，饮食逐渐恢复，精神可，晨起口苦，大便稀溏，1日1次，食后偶有腹胀，矢气不多，舌淡红，苔薄白，脉沉细弦。上方去炒枳实，改为枳壳10g，加薄荷6g、生姜10g。

炒柴胡15g，炒枳壳10g，白芍15g，党参15g，炒白术15g，茯神15g，炙甘草

10g，黄芪 30g，当归 6g，炙香附 15g，柏子仁 15g，焦山楂 15g，炒鸡内金 15g，薄荷 6g，生姜 10g。

7 剂，水煎内服，每日 1 剂，早、中、晚分服。清淡饮食，少食多餐，调情志。患者后间断服用多剂，症状平稳。

按语：朱丹溪《丹溪心法》云："忧抑伤脾，不思饮食。"张景岳谓："怒气伤肝……致妨饮食。"提出情志所伤，肝郁气滞横逆犯脾，脾胃运化失调可见纳呆食少、食欲减退、腹胀等症状。龙老认为肝郁是因，脾虚是果，故治疗不能只健脾，疏肝祛因是首要。舌质淡，舌苔薄白，脉细弦，是肝郁脾胃虚弱之象，方中炒柴胡配炒枳实、白芍、甘草为四逆散，为《伤寒论》治疗少阴病，阳气内郁化热不达四末，手足不温之气逆病症。方中炒柴胡疏肝解郁，枳实下气破结，甘草甘温益气健脾，芍药益阴养血柔肝，四药相配使肝气舒，郁结解，阳气升，气畅血调；党参、炒白术、茯苓、甘草组成四君子汤，益气健脾和中治其本，其中茯苓易为茯神以安神，加香附疏肝理气以加强柴胡疏肝解郁的作用，久病肝郁脾虚气血不足，乏力精神倦怠，予黄芪补脾肺之气和当归益气养血，加柏子仁养心安神，改善睡眠，加焦山楂、炒鸡内金以消食化积助运，改善食欲。三诊症状减轻，口苦有郁热，大便稀溏为脾虚，加薄荷解郁热，去枳实改为枳壳，行气平和而不峻猛，加生姜温胃和中，方药取逍遥之意，祛邪扶正，善后调理，防止病情反复。

5. 脾胃气虚，纳化失常

刘某，女，65 岁，因"食少腹胀间歇性发作 12 年余，加重 3 个月"于 2015 年 6 月 16 日就诊。患者平素体质虚弱，12 年来饮食差，无食欲，食量少，食后间歇性腹胀嗳气，肠鸣，大便稀溏，消瘦，劳累症状尤为明显。曾多次到外院就诊住院治疗，胃镜检查提示：慢性非萎缩性胃炎伴糜烂。肠镜：所见结、直肠黏膜未见异常。甲状腺功能、血糖正常。^{14}C 呼气试验：(+)。经抗 HP 治疗，间断自服健胃消食片、香果健消片、益生菌等药物治疗症状仍反复发作，时轻时重。近 3 个月来症状加重，不思饮食，精神差，乏力气短，腹胀，大便稀溏 1 日 1～2 次，未见黏液及血，小便正常。现症见：饮食差，无食欲，食量少，食后间歇性腹胀嗳气，肠鸣，大便稀溏，消瘦，劳累症状尤为明显，四肢困倦、乏力，小便正常。舌暗淡胖，边有齿痕，苔薄白，脉沉细无力。

中医诊断：厌食（脾胃气虚，纳化失常）。

治法：益气健脾，消食助运。

方药：香砂六君子汤加味。

党参 30g，炒白术 15g，茯苓 15g，陈皮 10g，半夏曲 10g，砂仁 5g（后下），木香 6g，乌药 10g，白及 10g，炒扁豆 15g，炒薏苡仁 20g，炒神曲 15g，炙甘草 5g。

7剂，水煎内服，每日1剂，早、中、晚分服。清淡饮食，少食多餐，保暖，劳逸结合。

二诊，患者诉服药1周后，饮食有改善，胃胀减轻，无嗳气反酸，大便1次，黄稀软，矢气不多，舌淡胖，边有齿痕，苔薄白，脉沉细。效不更方，茯苓加至30g，加炙黄芪30g，续服7剂。水煎内服，每日1剂，早、中、晚分服。清淡饮食，少食多餐，保暖，劳逸结合。

三诊，患者食欲明显改善，饮食较前增加，但食后腹胀闷，矢气则舒，精神好转。舌质淡红，苔薄白，脉沉细。上方加炒鸡内金15g、炒麦芽15g，消食助运。7剂，水煎内服，每日1剂，早、中、晚分服。清淡饮食，少食多餐，保暖，劳逸结合。

按语：龙祖宏教授指出该患者年高久病12年余，久病致脾胃虚弱，纳化无力，无食欲，脾虚不食，气血生化乏源，日久而致气血两亏，症见神疲、倦怠乏力、消瘦等症，若脾虚不能化物，食滞于内可致脘腹胀闷，食后加重。舌淡胖，边有齿痕，苔薄白，脉沉细无力也是脾胃虚弱之象，治宜健脾益气，扶正固本，佐以消食助运。方选香砂六君汤加味。香砂六君汤来源于《医方集解》，由四君子汤（党参、白术、茯苓、甘草）化裁而来，方中人参易党参益气健脾养胃，炒白术苦温健脾燥湿、茯苓甘淡健脾渗湿、甘草和中，四味中药合用，健脾除湿之功更卓著，加陈皮、半夏燥湿和胃降逆，木香、砂仁理气，行中焦气机，补而不滞，还可止痛。乌药行气止痛，温经散寒，白及生肌，炒扁豆、炒薏苡仁健脾止泻，炒神曲消食。是针对本虚扶正固本治疗。二诊，大便稀溏，舌淡胖，脾虚明显，加茯苓用量，淡渗利湿，利小便以实大便，加炙黄芪补脾气强中焦。三诊，食欲增加，食后腹胀，脾气渐强，胃气弱运化不力，加炒鸡内金15g，炒麦芽15g促进消食。该案本虚治疗不是一味补益，补中有行、补中有消，补中有调。补而不腻，补而不滞。

6. 胃阴不足，虚火上炎

韩某，男，60岁，因“饥不欲食3年余，再发加重2个月”于2019年6月20日就诊。3年前患者感冒发热，经治疗外感缓解，感食欲下降，饥不欲食，口干口渴，唇干舌燥，喜饮而量不多，胃脘嘈杂，大便干结，小便短少。进食辛辣香燥食物即诱发，间歇性口腔溃疡，曾多次到外院就诊，查血糖、肝肾功能正常，免疫相关检查未发现异常，给服“泮托拉唑、L-谷氨酰胺呱仑酸钠颗粒”等药物治疗，饮食少改善不明显，胃脘嘈杂时作时止。近2个月来饮食不慎，胃脘不适加重，饮食明显减少，有食欲，但食不多即感腹饱胀，舌痛，遂来就诊。胃镜检查提示：慢性萎缩性胃炎伴胆汁反流。^{14}C呼气试验：（−）。现症见：饥不欲食，饮食明显减少，口干口渴，唇舌干燥，喜饮而量不多，胃脘嘈杂，食后腹胀，舌痛，大便干结，2～3日1次，难解，小便短少。舌红，少苔少津，脉细数。

中医诊断：厌食（胃阴不足，虚火上炎）。

治法：养阴益胃生津，助运开胃。

方药：益胃汤加减。

北沙参15g，麦冬15g，生地黄15g，玉竹20g，冰糖30g，天花粉30g，焦山楂15g，赤芍15g，白芷10g，藏青果10g，淡竹叶10g，乌梅10g，生甘草6g。

5剂，水煎内服，每日1剂，早、中、晚分服。清淡饮食，忌辛辣香燥醇酒。

二诊，患者诉服药后，饮食改善，口干减轻，口腔溃疡渐愈合，大便1～2日1次，稍干结，舌红，少苔少津，脉细数。效不更方，续服7剂。水煎内服，每日1剂，早、中、晚分服。清淡饮食，忌辛辣香燥醇酒。

三诊，饮食基本如常，口腔溃疡痊愈，仍感口干，精神饮食可，二便正常。上方去赤芍、白芷、藏青果、淡竹叶，加知母15g。

北沙参15g，麦冬15g，生地黄15g，玉竹20g，冰糖30g，天花粉30g，焦山楂15g，乌梅10g，知母15g，生甘草6g。

水煎内服，每日1剂，早、中、晚分服。清淡饮食，忌辛辣香燥醇酒。后3个月随访病情稳定。

按语：龙祖宏教授指出该患者饥不欲食，口渴喜饮，舌红，少苔，为胃阴不足，胃失濡润，不能腐熟谷物而致饥不能食。阴虚生内热，口干唇燥，胃脘嘈杂，运化失职，食后腹胀，虚火上炎，血热肉腐则发口疮，治宜养阴益胃生津，方选益胃汤加味。益胃汤出自《温病条辨》，是治疗温病后胃阴受损，食欲不振之滋阴润燥治燥代表方。北沙参、麦冬甘寒生津，养阴益胃，玉竹、生地黄、冰糖养阴清热。加天花粉以助养阴生津之力，山楂、乌梅和甘草既能酸甘化阴又能消食开胃，赤芍清热凉血，祛瘀止痛，白芷消肿排脓止痛，藏青果清咽利喉清热生津，淡竹叶合生甘草清心泻热。三诊诸症缓解，口疮痊愈，中病即止，给予去赤芍、白芷、藏青果、淡竹叶，加知母滋阴降火润燥。本患者虽无温病，但究其病史及证候表现，符合胃阴亏虚之病机，治疗取得了较好疗效。

7. 肝气犯胃，肝郁脾虚

张某，女，48岁，因“纳呆食少半年余，再发加重1周”于2018年8月16日就诊。半年来饮食减少，无食欲，情绪不调诱发加重，情绪低落，喜太息，2019年3月行胃镜检查提示：慢性非萎缩性胃炎伴糜烂。间断服用胃动力药及助消化药，症状时有改善，进食少，睡眠差，月经量减少，周期前后不定，食后腹胀嗳气，时有胸闷喜叹息，曾2次住院治疗。^{14}C呼气试验：（–）。腹部B超：肝、胆、胰、脾、双肾未见异常。近1周来患者因情志不舒后症状加重，不思饮食，腹胀胁肋胀满，精神抑郁，时烦躁易怒，睡眠差，服用舒肝解郁胶囊症状稍有缓解，今日来诊。现症见：纳呆食少，无食欲，胃脘、乳房胁肋胀满隐痛，情绪不调加重，精神差，神疲乏力，忧愁抑郁，喜太息，夜寐差多梦，大便1～2日1次，稍干，小便正常。月经量减少，周期前后不定。舌质淡，舌苔薄白，脉细弦。

中医诊断：厌食（肝气犯胃，肝郁脾虚）。

治法：疏肝健脾佐以安神助眠。

方药：逍遥散加减。

炒柴胡15g，炒白术15g，白芍15g，党参15g，茯神15g，薄荷10g，炙甘草10g，黄芪30g，当归6g，炒枳实15g，炙香附15g，柏子仁15g，焦山楂15g，炒鸡内金15g。

7剂，水煎内服，每日1剂，早、中、晚分服。清淡饮食，少食多餐，调情志。

二诊，患者诉服药1周后，睡眠改善，精神好转，食欲较前改善，食量增加，嗳气，矢气多，大便成形，1日1次，小便调，舌淡红、苔薄白，脉沉细弦。效不更方，上方续服7剂。

三诊，情绪明显改善，饮食逐渐恢复，精神可，晨起口苦，食后偶有腹胀，矢气则舒，大便正常，小便调。舌淡红，苔薄白，脉沉细弦。上方去炒枳实，改为炒枳壳10g，加炒神曲15g。

炒柴胡15g，炒白术15g，白芍15g，党参15g，茯神15g，炙甘草10g，黄芪30g，当归6g，薄荷6g，炒枳壳10g，炙香附15g，柏子仁15g，焦山楂15g，炒鸡内金15g，炒神曲15g。

7剂，水煎内服，每日1剂，早、中、晚分服。清淡饮食，少食多餐，调情志。患者后间断服用多剂，症状平稳。

按语：情志不调，肝郁气滞横逆犯脾，脾胃虚弱，运化失调，可见纳呆食少、食欲减退、腹胀等症状。气血不足，肝失濡养，疏泄失调，可致乳房胁肋胀闷、失眠，神疲乏力，喜太息，睡眠差，多梦。龙老认为本病因实致虚，肝郁脾虚，久病肝血不足，肝体失养致月经量减少，周期前后不定，故治疗不能只疏肝健脾，还需补养肝血，柔肝。舌质淡，舌苔薄白，脉细弦，是肝郁脾胃虚弱之象，方中炒柴胡疏肝解郁，当归、白芍养血柔肝，党参、炒白术、茯苓、甘草组成四君子汤，益气健脾，运化精微有权，当归合黄芪为当归补血汤，化生气血补虚，其中茯苓易为茯神以安神，加香附疏肝理气，加柏子仁养心安神，改善睡眠，加焦山楂、炒鸡内金以消食化积助运，改善食欲。该方药，祛邪扶正，攻补皆施，肝脾并治，气血兼顾。

8. 脾肾阳虚

宋某，女，58岁，因“食少，腹胀间歇性发作6年余，加重1个月”于2016年9月12日就诊。6年来间歇性发作饮食差，无食欲，食量少，食后间歇性腹胀嗳气，肠鸣，大便稀溏，消瘦，恶寒肢冷，小便清长，下肢轻度水肿，动则易劳累症状尤为明显。曾多次到外院就诊住院治疗。心脏彩超示：左心室增大，左心功能减弱。肠镜：所见结、直肠黏膜未见异常。胃镜检查提示：慢性非萎缩性胃炎伴糜烂（胃窦）。甲状腺功能：正常。否认糖尿病史。^{14}C呼气试验：（-）。曾间断自服奥美拉唑肠溶胶囊、健胃消食片、嗜酸乳杆菌等药物治疗，症状仍反复发作，时轻时重。患者平素体质虚弱，近1个月来症状加重，不思饮食，精神差，乏力气短，腹胀，大便稀溏，未见黏液及血，小便正常。现症见：食量少，食后间歇性腹胀嗳气，肠鸣，大便稀溏，消瘦，恶寒肢冷，小便清长，下肢轻度水肿，动则易劳累症状尤为明显，四肢困倦、乏力，小便正常。舌暗淡胖，边有齿痕，苔薄白，脉沉细无力。

中医诊断：厌食（脾肾阳虚）。

治法：温补脾肾，消食助运。

方药：真武汤加减。

附片30g（先煎2小时不麻为度），炒白术15g，茯苓15g，芍药10g，生姜10g，砂仁5g（后下），丹参15g，炒泽泻15g，白及10g，山药15g，炒薏苡仁20g，炒神曲15g，炒鸡内金15g，炙甘草5g。

7剂，水煎内服，每日1剂，早、中、晚分服。清淡饮食，少食多餐，保暖，忌生冷食物，忌风寒，劳逸结合。

二诊，患者诉服药1周后，饮食有改善，恶寒、大便稀溏减轻，无嗳气反酸，矢气不多，舌淡胖，边有齿痕，苔薄白，脉沉细。效不更方，茯苓加至30g，续服7剂，水煎内服，每日1剂，早、中、晚分服。清淡饮食，少食多餐，保暖，忌生冷食物，忌风寒，劳逸结合。

三诊，患者食欲明显改善，饮食较前增加，但食后腹胀闷减轻，矢气则舒，精神好转。小便调。微恶寒，舌质淡红，苔薄白，脉沉细。上方加炒麦芽15g，消食助运。

附片30g（先煎2小时不麻为度），炒白术15g，茯苓30g，芍药10g，生姜10g，砂仁5g（后下），丹参15g，炒泽泻15g，白及10g，山药15g，炒薏苡仁20g，炒神曲15g，炒鸡内金15g，炒麦芽15g，炙甘草5g。

7剂，水煎内服，每日1剂，早、中、晚分服。清淡饮食，少食多餐，保暖，忌生冷食物，忌风寒，劳逸结合。后症状缓解间断服用附桂理中丸。

按语：龙祖宏教授指出该患者饮食减少、腹胀、便溏、恶寒肢肿6年余，久病致脾胃虚弱，纳化无力，则无食欲，脾虚不食，若脾虚不能化物，食滞于内可致脘腹胀闷，食后加重。气血生化乏源，日久而致气血两亏，症见神疲、倦怠乏力、消瘦等症，久病及肾，肾阳虚衰，水液气化蒸腾无力，水湿内停，恶寒肢肿，大便稀溏，小便清长。舌淡胖，边有齿痕，苔薄白，脉沉细无力，也是脾胃虚弱肾阳虚衰之象，治宜温补脾肾，消食助运。方选真武汤加减。真武汤来源于《伤寒论》，为温阳利水代表方，善治脾肾阳虚，水气内停诸症。附片为大辛大热之品，温补脾肾，补先后天之阳，茯苓甘淡健脾渗湿，生姜助附片温阳驱散寒邪，助茯苓温散水气，炒泽泻淡渗利水，炒白术健脾燥湿，芍药配甘草为芍药甘草汤，补虚缓急止痛，砂仁燥湿行气，丹参活血化瘀，白及有助于健脾，山药、炒薏苡仁健脾止泻，炒神曲、炒鸡内金消食助运。二诊，大便稀溏，舌淡胖，脾虚明显，加茯苓用量，淡渗利湿，分利水湿。三诊，脾气得健，肾阳得复食欲增加，症状缓解。后服用桂附理中丸温中散寒，缓消缓散。

（曹艳萍）

第十三节　便　血

【概述】

便血又称大便下血，属于中医血证中的一种，以胃、肠道脉络损伤，血液随大便而下或大便呈柏油样为主要临床表现的病症。可先便后血，先血后便，或便血混杂而下，或单纯便血，下渗肠道，流至肛门，排出体外，即表现为便血，此病据出血量及疾病轻重程度上的不同，轻者自愈，重者可危及生命。临床上一年四季均可发生，颇为常见，它是中医临床最常见的病症之一，现代医学的胃肠道急慢性炎症、溃疡（包括应激性溃疡）、肿瘤、息肉、憩室炎，某些血液病、急性传染病、中毒以及维生素缺乏等疾病，在出现大便下血症状时，均属本篇治疗范畴。其病因多样，与细菌病毒的感染、胃肠黏膜损伤因子损伤、免疫因素、饮食生活习惯因素、环境饮食、年龄因素和家族遗传因素等相关。

【病因病机】

便血之病的发生无外乎外感邪气、饮食不调、情志不节、劳倦内伤。外感尤其以风、热、燥邪最易伤胃肠脉络，引起便血；忧思恼怒，情志过极，肝郁气滞，郁而化火，肝经火热犯胃而致络脉受伤，或久病伤及肝脾，使肝之疏泄失司，脾之统摄无力，血溢脉外下渗肠道而致便血；或饮食不节，过食辛辣厚味醇酒，湿热内生，损伤脾胃肠，血失固摄而便血；或脾气素虚，统摄无力，血无所归，溢于脉外，流于肠道而致便血。《严氏济生方·便血评治》："夫大便下血者，多因过饱，饮酒无度，房室劳损，荣卫气虚，风冷易入，邪热易蕴，留注大肠则为下血。"张景岳认为："虽血之妄行，由火者多，然未必尽由于火也。故于火证之外，则有脾胃阳虚而不能统血者，有气陷而血亦陷者，有病久滑泄而血因以动者。"故"大都有火者多因血热，无火者多因虚滑，故治血者，但当知虚实之要"。然而龙祖宏教授认为，便血病位在肠胃，病因各异，主要为火与虚，但殊途同归，便血之共同病机可归为火热熏灼胃肠，迫血妄行及气虚不摄，血溢脉外两大类。

【辨证思路】

首先区分便血的病症部位不同，要鉴别胃肠出血之便血与肛门直肠局部病变（如痔疮出血）、痢疾之便脓血。张仲景《金匮要略》和《伤寒论》称为"下血""圊血"，并把"先血后便"成称为"近血"，把"先便后血"称为"远血"。出血部位在胃肠为远血，血与大便混杂而下，或先便后血，血色黑如黑汁，或如沥青，临床常称黑便或柏油样便；出血部位在大肠因离肛门较近，称近血，离经之血很快排出体外故血色多鲜赤，或先血后便。其次辨寒热，因致病病因不同，故临床表现各异。《证治要诀·泻血》说："或独泻血，或与粪俱出，当辨其色与所感施治。"因火热毒邪熏灼大肠，热毒入肠胃，迫血妄行者或血下如溅，或先血后便，或纯下鲜血，血色鲜红，为热；中焦虚寒，统摄无权，血随气走，气入肠胃故下瘀血，血由肠道渗出泻下，血色多紫暗或黑，为寒。再次辨虚实，湿热阻滞或实热损伤肠胃为实证。症见便血色泽鲜红或紫暗，伴见胃脘灼热胀闷疼痛，口干渴喜冷饮，烧心，反酸，嗳气，口苦口臭，大便干结，舌红少苔或苔黄腻，脉数有力。包括湿热蕴结肠道、胃中积热、热毒内结大肠。若素体虚弱或久病失治，脾胃气虚，损伤脾胃之阳，失于温养，中焦虚寒为虚证，症见脘腹隐痛，倦怠乏力，恶寒肢冷，口淡不渴，喜温喜按，喜热食，纳呆食少，大便稀溏，便血紫黑，舌淡，苔薄，脉细无力。包括脾不统血、脾胃虚寒。《类证治裁》："其血色鲜稠为实热迫注……色稀淡为脾胃虚寒。"辨顺逆，病程短，初次发病，病情轻浅，出血量少，正气损伤不甚，经过积极治疗，出血很快被止者为顺，预后佳；若久病，反复多次发作，出血量多，常吐血与便血并见，正气亏耗，气血虚弱，伴头晕心慌、精神疲惫、乏力汗出者为逆，是气随血脱之危重证，预后差。龙老强调寒热错杂、虚实夹杂证临床并不少见，应该引起大家的重视。要预防为主，密切观察病情变化，防止危重病变。便血或黑便作为首要发现症状，要仔细甄别，要仔细询问病史及饮食、服用药物情况，是否伴有其他出血病变，排外口鼻出血或肺部疾病咳血吞咽入胃后所致之黑便。也要排外口服药物如铁剂、铋剂等药物干扰所致黑便。注意饮食影响所致黑便，如摄入动物血、肝或紫色、黑色类水果、蔬菜、米、薯类食物所致“黑便”“血便”。

根据四诊合参，确定便血的证型。

【临证治要】

首先要辨病，详细询问病史、症状、用药情况，仔细体检发现体征，利用现代医学手段，做胃镜、肠镜、腹部B超、腹部CT或MRI检查，结合三大常规及大便潜血、肝肾功能、血脂血糖、凝血功能、相关肿瘤标志物筛查等相关检查以明确便血的部位、诊断，是慢性胃炎、肠炎或胃溃疡、肠溃疡，还是恶性或良性肿瘤，还是胃癌、肠癌，以避免误诊漏诊和误治。其次，根据四诊合参确定便血的证型，分别予清热化湿，凉血止血；清胃泻火，凉血止血；清热解毒，凉血止血；健脾益气，养血摄血；温补脾胃；固涩止血治疗。

【典型病案】

1. 胃热炽盛

吴某，男，54岁，因“胃痛2年，加重伴便血3天”于2018年2月5日就诊。既往有“胃溃疡”病史2年余，常因饮酒、进食辛辣饮食后出现胃脘灼热疼痛，反酸，时有嗳气，口干口苦口臭，大便干结难解，曾多次到外院就诊，间歇性服用兰索拉唑、泮托拉唑钠肠溶片与中成药等，症状间歇性发作。2016年4月胃镜检查示：胃溃疡（A_2期），慢性非萎缩性胃炎。^{14}C呼气试验：(+)。经规律治疗后^{14}C呼气试验(−)，症状缓解。3天前饮酒后胃胀痛反复加重，恶心、反酸、烧心，自服雷贝拉唑、L-谷氨酰胺呱仑酸钠颗粒等药物治疗，疼痛时作时止，继而出现黑便3次，每次100～300g，先干结，后条状，未见黏液，口干口苦，无呕吐咖啡渣样物及鲜血，精神可，无心悸、乏力，小便调，今日遂来就诊。急查大便常规隐血(+)，血常规血红蛋白110g/L，胃镜检查提示：胃溃疡（A_1期），慢性非萎缩性胃炎（胃窦）伴糜烂。现症见：胃脘灼热胀痛，餐后胃胀加重，时有嗳气，反酸，口干口苦，口臭，纳差，黑便便溏，小便正常。舌红，苔薄黄，脉弦数。

中医诊断：便血（胃热炽盛）。

治法：清热泻火解毒，凉血止血。

方药：泻心汤加味。

大黄（泡水兑服）6g，黄连10g，黄芩9g，白及15g，浙贝母10g，炒栀子10g，煅瓦楞子15g，仙鹤草15g，玄参15g。

3剂水煎服，每日1剂，早、中、晚分三次口服。口服云南白药0.5g，每日3次。清淡软食，少食多餐，忌酒、辛辣刺激食物。

二诊，患者诉服药3天后，胃痛减轻，口干、口苦、烧心减轻，时有腹胀、嗳气，大便1～2天1次，质稀溏，量少，饮食改善；舌红，苔薄黄，脉弦数。效不更方，续服3剂。口服云南白药0.5g，每日3次。清淡软食，少食多餐，忌酒、辛辣刺激食物。

三诊，大便逐渐转黄，1日1～2次，胃痛逐渐缓解，空腹时有烧心，饮食好转，食后无腹胀，无恶心、矢气，舌质淡红，苔薄白，脉弦。热邪减轻，大便通畅，去大黄，减栀子至5g，加白术15g、鸡内金15g、火麻仁20g。

黄连10g，黄芩9g，白及15g，浙贝母10g，炒栀子5g，煅瓦楞子15g，仙鹤草15g，玄参15g，白术15g，鸡内金15g，火麻仁20g。

5剂水煎服，每日1剂，早、中、晚分三次口服。口服云南白药0.5g，每日3次。清淡软食，少食多餐，忌酒、辛辣刺激食物。病情缓解。

按语：龙祖宏教授指出该患者长期饮酒，饮食辛辣，火热内蕴于胃，胃热炽盛，灼伤胃络，血溢脉外，出现黑便。病位在胃，病性属实热。如《类证治裁·便血》指出："便血由肠胃火伤阴络，血与便下。"治疗以祛邪为要，方选泻心汤治以清热泻火解毒，凉血止血。大黄清热泻火通腑，兼有化瘀止血之功，黄连泻中焦实火，黄芩清泻上焦火，栀子苦寒清泻三焦热邪，白及、浙贝母敛疮生肌，煅瓦楞子制酸，仙鹤草凉血止血，玄参养阴润燥增水行舟，有助于通便，又防止胃热伤津。辅助云南白药0.5g，每日3次，云南白药止血活血，祛瘀生肌。经治疗大便1日1～2次，通畅，出血渐止，口干口苦减轻，胃灼热疼痛好转，去大黄，减栀子用量，防止苦寒伤阴伤中。加白术健脾固护中焦，加鸡内金消食助运，火麻仁润肠通便。龙老强调，饮食控制，清淡软食，少食多餐，忌酒、辛辣刺激食物是脾胃病治疗的重要部分，防止饮食或药物刺激，祛除病因，有利于病情早日恢复。

2. 湿热蕴结

周某，男，36岁，因"便血间歇性发作1年，加重2天"于2017年5月17日就诊。患者半年来因饮食不节，进食辛辣、饮酒后间歇性出现便血，色鲜红，便前后均有，无反酸烧心，无恶心呕吐，饮食可，大便干结，2～3日1次，便后肛门灼热，时有口干苦，口黏腻，肛肠科专科检查示：外痔。间歇外用痔疮膏，症状时轻时重，饮食不调，进食辛辣香燥食物反复便鲜血，症状间歇性发作。2016年10月胃镜检查示：慢性非萎缩性胃炎。肠镜：所见结肠及直肠黏膜未见异常。外痔。2天前饮酒后大便干结2～3日1次，不畅，便前少许鲜血，肛门痒疼痛时作时止。现症见：便后少许鲜血，大便干结2～3日1次，便后肛门痒疼痛不适。无反酸嗳气，口干口苦，纳可，小便正常。舌红，苔薄黄根腻，脉弦数。

中医诊断：便血（湿热蕴结）。

治法：清热化湿，凉血止血。

方药：地榆散加味。

炒地榆 30g，茜草 15g，黄芩 10g，黄连 5g，山栀子 10g，茯苓 15g，白术 9g，赤芍 15g，炒枳壳 9g，厚朴 15g，槐角 15g。

5 剂水煎服，每日 1 剂，早、中、晚分 3 次内服。清淡饮食，定时排便。

二诊，患者诉服药 5 天后，口干苦减轻，大便黄软，未见黏液及血，饮食增加，舌红，苔薄黄微腻，脉弦数。效不更方，续服 7 剂后，诸症缓解。

按语：《中藏经》曰："大肠……热极则便血，又风中大肠则下血。"患者年轻体盛，饮食不节，喜食辛辣饮酒，口苦，大便干结，便血血色鲜红，肛门灼热痒痛，舌红，苔薄黄根腻，脉弦数，属便血（湿热蕴结），病性属实，给予清热化湿，凉血止血之地榆散加味。方中地榆、茜草清热解毒，凉血止血；山栀子、黄芩、黄连清三焦热毒，清热燥湿，泻火解毒；茯苓淡渗利湿，白术行气通便健脾，赤芍入血分，清热凉血散瘀止痛，炒枳壳、厚朴理气行滞，槐角凉血止血。全方以清热燥湿为主，热清湿除，则血行肠道，络宁血止。本病治疗好转后重在饮食、生活习惯的调节，排便节律的调整，改善恢复脾胃肠正常功能，应以预防为主。便血治疗用药因病情变化及病程不同，《张氏医通》云："不可纯用寒凉，必加辛散为主。久之不愈宜理胃气兼升举药。故大便下血，多以胃药收功，不可徒用苦寒也。"

3. 脾胃虚寒，气失固摄

李某，男，67 岁，因"胃脘冷痛间歇性 3 年余，再发加重伴黑便 5 天"于 2017 年 10 月 18 日就诊。患者素体虚弱，常因受凉、饮食不节出现胃脘冷痛，多呈隐痛，时有嗳气，饮食减少，喜温喜按，手足冷，大便稀溏，1 日 1～2 次，未见黏液及血，间断服中药及雷贝拉唑等药物治疗，症状好转，进食生冷水果或受凉疼痛时作时止。5 天前因劳累受凉后胃脘冷痛再发加重，恶心，饮食少，出现黑便，大便 1 日 1 次，量约 100g，成形，遂来就诊。^{14}C 呼气试验：(−)。现症见：胃脘冷痛再发加重，恶心，饮食少，出现黑便，大便 1 日 1 次，量约 100g，成形，四肢困倦、乏力，无心慌心悸，小便正常。舌淡胖，苔白，脉沉细无力。

中医诊断：便血（脾胃虚寒，气失固摄）。

治法：温中健脾，固涩止血。

方药：香砂理中汤加味。

党参 30g，炒白术 15g，干姜 10g，茯苓 15g，砂仁 5g（后下），木香 10g，炙黄芪 45g，当归 10g，乌药 10g，白及 15g，山药 15g，炙甘草 5g。

5 剂水煎服，每日 1 剂，早、中、晚分服。清淡软食，少食多餐，忌酒、辛辣刺激食物。保暖。

二诊，患者诉服药5天后，胃脘冷痛症状好转，无呕血，黑便减少转黄，间歇性胃痛，嗳气减轻，无恶心呕吐，大便成形，饮食渐增加。舌淡，舌苔白微腻，脉沉细。效不更方，续服7剂，每日1剂，早、中、晚分服。清淡软食，少食多餐，忌酒、辛辣刺激食物。保暖。

三诊，大便完全转黄，软便，1日1次，未见黏液及血，饮食可，喜热食，食后腹胀，时有嗳气，矢气不多，小便正常。诸症消失。舌质淡红，苔薄白，脉沉细。上方加炒枳壳15g、炒鸡内金15g、炒神曲15g。方药如下：

党参30g，炒白术15g，干姜10g，茯苓15g，砂仁5g（后下），木香10g，炙黄芪45g，当归10g，乌药10g，白及15g，山药15g，炙甘草5g，炒枳壳15g，炒鸡内金15g，炒神曲15g。

服7剂，每日1剂，早、中、晚分服。清淡软食，少食多餐，忌酒、辛辣刺激食物。保暖。

1个月后来诊，病情恢复，间断继服附桂理中丸调理。

按语：《灵枢·百病始生》篇说："阴络伤则血内溢，血内溢则后血。"龙祖宏教授指出该患者胃疾已3余年，年高久病，中阳不振，致脾胃虚寒，气虚固摄失职，便血，中焦虚寒，胃失温养，胃脘冷痛，手足冷，大便稀溏，气短乏力倦怠不适，舌淡，脉缓无力也是脾胃虚寒、脾气虚之象。本病属本虚，治以温中健脾，固涩止血，拟方香砂理中汤加味。党参、炒白术、茯苓、炙甘草四君子汤健脾益气扶正固本，干姜温中散寒，守而不走，力专效宏，砂仁、木香行气调畅气机，炙黄芪、当归为当归补血汤，补益气血，乌药辅助干姜温经散寒行气，白及生肌止血，山药健脾止泻。三诊病情好转，饮食渐增加，食后腹胀，要防止饮食入胃，食积不化，气机阻滞故加鸡内金、神曲消食助运，炒枳壳行中焦之气。龙老强调，如阳虚较甚，可加附片、肉桂温补脾肾之阳。

4. 脾不统血，中气下陷

杜某，女，65岁，因"反复胃脘痛30年余，再发加重3天"于2019年8月21日就诊。既往有"胃溃疡、慢性胃炎"病史30年余。30年来劳累、受凉、饮食不节即出现胃脘隐痛，绵绵反复发作，精神差，乏力，饮食少，消瘦。大便稀黄，难解，量少。曾多次黑便，查胃镜：胃溃疡、慢性胃炎。曾多次住院治疗。间断服"制酸药及黏膜保护剂"等药物治疗，疼痛时作时止。3天前因饮食不慎胃痛加重，2次黑便，量少，黏腻难解，肛门坠胀，遂来就诊。大便常规复查隐血（+）。现症见：解黑便，量少，黏腻难解，肛门坠胀，胃脘隐痛，绵绵反复发作，精神差，乏力头昏，饮食少，腹胀，消瘦。舌质淡胖，舌边有齿痕，苔白，脉沉细无力。

中医诊断：便血（脾不统血，中气下陷）。

治法：健脾益气，养血摄血。

方药：归脾汤加味。

黄芪 60g，党参 30g，炒白术 15g，茯神 15g，当归 12g，龙眼肉 15g，远志 20g，酸枣仁 10g，大枣 15g，白及 15g，炙甘草 5g，陈皮 10g，木香 5g，升麻 5g，柴胡 5g。

5 剂水煎服，每日 1 剂，早、中、晚分三次温服。清淡软食，少食多餐，忌酒、辛辣刺激食物。保暖。加服云南白药，每次 0.5g，每日 3 次。

二诊，患者诉服药 5 天，1～2 日解大便 1 次，难解，量少，棕褐色，未见黏液及鲜血，胃隐痛，小便调，饮食少，舌质淡胖，舌边有齿痕，苔白，脉沉细无力。效不更方，加火麻仁 20g，续服 7 剂。

三诊，大便转黄，饮食改善，精神好转，大便 2～3 日 1 次，时有恶寒，大便常规复查隐血（-）。清淡软食，少食多餐，忌酒、辛辣刺激食物。保暖。加服云南白药，每次 0.5g，每日 3 次。服 7 剂，病情明显恢复，出血止，但体质仍差，继服调理 1 月余。

按语：患者年老久病 30 余年，久病致脾胃虚弱，气血生化不足，气虚气不摄血，血溢脉外致黑便。气虚精神差，乏力，推动无力，黏腻难解，气虚下陷，肛门坠胀。胃失濡养，胃脘隐痛，绵绵反复发作，运化失职脏腑失养，饮食少，消瘦。舌质淡胖，舌边有齿痕，苔白，脉沉细无力是气血亏虚之象。病位在脾胃涉及气血，本虚为患。脾宜升则健，胃宜降则和，若脾失升清，胃失和降，头昏乏力、腹胀、肛门坠胀，治以健脾益气，养血摄血，归脾汤加味。血不可速生，气可以速补，黄芪、党参补气摄血，黄芪配当归为当归补血汤，黄芪补脾肺之气，充气血生化之源，当归为阴中之阴，味厚，益血和营，补气生血。加龙眼肉补气养血，白术健脾补中焦，茯神、远志、酸枣仁宁心安神，陈皮、木香行气调畅中焦气机，补而不滞，防止滋腻。肛门坠胀，中气下陷，给予升麻、柴胡升阳举陷，取补中益气之意。若面色苍白，汗出肢冷脉细者，为气随血脱之象，急用独参汤以补气固脱救逆。血虚大便难解，除补气养血外，不可过用苦寒，也不可使用峻猛之通腑泄热之剂，以防耗气伤阴，败胃气，宜润肠通便，如火麻仁、生地黄等。龙老强调，临证时既要辨寒热，又要注意辨虚实，药力与病情相合，才能取得较好疗效。

5. 肝肾阴虚

龙某，男，50 岁，因“头昏失眠 6 年余，再发加重伴便后鲜血 2 天”于 2019 年 4 月 18 日就诊。既往有高血压病史 22 年余。6 年来劳累、情志不调，饮酒后即出现头昏晕，间歇性发作视物旋转，反复发作，精神差，烦躁易怒，五心烦热，口干口苦，睡眠差，多梦易醒，乏力，烘热汗出，饮食少，消瘦，大便干结难解，量少，先便后血，小便黄，无尿频、尿急尿痛。矢气不多。近2天便后鲜血减少，肛门痒痛，曾多次黑便。查胃镜：胃溃疡、慢性胃炎。肛肠科专科检查：混合痔。曾多次住院治疗。间断服“制酸药及黏膜保护剂”等药物治疗，疼痛时作时止。2天前因饮食不慎头昏失眠加重，便后带鲜血，遂来就诊。大便常规复查隐血(+)。现症见：便后鲜血，量少，干结难解，肛门痒痛，胃脘间歇性灼热隐痛，反复发作，精神差，烦躁易怒，五心烦热，口干口苦，睡眠差多梦，易醒，乏力，烘热汗出，消瘦，大便干结难解，量少，饮食少，饥不欲食。舌质红绛，舌边有裂纹，少苔少津，脉细数。

中医诊断：便血(肝肾阴虚)。

治法：滋阴降火，养血宁血。

方药：黄连阿胶汤加味。

黄连12g，黄芩6g，芍药10g，阿胶15g(烊化兑服)，白及10g，麻仁20g，麦冬15g，柏子仁20g，酸枣仁10g，丹参15g，石菖蒲10g，甘草5g，鸡子黄1枚。

5剂水煎服，每日1剂，早、中、晚分三次温服。清淡软食，少食多餐，忌酒、辛辣刺激食物。

二诊，患者诉服药5天，1～2日解大便1次，难解，量少，棕褐色，未见黏液及鲜血，口干口苦减轻，烦躁易怒症状好转，睡眠稍好，胃灼热，小便调，饮食少，舌质红，少苔少津，脉细数。效不更方，加女贞子15g、墨旱莲15g。续服5剂。

三诊，便血止，饮食改善，精神好转，大便1～2日1次，大便常规复查隐血(-)。失眠改善明显，口干口苦减轻，精神好转。守方内服5剂，清淡软食，少食多餐，忌酒、辛辣刺激食物，调情志。

按语：患者长期情志不调劳累，郁而化火，致阴虚火旺，伤阴耗液，心火不能潜藏于肾而独亢于上，肾阴虚，肾水不能上济于心，阴虚内热，心肾不交则烦躁易怒，五心烦热，口干口苦，睡眠差，多梦，阴虚内热，火热伤阴血，动血则大便鲜血赤红，久病致脾胃虚弱，伤阴耗气则乏力，精神差，肠失濡润，大便干结难解，肛门痒痛，胃阴不足，胃失濡养，胃脘灼痛，反复发作，运化失职脏腑失养，饮食少，消瘦。舌质红绛，舌边有裂纹，少苔少津，脉细数，是阴虚内热之象。辨证属便血(肝肾阴虚)。病位在心、肾、胃、肠，阴虚内热为本。“阳有余，以苦除之”，治以滋阴降火，养血宁血。拟方黄连阿胶汤加味。以黄连、黄芩为君，苦寒泻心火，芍药、阿胶、鸡子黄滋阴益肾补肾水上济于心，白及生肌敛口止血，麻仁、麦冬滋阴润燥，生津止渴，润肠通便，酸枣仁、柏子仁安神助眠，丹参、石菖蒲活血通络通清窍，甘草调和诸药。二诊症状有所减轻，但仍口干胃脘灼热，阴虚内热，加女贞子、墨旱莲为二至丸，养阴益精，滋肾养肝，凉血止血，加强养阴之力。治疗好转宜中病即止，不可过用苦寒以防败胃、伤阴耗气。

（曹艳萍）

第十四节　不　寐

【概述】

睡眠是人重要的生理活动，失眠是睡眠障碍的一种表现形式。失眠属于中医“不寐”范畴，不寐在古代文献中还有“目不瞑”“不得卧”“不得眠”等称谓。“不寐”病名，首见于《难经》，其中就有“卧而不寐”的描述，《灵枢·大惑论》认为“目不瞑”乃“卫气不得入于阴，常留于阳，留于阳则阳气满，阳气满则阳跷盛；不得入于阴则阴气虚，故目不瞑矣”。后世医家巢元方在《诸病源候论》中论述道“阴气虚，卫气独行于阳，不入于阴，故不得眠”，同时还指出“若心烦不得眠者，心热也。若但虚烦，而不得眠者，胆冷也”。在治疗方面，张仲景在《伤寒论》《金匮要略》中提出的黄连阿胶汤、酸枣仁汤等仍为今日临床应用。现代医学的神经性失眠，临床常见难以入睡、睡眠不深、早醒等，多伴有疲倦乏力、头痛头晕、情绪异常、焦虑不安及注意力不集中、记忆力判断力下降等，严重者其社会功能会受到影响，多可参照此病论治。

【病因病机】

正常的睡眠，依赖于人体的阴平阳秘，阴阳和谐平衡、营卫运行有度是正常睡眠的基础，如《灵枢·营卫生会》中所言“卫气行于阴二十五度，行于阳二十五度，分为昼夜，故气至阳而起，至阴而止”，《素问·阴阳应象大论》亦云“阴在内，阳之守也；阳在外，阴之使也”。若这种平衡被某些因素打破，即发为不寐。病因或为化源不足，心神失养，或为阴虚火旺，阴不敛阳，或为心虚胆怯，心神不安，或为痰热实火，扰动心神，使得“阴阳失调，阳不入阴”而发不寐。思虑过度，耗伤心脾，心血暗耗则心神失于奉养，心血不静则不寐；房劳或久病，肾精亏耗，水火不济，虚火扰神，阳不入阴亦可发为不寐；心虚神不内守，胆虚少阳胆气失于升发，亦可神魂不安，发为不寐；肝失疏泄，气郁化火，肝火亦可扰动心神；饮食不节，痰热内生，上扰心神而发为不寐。本病主要责之于心、肝、肾、脾，心神不安，心血不静，营卫失和，阳不入阴均可导致不寐。

【辨证思路】

明代张介宾在《景岳全书·杂证谟·不寐》中指出：“不寐证虽病有不一，然惟知邪正二字，则尽之矣。盖寐本乎阴，神其主也。神安则寐，神不安则不寐，其所以不安者，一由邪气之扰，二由营气之不足耳。有邪者多实证，无邪者皆虚证。”龙祖宏教授以此为指导，总结多年临证经验，指出在不寐的辨证以辨清虚实最为重要，虚证大抵气血亏虚或阴血不足，不寐多伴有气短、神疲、心悸、健忘等气虚不足之表现，又或阴虚日久生内热而见头晕耳鸣、五心烦热等虚热内扰的表现；实证多有肝火或痰热，不寐多因情志不畅或饮食失调而诱发或加重，或又伴有急躁易怒、胸闷痰多等表现。虚证者起病多缓，病程较长；实证者起病多急，病程较短。总之，虚证者心失所养，实证者邪气扰心。

【临证治要】

临证治疗总以补虚泻实、调整阴阳为原则，同时佐以安神之品。补虚并非单纯补心，而是针对辨证之不同，分别采用益气、养血、健脾、滋阴、补肾等法；泻实亦并非一味清火，而是针对痰、气、食之不同，分别采用化痰降火、疏肝清热、消食导滞等法。龙祖宏教授在辨证拟方的同时，还常用耳穴压豆等外治法，简便易行，疗效亦佳。《素问·上古天真论》云“恬淡虚无，精神内守……美其食，任其服，乐其俗……嗜欲不能劳其目，淫邪不能惑其心”，龙祖宏教授尤其注重对患者情志的调摄，让患者保持心情愉快，不要贪欲妄想，消除恐惧及焦虑，避免情绪激动，做到作息有序，保持睡眠环境安静舒适。

【典型病案】

1. 不寐（肝郁化火）

董某，女，27岁，2016年6月9日初诊。患者2周前因与家人吵架出现失眠，烦躁不安，口苦，手足心热，欲服用“艾司唑仑片”，又恐西药副作用大，遂来就诊。现症见：入睡困难，甚至彻夜难眠，烦躁不安，两胁作胀，头痛，口苦，手足心热，饮食尚可，小便正常，大便偏干，月经提前，舌红苔薄黄，脉弦。

中医诊断：不寐（肝郁化火）。

治法：疏肝解郁，清热安神。

方药：丹栀逍遥散加减。

牡丹皮15g，炒栀子10g，柴胡15g，白芍15g，茯神15g，白术15g，当归10g，郁金10g，佛手10g，合欢皮15g，玫瑰花10g，薄荷5g，甘草5g，生姜10g。

7剂，水煎内服，每日1剂，每日2次，饭后服用。嘱患者调畅情志。

二诊，患者诉服药后夜寐安稳，情绪稳定，仍有口苦，手足心热，舌红苔薄黄，脉弦细，上方调整如下：牡丹皮、柴胡减为10g，去郁金、佛手，加地骨皮、白梅花各10g，继服14剂后，诸症消失。

按语：龙祖宏教授在临床中发现肝郁与失眠关系密切，《素问·刺热》有云：“肝热病者……手足躁，不得安卧。”《辨证录·不寐门》又云：“气郁既久，则肝气不舒，肝气不舒，则肝血必耗，肝血既耗，则木中之血上不能润于心，而下必取汲于肾。”当肝失疏泄，气机失调，则肝藏血功能失常，久则心神失养而失眠。另肝气郁结日久，郁久化热，热扰心神而不寐。肝郁还会乘脾，脾不运化，气血生化乏源，故部分患者亦可见纳呆乏力。逍遥散出自《太平惠民和剂局方》，为疏肝解郁、养血健脾的代表方剂，明代薛己针对肝郁血虚，化火生热的特点，在其编撰的《内科摘要》中加用牡丹皮、炒栀子，即成丹栀逍遥散，具有疏肝清热、养血健脾的作用。方中栀子清宣郁热，解郁除烦，牡丹皮清热凉血，两者均为清肝泻火之要药；柴胡疏肝解郁，白芍养血柔肝，两药合用得肝木调达；当归补血调经，甘草、白术和中而补土；茯神易茯苓，则取其健脾宁心之效，合欢皮、玫瑰花解郁安神又轻清舒展，少了理气药温燥之弊；生姜暖胃调中，薄荷消风清头目。诸药合用，清肝火，解肝郁，宁心神，则失眠自愈。

2. 痰热内扰

李某，男，48岁，因“不寐多梦半年余”于2016年10月23日就诊。患者工作繁忙，在外应酬多，近半年来出现失眠，眠中多梦易醒，醒后难以再睡，自行服用“枣仁安神胶囊”后效欠佳，更觉心烦意乱，影响工作及生活。现症见：失眠多梦，心烦意乱，整日浑浑噩噩，胸闷气短，纳食不香，食后腹胀，嗳气频作，口干口黏，小便微黄，大便1～2日1行，黏滞不爽，排不尽感，舌红苔黄根腻，脉滑实有力。

中医诊断：不寐（痰热内扰）。

治法：清热化痰，宁心安神。

方药：黄连温胆汤加减。

黄连10g，半夏15g，陈皮10g，茯苓15g，竹茹10g，枳实15g，炙甘草10g，夜交藤15g，石菖蒲10g，全瓜蒌15g，荷叶10g。

5剂，水煎内服，每日1剂，1日2次，饭后服用。嘱患者饮食清淡易消化。

二诊，患者服药后睡眠改善，口干口黏减轻，饮食增加，胸闷及脘腹胀满好转，仍多梦，且乱梦纷纭，舌红苔黄微腻，脉滑。前方调整如下：茯苓易为茯神，加生龙牡各30g，7剂，水煎内服，后电话随访，诸症悉除。

按语：现代人摄入过多辛辣香燥、肥甘厚味之品，又多烟酒等不良嗜好，导致痰湿内生，郁久化热，而致痰热互结。《古今医统大全·不寐候》将失眠的病因病机总结为“痰火扰乱，心神不宁，思虑过伤，火炽痰郁，而致不眠者多矣”，《血证论·卧寐》亦云“盖以心神不安，非痰即火”，故痰热互结，内扰心神是现代社会导致失眠的常见原因。黄连温胆汤出自清代陆廷珍所著的《六因条辨》，该方是在宋代陈言《三因极一病证方论》中温胆汤的基础上去大枣加黄连而成，功在燥湿化痰，清热除烦。方中黄连苦寒，清心降火、清热燥湿；半夏辛温，和胃降逆、燥湿化痰，龙祖宏教授认为半夏生于夏季之半，阳极之时，感一阴之气而生，能导盛阳之气以交于阴分，有疏决壅塞之意，使邪祛经通，阴阳得和；竹茹清热化痰、止呕除烦；枳实降气化痰，开结消痞，使痰随气下，邪有出路；陈皮理气燥湿；茯苓健脾渗湿；又用石菖蒲豁痰醒神，瓜蒌清热涤痰，夜交藤养心安神，荷叶升清降浊，载药上行，全方共奏清热化痰、宁心安神之效。

3. 心脾两虚

陈某，女，18岁，因“不寐心悸半年”于2018年5月21日就诊。患者为高三学生，学习压力大，近半年出现失眠，多梦易醒，晨起则倦怠乏力，学习成绩下降，家人焦急万分，服用“安神补脑片”效果欠佳。现症见：失眠多梦，心悸气短，神疲乏力，头晕健忘，饮食无味，大便偏稀，小便正常，舌淡苔薄白，脉细弱。

中医诊断：不寐（心脾两虚）。

治法：健脾养心安神。

方药：归脾汤加减。

黄芪15g，党参15g，炒白术15g，当归10g，茯神20g，炙远志10g，炒酸枣仁30g，木香10g，龙眼肉10g，黄精10g，制首乌15g，炙甘草10g，生姜10g，大枣10g。

7剂，水煎内服，每日1剂，1日2次，饭后服用。嘱患者放松心情，相信自己，理智对待即将到来的考试。

二诊，患者服药后睡眠改善，心悸头晕明显减轻，纳食增加，精神转佳，舌淡苔薄白，脉细弱，继服上方14剂，诸症好转。

按语：脾主思，乃后天之本、气血生化之源，心藏神、主血脉，龙祖宏教授认为该患者忧思伤脾，子病及母，心血暗耗则神无处安藏，正如《景岳全书·不寐》云：“无邪而不寐者，必营气之不足也，营主血，血虚则无以养心，心虚则神不守舍。”《类证治裁·不寐》也对此有论述：“思虑伤脾，脾血亏损，经年不寐。”归脾汤出自宋代医家严用和的《严氏济生方》：“治思虑过度，劳伤心脾，健忘怔忡……”方中党参益肺脾之气而生津，黄芪补气健脾；白术有补气健脾之功，甘草可补脾益气，四药合用补脾益气，使气旺而血生；酸枣仁养心安神，远志可安神益智，茯神健脾宁心，三药共奏宁心安神之效；当归为补血圣药，龙眼肉补益心脾，二药共取补血养心之意；木香理气醒脾，防大量益气补血药壅滞气机、滋腻碍胃，使补而不滞；姜枣则调和脾胃，以资化源。诸药相合，心脾双补，使化源充足，心血滋养，心神安宁，则不寐自除。针对此患者，龙祖宏教授还加用制首乌、黄精益精血、补肝肾，使气血生化源源不竭。

4. 阴虚火旺

周某，男，47岁，因“不寐多梦4月余”于2019年6月3日至龙祖宏教授门诊就诊。患者单位升职受挫，心情烦闷不舒，日渐出现睡眠不佳，心烦多梦，至今已4月有余，服用多种中成药物乏效，服用“艾司唑仑片”则白天头目昏沉。现症见：失眠多梦，耳鸣腰酸，梦遗，手足心热，口干咽干欲饮水，大便稍干，1～2日1行，小便正常，舌红少津少苔，脉细数。

中医诊断：不寐（阴虚火旺）。

治法：滋阴降火，养心安神。

方药：天王补心丹加减。

酸枣仁30g，柏子仁30g，麦冬30g，天冬15g，生地黄30g，当归15g，太子参15g，丹参15g，北沙参15g，桔梗10g，五味子10g，茯神15g，远志15g，合欢皮15g，珍珠母3g（研末兑服）。

7剂，水煎内服，每日1剂，1日2次，嘱患者调畅情志。

二诊，患者服药后睡眠安稳，情绪和畅，口干减轻，大便通畅，仍耳鸣腰酸，舌红少津少苔，脉细。前方调整如下：当归、远志减量为10g，加龟甲30g、磁石30g、菟丝子10g，7剂，水煎内服，后电话来告，诸症缓解，心情舒畅。

按语：心肾在正常睡眠中发挥重要作用。心藏神为人体生命活动的主宰，肾藏精为人体生命活动的根本。精为神之宅，神为精之象，精是神的物质基础，神是精的外在表现，二者相互为用，精神相依。同时，心居胸中属阳，在五行属火，肾在腹中属阴，在五行属水，心与肾的关系即上下阴阳水火的关系。心肾相交即心肾水火既济、精神相通、阴阳和合，若肾阴不足则心失濡养，虚热内扰，如《景岳全书·不寐》说：“阴精血之不足，阴阳不交，而神有不安其室耳。”天王补心丹出自《校注妇人良方》，并将它描述为“宁心保神，益血固精，壮力强志，令人不忘，清三焦，化痰涎，去烦热，除惊悸，疗咽干，育养心神”。方中以生地黄为君，取其甘寒入肾可养阴，苦寒可泄热，重用则如王冰所言“壮水之主以制阳光”；酸枣仁、柏子仁养心安神；天冬、麦冬滋阴降火；当归补血和血，与生地黄同用养血安神；丹参清心活血，使补而不滞、滋而不腻；远志合茯神可开心气而宁心安神，通肾气而令强志不忘，为交通心肾、安神定志之佳对。五味子敛心气以宁心神；桔梗为诸药之舟楫，载药上行，使药力上入心经。全方一则补阴血不足之本，二则治内热虚烦之标，标本同治，不寐自除。二诊中更加用龟甲、磁石以益阴潜阳，菟丝子以阳中求阴，充分体现出阴阳互根互用的特点。

（沈　静）

第十五节　口　疮

【概述】

口疮，即口腔溃疡，是一种常见的口腔黏膜疾病，指各种因素导致舌、颊、唇、牙龈、软腭等口腔黏膜上形成的小而浅的缺损或溃烂。大多数口腔溃疡呈圆形或椭圆形，中心为白色或黄色，边缘为红色，可概括为“黄、红、凹、痛”四字特征，即溃疡表面覆盖黄色假膜，周围有红晕，中央凹陷，疼痛明显，溃疡具有周期性、复发性和自限性的特点。口疮一词最早见于《素问·气交变大论》曰：“岁金不及，炎火乃行……民病口疮。”《素问·至真要大论》云“诸痛痒疮，皆属于心”，王冰注曰“心寂则痛微，心躁则痛甚，百端之起，皆自心生，痛痒疮疡生于心也”。《医学入门》亦指出：“心劳邪热则口舌生疮。”《类经·疾病类》载：“热甚则疮痛，热微则疮痒。心属火，其化热，故疮疡皆属于心也。”明代薛己《口齿类要·口疮》亦云：“口疮，上焦实热，中焦虚寒，下焦阴火，各经传变所致。”临床上复发性口腔溃疡多见，其发病原因尚未明确，目前多认为与免疫、遗传、内分泌、环境、精神等因素相关，同时与机械损伤、系统性疾病、维生素或微量元素缺乏等亦有一定关系。

【病因病机】

本病的病因多责之于饮食不节、外感热邪、多病久病、劳倦内伤等，其病机主要是火热炎上，然火有虚实之分。舌为心之苗，口为脾之窍，若饮食辛辣炙煿，心脾内热蕴结，则发为口疮。《圣济总录》说：“口舌生疮者，心脾经蕴热所致也。盖口属脾，舌属心，心者火，脾者土，心火积热，传之脾土，二脏俱蓄热毒，不得发散，攻冲上焦，故令口舌之间生疮肿痛。”外感火热实邪，肺胃热邪炽盛，上蒸口窍，则发为口疮疼痛，且咽为肺之门户，肺热上炎，还多伴咽喉肿痛。《丹溪心法》有云：“凡口舌生疮，皆上焦热壅所致。”肾阴亏虚，则生内热，虚火上炎口舌则见口疮。年老体弱或因多病久病，致使脾胃元气虚馁，升降失常，日久导致脾阳不升，清阳下陷，下焦阳气郁而化火，阴火上乘，久则成疮溃烂。《证治准绳》云：“寒雨暴至，阴厥乃格，阳反上行，民病口疮是也。”口疮病位在口，然与心、脾、肾、肺、胃功能失调有关。龙祖宏教授认为口疮患者其病因病机复杂，虽均提及火、热，但临证时应四诊合参，详查细辨。

【辨证思路】

龙祖宏教授精研古训，结合长期的临床实践，总结出本病可以通过口疮的颜色、疼痛的特点、诱因、加重或缓解的因素、病程的长短等方面来辨虚实寒热。

一般而言，颜色红赤者属实火，颜色淡红者属虚火；灼痛者属实，隐痛者属虚；饮食辛辣炙煿而诱发者属心脾积热，外感风热诱发者属肺胃热盛，过于劳累诱发者属肾阴亏虚，服用寒凉药物而诱发者属阳虚热伏；病程短者属实，迁延不愈者属虚。同时伴随症状如是否有水疱、咽喉疼痛，大小便情况等亦是辨证之要点。龙祖宏教授力戒，在临床上应审查阴虚火旺及阳虚浮火之不同，否则将犯虚虚实实之戒而难以取效，甚至加重病情。

【临证治要】

临证中，针对复发性口腔溃疡时，没有特异性的实验室指标，而主要以病史特点、临床特征为依据，在治疗上要积极寻找疾病发生的相关诱因并加以控制，同时也要注重营养均衡、规律作息，保持口腔卫生，去除口腔局部刺激因素。口疮的病位虽在口，但其发病与很多脏腑的功能均密切相关，针对“火（热）上炎”这一病机特点，根据辨证分别采用清心火化湿热、清肺胃热、泻火解毒、滋阴降火、温补脾肾以降阴火等方法，达到阴平阳秘的状态，使上炎之火得以下降则口疮得愈。

【典型病案】

1. 心脾积热

王某，男，24岁，因“口疮反复发作3月，加重3天”于2019年8月8日就诊。患者近3月来反复出现口疮，每因进食烧烤、火锅等而诱发，自行服用“黄连上清片、维生素C”等药物，症状缓解不明显，3天前喝酒后症状再发而就诊。现症见：口疮，黏膜红赤，表面有黄白假膜，灼热疼痛，心烦失眠，口干口臭，大便黏滞，小便黄赤，舌红苔黄腻，脉滑数。

中医诊断：口疮（心脾积热）。

治法：清心泻脾，解毒消肿。

方药：泻黄散加减。

生石膏30g，山栀子10g，防风5g，藿香叶10g（后下），生地黄15g，牡丹皮10g，枳实15g，芦根10g，麦冬15g，生甘草5g。

7剂，水煎内服，每日1剂，1日2次，饭后服用。

二诊，患者服药一周后复诊，自诉口疮明显好转，仍轻微疼痛，口干口黏，大便不爽，小便黄，舌红苔黄，脉滑，予前方去防风，加大黄3g，7剂，清心泻脾，巩固疗效。3个月后电话随访无复发。

按语： 舌为心之苗，口为脾之窍，饮食辛辣炙煿，烟酒无度，内热蕴结心脾，则发为口疮；积热上炎则黏膜红赤；热邪影响脾胃运化功能，故生成黄白分泌物；积热扰动心神，故心烦失眠；内热上蒸口窍，故口干口臭，下蕴大肠，故大便黏滞，下注小肠，故小便黄赤；舌红苔黄腻，脉滑数亦是心脾积热之象。《仁斋直指方》有云："唇舌焦燥、口破生疮者，盖心脾受热所致。"此时当清心之火热、泻脾之湿热，泻黄散出自《小儿药证直诀》，方中石膏、山栀子泻心脾积热，防风疏散脾经伏火，藿香叶芳香醒脾，甘草泻火和中，加生地黄、牡丹皮清热泻火，加枳实清热通腑，使热邪有出路，加麦冬、芦根清心除烦。二诊中，针对患者口疮向愈，而大便不爽、口苦口黏，则去防风加大黄通腑泄热。

2. 肺胃热盛

李某，女，17岁，因"口疮伴咽喉疼痛1周"于2019年3月5日就诊。患者10天前外出游玩后，出现咽痛口干、鼻塞流涕等症状，自行服用"小柴胡颗粒"后外感症状有所缓解，但咽喉灼痛不解，并有口疮红肿疼痛，自行服用"维生素 B_2 片、西地碘含片"好转不明显，故就诊于龙祖宏教授门诊。患者平素饮食不规律，喜食辛辣之物，大便秘结。现症见：口疮红肿，周围水疱，咽喉肿痛，口渴喜冷饮，多食易饥，大便干结，4日未行，小便短黄，舌红苔黄燥，脉数。

中医诊断：口疮（肺胃热盛）。

治法：清肺泻胃解毒。

方药：凉膈散加减。

大黄10g，芒硝3g（兑服），连翘15g，黄芩10g，山栀子10g，薄荷5g，甘草5g，小通草10g，淡竹叶10g，车前子10g（包煎），板蓝根10g，牛蒡子10g。

5剂，水煎内服，每日1剂，1日2次，饭后服用。嘱患者清淡饮食，多饮水，多食新鲜蔬菜水果及粗纤维食物。

二诊，患者服药后复诊，自诉口疮消失，咽痛减轻，大便通畅，口苦心烦，舌红苔薄黄，脉细数，予前方去芒硝，大黄改为5g，加生地黄15g，7剂，巩固疗效。1个月后电话随访诸症已愈。

按语：患者平素饮食不节，又外感风热之邪，肺胃热邪炽盛，上蒸口窍，故见口疮疼痛；咽为肺之门户，肺热上炎，故咽喉肿痛；胃热盛则腐熟太过，故多食易饥；热灼津液，故口渴喜饮、大便秘结；舌红苔黄、脉数也是肺胃热盛之症。《素问·至真要大论》指出"少阳之复，大热将至……火气内发，上为口糜"。后世医家亦多认为外感风热之邪是诱发口疮的原因。凉膈散出自《太平惠民和剂局方》，方中大黄、芒硝泻热通便、荡涤积热，连翘、黄芩、栀子清泻肺胃之热；薄荷疏散热邪，载药上行，直达病所，淡竹叶导热下行，甘草既能缓硝黄峻泻之力，又可调和脾胃。患者咽喉肿痛，故加牛蒡子、板蓝根解毒利咽；患者口疮伴水疱，又有小便短黄，故加用小通草、车前子清热利尿，使热邪得从小便出，合淡竹叶以取导赤散之意。

3. 阴虚火旺

马某，女，48岁，因“口疮反复发作3年，加重1个月”于2018年7月8日就诊。患者近两年来每因劳累、工作压力大则口疮发作，多次外院就诊及口服中药治疗，自行服用多种维生素等仍不显效，近1月单位加班，口疮再发，故来龙祖宏教授门诊就诊。现症见：口疮隐痛，五心烦热，口燥咽干，头晕耳鸣，失眠多梦，大便干燥，舌红少津少苔，脉细。

中医诊断：口疮（阴虚火旺）。

治法：滋阴降火。

方药：知柏地黄丸合玉女煎加减。

知母10g，黄柏10g，熟地黄30g，山茱萸15g，山药15g，茯神15g，泽泻15g，牡丹皮15g，麦冬15g，牛膝15g，菊花10g，珍珠母3g（冲服）。

7剂，水煎内服，每日1剂，1日2次，饭后服用。

二诊，患者服药一周后复诊，自诉口疮好转，守上方继开7剂，三诊将熟地黄减为15g，加生地黄15g，滋阴降火巩固疗效。半年后电话随访无复发。

按语：阴亏生虚火，虚火上炎则发为口疮，每遇劳碌则虚火易发，故症状反复；虚火内生则五心烦热、失眠多梦；阴亏津少则口燥咽干、大便燥结；阴亏上窍不利故头晕耳鸣；舌红少津少苔，脉细数亦是阴虚火旺之象。《景岳全书》指出“凡口疮六脉虚弱，或久用寒凉不效者，必系无根之火，宜理阴煎、理中汤之类”。知柏地黄丸系六味地黄丸加知母、黄柏所成，而玉女煎则来源于《景岳全书》。方中熟地黄滋补肾阴，山茱萸滋补肝肾，山药补脾阴，茯神宁心安神，牡丹皮清相火，防止山茱萸的热性，泽泻祛湿浊，知母、黄柏清阳明之火，麦冬滋阴生津，牛膝导热引血下行，以降炎上之火。患者头晕耳鸣、失眠多梦，故加菊花滋阴敛肝，加珍珠母降火安神。

4. 阳虚浮火

潘某，男，72岁，因“口疮反复发作3年，加重1周”于2019年10月21日就诊。患者有肺气肿病史多年，长期咳嗽咳痰，经常使用抗生素及清热解毒药，近3年来反复发作口疮，服用寒凉药物则症状更重，近1周来上症再发，故求诊于龙祖宏教授。现症见：口疮色淡，日久不愈，面色㿠白，畏寒肢冷，咳嗽咳痰，痰白质稀，腰膝酸软，少腹冷痛，倦怠乏力，小便清长，舌淡苔白腻，脉沉细。

中医诊断：口疮（阳虚浮火）。

治法：温脾补肾，敛降阴火。

方药：潜阳封髓丹加减。

制附子10g，炙龟甲15g，炒黄柏5g，砂仁10g，炮姜10g，肉桂10g，细辛

3g，白术15g。

7剂，水煎内服，每日1剂，1日2次，饭后服用。嘱患者注意保暖，避免感冒，切勿随意使用抗生素及清热解毒药。

二诊，患者服药一周后复诊，自诉口疮好转，守上方继开7剂，三诊加紫苏子10g化痰降气，当归10g活血养血。半年后电话随访无复发。

按语：患者年老体弱、多病久病，脾胃元气虚馁，升降失常，日久则脾阳不升，下焦阳气郁而化火，阴火上乘，故而发为口疮。阳虚生内寒，故畏寒肢冷，少腹冷痛；肾阳亏虚，温煦不足，故腰膝酸软，小便清长；舌淡苔白，脉沉亦是阳虚之征。潜阳丹、封髓丹均出自清代医家郑钦安的《医理真传》，潜阳丹由砂仁、附子、龟甲、甘草组成，砂仁辛温，能宣中宫一切阴邪，又能纳气归肾；附子辛热，能补坎中真阳，真阳为君火之种，补真火即是壮君火也；龟甲得水之精气而生，有通阴助阳之力，世人以利水滋阴用之，悖其功也；佐以甘草补中，有伏火互根之妙。封髓丹由黄柏、砂仁、甘草组成，黄柏味苦入心，禀天冬寒水之气而入肾，甘草调和上下，又能伏火，真火伏藏，黄柏之苦和甘草之甘，苦甘能化阴，砂仁之辛合甘草之甘，辛甘能化阳，阴阳化合，交会中宫，则水火既济，心肾相交。综上，潜阳封髓丹以制附子温散寒邪；龟甲滋阴平肝潜阳；黄柏清降相火；砂仁醒脾开胃；多加炮姜、肉桂直补少阴君火、引火归原，交通于心肾；细辛激发肾阳，贯通相火下行之三焦通道；白术健脾除湿，升提中气，补土伏火；患者面色皖白，故加当归养血活血；咳痰清稀，故加苏子降气化痰。

（沈　静）

第六章 师学集珍

第一节 医案笔记

【案例一】

白某，女，48岁，妊娠期间因在雪地行走受凉。近2年出现全身疼痛，不可触摸，受凉或下雨天加重，伴大便稀溏，1日2～3次，手足冰凉，经院外相关检查均未见明显异常，舌淡苔白腻，脉沉细。曾经在当地及外院多方诊治无果，经人介绍来诊。龙老予桂枝汤、当归四逆汤合附子理中汤加减。5剂后，诸症悉除。患者表示服用该方1剂后，全身疼痛明显减轻，大便稍成形，服完5剂药诸症全部缓解。

（王华宁）

【案例二】

朱某，男，27岁，因口臭多年来诊，龙老经仔细询问病史得知患者平素喜食水果、肉食导致食积，龙老予理中汤合焦三仙等治疗后口臭消失，患者半年后因胃痛复诊告知龙老上次服用7剂中药后口臭完全消失。

（王华宁）

【案例三】

陈某，男，38岁，因夜间解大便半年来诊，诉每晚大便2～3次，影响睡眠，非常痛苦，视其精神疲惫，面白唇红，形体偏瘦，口中和，舌淡红，根薄腻，脉沉细。龙老予以附子理中汤合乌梅丸治愈。

（王华宁）

【案例四】

李某，男，65岁，诉一解小便，大便就出来，每次大便量不多，每天6～8次，很是痛苦，曾到外院做相关检查，肠镜未见异常，考虑肛门松弛症，建议患者手术治疗，患者因恐惧手术前来龙老处就诊，龙老予以小柴胡汤合五苓散加减治疗，治疗后二便正常。

（王华宁）

【案例五】

和某，男，58 岁，因右上腹疼痛伴皮肤巩膜发黄 3 天来诊，腹部 B 超提示：胆囊多发泥沙样结石，建议患者手术治疗，但患者既往有高血压病史多年，还因冠心病做过支架植入术，患者恐惧手术，经人介绍来诊，龙老予自拟的茵陈柴芍六君汤排石汤加减，3 剂内服后腹痛缓解，黄疸消退。

（王华宁）

【案例六】

患者，女，47 岁，六年前开始出现腹泻，一日三四次，腹泻时伴有腹痛，肠鸣，胃胀，恶心欲呕，腹泻症状在月经期加重。早晨醒来必腹痛，且腹中胀气。无论腹泻程度轻重，均无口渴，尿量也少。多次行胃镜检查提示：慢性浅表性胃炎，肠镜检查未见明显异常。尽管一直腹泻，但患者气色尚好，营养中等，腹部有弹力，右侧腹直肌略挛急，舌质淡胖，边有齿痕，苔中间黄腻。对于这种情况，龙老告诉我们，因为患者的病史比较长，详细询问患者的既往诊疗史，可以帮助我们分析病情。因此，我们再次向患者追溯这几年中服用了哪些药物，患者自嘲说，自己久病成医，服用过参苓白术散、真武汤很多方子，抗焦虑抑郁药也服用过，都没有作用。龙老告诉我们，参苓白术散所主的腹泻一般没有腹痛，腹部当为软弱，不该有弹力，也不会出现腹直肌略挛急，真武汤同样是用于虚证的处方，但该患者整体看上去并不是虚证，因此使用真武汤也没有效果，《金匮要略》云“呕而肠鸣，心下痞者，半夏泻心汤主之”。再者患者舌质淡胖，边有齿痕，说明患者有脾胃虚弱存在，脾胃虚弱日久必有脾阳不足。舌苔中间黄腻，说明患者还是有湿热存在，因此可以选用半夏泻心汤加减寒热并调，遂予患者半夏泻心汤加减 5 剂，1 日 1 剂，1 周后患者复诊，诉从看病当日晚上服用中药，服用中药后 3 日未解大便，第 4 日解软便 1 次，次日再解大便已成形，但仍时有恶心欲呕、腹痛，继予前方 3 剂，后电话随访，症状已完全缓解。

（马 可）

【案例七】

患者中年男性，诉在工地上干活时不慎从架子上跌落后出现食入即吐，伴头晕、头痛，1 个月内多次医院查头颅 CT 均未见明显异常，也服用了几个医生开的中药，均无明显缓解，遂来就诊。患者一般情况尚可，精神稍差，除了一吃饭就想吐，头晕、头痛，没有别的症状，平素冬天手脚偏凉，舌质胖大，苔白微腻，脉沉弦。龙老告诉我们，患者有外伤病史，大部分医生考虑是由脑部病变引起呕吐，我们作为临床医生，也一定要先排除外伤致颅内高压等引起的呕吐，患者 1 月内总共检查了 3 次头颅 CT，那么基本上排除由外伤引起的呕吐。患者食入即吐，那么我们想到了什么方？我们面面相觑，心里惭愧自己学艺不精，龙老看我们都不吭声，随即说："食谷欲呕者，属阳明也，吴茱萸汤主之。"龙老接着说《医方集解》云"此足厥阴少阴阳明药也。治阳明食谷欲呕者，吴茱萸、生姜之辛以温胃散寒下气；人参、大枣之甘以缓脾益气和中"。龙老还告诉我们吴茱萸是辛热的，能归肝经、肾经、脾胃经，既能温肝，又能疏肝，既有温胃作用，又能降逆。吴茱萸擅长降逆，通过降逆达到止呕作用。通过降逆使肝经浊阴之气不上逆下行。人参体现了益气健脾，配合吴茱萸是温补结合，治疗肝胃虚寒。生姜、大枣结合起来，有调和脾胃、调和气血的作用。生姜在这方里，用量最大，用到六两，是集中体现了吴茱萸汤有较大的降逆止呕作用，吴茱萸、生姜相配，降逆止呕力量很强。吴茱萸汤虽然药味不多，但温肝暖胃作用很好。患者虽为中年男性，但平素冬天手脚偏凉，结合患者舌苔、脉象，辨证为肝胃虚寒，脾胃虚弱，遂予吴茱萸汤合四君子汤 5 剂，1 周后门诊，患者再次就诊，诉已能进食，但食量还是少于外伤前，龙老予上方加炒神曲，5 剂，后患者症状全消，专门来门诊致谢，诉已返工地干活。

（马　可）

【案例八】

患者，男，66 岁。经常性反酸、嗳气、呃逆，胃脘中隐隐疼痛，曾行胃镜检查提示：反流性食管炎、慢性浅表性胃炎，服用中、西药多种，时轻时重，无明显减轻，持续 1 年余。近 1 周又因情绪不畅、饮食失规律再发，反酸、烧心、胸前区及胃脘部灼热，食后尤甚，心烦，舌质红，少苔，脉沉滑细数。龙老告诉我们，反流性食管炎以咽阻、吞酸、胸闷、胃脘痞塞、嗳气、呕恶反胃、食入气阻、反流清涎等为主症，西医治疗不外乎制酸、保护胃黏膜和促进胃肠动力这三个方面，而且停药后易复发；中医在治疗反流性食管炎方面有价格低廉、效果好的优势，但在临床上要辨证准确。患者此次发作诱因为情绪不畅，肝气郁滞，肝郁化火则心烦、烧心，胸前区及胃脘部灼热，肝胃不和，胃气上逆则反酸、嗳气、呃逆，《素问·至真要大论》说"诸逆冲上，皆属于火""诸呕吐酸，暴注下迫，皆属于热"。火热当清，气逆当降，故治宜清泻肝火为主，兼以降逆止呕。方选左金丸加减，《医宗金鉴·删补名医方论》："此泻肝火之正剂。肝之治有数种：水衰而木无以生，地黄丸，乙癸同源是也；土衰而木无以植，参苓甘草剂，缓肝培土是也；本经血虚有火，用逍遥散清火；血虚无水，用四物汤养阴。至于补火之法，亦下同乎肾；而泻火之治，则上类乎心。左金丸独用黄连为君，从实则泻子之法，以直折其上炎之势：吴茱萸从类相求，引热下行，并以辛燥开其肝郁，惩其扞格，故以为佐。然以本气实而土不虚者，庶可相宜。"方中重用黄连为君，清泻肝火，使肝火得清，自不横逆犯胃；黄连亦善清泻胃热，胃火降则其气自和，一药而两清肝胃，标本兼顾。然气郁化火之证，纯用大苦大寒既恐郁结不开，又虑折伤中阳，故又少佐辛热之吴茱萸，一者疏肝解郁，以使肝气条达，郁结得开；一者反佐以制黄连之寒，使泻火而无凉遏之弊；一者取其下气之用，以和胃降逆；一者可引领黄连入肝经。如此一味而功兼四用，以为佐使。二药合用，共收清泻肝火，降逆止呕之效。遂予患者左金丸加减 5 剂，1 周后，未见其复诊，遂电话随访，患者诉反酸、嗳气、呃逆，胃脘中隐隐疼痛等症状服药 3 剂后已大好，再服 2 剂症状已全消，因此未再复诊。

（马 可）

【案例九】

患者，女，57 岁，因舌体溃疡 1 年就诊。患者 1 年来反复舌体溃疡，服用“清火”中成药、西药及门诊输液等治疗均无好转，舌痛严重时，影响说话、吃饭及饮水，查看患者精神一般，舌体有多处绿豆样大小溃疡，溃疡呈白色，自觉口干、口苦，舌质红，边有齿痕，苔黄腻燥，脉沉弦细，自诉平素大便不成形，喜热饮。龙老看完患者后予甘草泻心汤加柴胡，3 剂，1 日 1 剂。我们也看到过不少甘草泻心汤治疗口腔溃疡的报道，所以没有细问，1 周后，患者女儿再次就诊，诉服完 3 剂中药舌痛症状即缓解，溃疡好转，现要求原方再开几剂回去服用。我们都惊奇这 3 剂药的效果怎么如此好，龙老告诉我们，治疗口腔溃疡不要一味清热，火也可因虚或因湿化火而致，因湿郁化火，郁火上炎所致者，可以选择补中益气汤升清阳，泻阴火，本例患者自觉口干、口苦，舌质红，边有齿痕，苔黄腻燥，脉沉弦细。舌体溃疡呈白色，上火是明显的，但平素大便不成形，喜热饮，所以下寒也是存在的，考虑辨证为上热下寒，寒热错杂，故治以寒热平调，方选甘草泻心汤，方中以半夏、干姜祛寒和胃，以党参、大枣补中健胃，用黄芩、黄连清上热，并用甘草缓急安中。《绛雪园古方选注》中曰：“甘草泻心，非泻结热，因胃虚不能调剂上下，致水寒上逆，火热不得下降，结为痞。故君以甘草、大枣和胃之阴，干姜、半夏启胃之阳，坐镇下焦客气，使不上逆，仍用芩、连，将已逆为痞之气轻轻泻却，而痞乃成泰矣。”此案中患者胃痞症状不明显，但火热不得下降发为口疡，水寒在下而致长期大便不成形，龙老紧守方证对应，故见效也迅速。

（马 可）

【案例十】

患者，女，67 岁，胃脘不适，口干、口苦，打嗝，反酸，头晕，全身乏力，关节酸痛，平素皮肤瘙痒，无皮疹，纳差，大便时干时稀，3 年前曾行心脏支架植入术，术后常感心慌、胸闷，舌淡，苔黄腻，脉沉弦。患者主诉甚多，我们有点被患者绕晕了，反复问患者最不舒服的地方是哪里，患者反复强调都特别不舒服！这时龙老告诉我们予升阳益胃汤，我们都不明所以，因为我们还没有理清楚患者的主诉，龙老的方子已经出来了。患者走后龙老告诉我们，患者胃脘不适，纳差，大便不调，舌淡，脾胃虚弱之故也，脾胃虚弱，运化水湿无力至湿浊中阻，湿阻气机，胃气上逆则见打嗝、反酸，湿郁日久化火，则见口干、口苦，《医宗金鉴集注》吴琨曰：脾土虚弱不能制湿，故体重节痛；不能运化精微，故口干无味；中气既弱，传化失宜，故大便不调。患者平素皮肤瘙痒，肺主皮毛，《绛雪园古方选注》曰：升阳益胃汤，东垣治所生受病肺经之方也。盖脾胃虚衰，肺先受病，金令不能清肃下行，则湿热易攘，阳气不得伸，而为诸病。当以羌活、柴胡、防风升举三阳经气，独活、黄连、白芍泻去三阴郁热，佐以六君子调和脾胃。其份量独重于人参、黄芪、半夏、炙甘草者，轻于健脾，而重于益胃。其升阳之药，铢数少则易升，仍宜久煎以厚其气，用于早饭、午饭之间，藉谷气以助药力，才是升胃中之阳耳。至于茯苓、泽泻，方后注云：小便利、不淋，勿用，是渗泄主降，非升阳法也。一周后患者复诊诉全身症状均有所减轻，究根到底，对于浑身不舒服的患者龙老选用升阳益胃汤仍在于抓准病机，方证对应。

（马 可）

【案例十一】

李某，女，69岁，有咳嗽变异性哮喘病史，曾使用布地奈德喷雾剂治疗，后服用中药，咳嗽症状缓解，近2年未再使用布地奈德喷雾剂。2天前感冒后出现咳嗽、咳痰，痰多，痰呈白色，易咳出，夜间咳嗽重，自诉咳嗽得夜不能寐，胸闷，喉间有痰声，畏寒，怕冷，纳差，大便平素不成形，舌淡，苔白滑，脉沉滑。龙老告诉我们咳喘、痰多、纳差、便溏为饮甚，痰色白为寒，畏寒、怕冷为表寒，辨六经为太阳太阴合病，其虽有表证但较小青龙汤轻，痰饮又较半夏厚朴汤重，喉间有痰声，为射干麻黄汤方证。

射干麻黄汤出自《金匮要略》：“咳而上气，喉中水鸡声，射干麻黄汤主之。”胡希恕注“表不解则气不得旁通，壅逆于肺，故咳而上气，若复有痰饮与气相击于喉中，则声嘶如蛙鸣也，射干麻黄汤主之”。遂予射干麻黄汤加减，5剂，1周后患者复诊，诉服用1剂后夜间咳嗽即减轻，5剂服完后咳嗽、咳痰、胸闷、畏寒、怕冷及喉间痰声等症状均缓解，但仍有纳差，大便不成形，遂再予香砂六君汤合理中丸3剂调理脾胃。

（马 可）

第二节 诊余漫谈

一、对中医发展的看法

中医中药是中华民族的无价之宝，又是我国人民对世界医学和人类健康做出的重要贡献之一，在中国古老大地上应用了几千年，挽救了无数人的生命，无论是在治病、防病、养生保健上都疗效确切。随着西方自然科学和哲学的进入，西医的思维方式和研究模式对中医学的认识和发展有很大的冲击。少数人认为中医已经跟不上西医的发展，中医的诊断拿不出确切的实验数据，中医是否科学受到了质疑，甚至有人提出废除中医。然而，许多疑难杂症纯用西医技术无法解除患者病痛，而用中医中药却能使患者多年顽疾应手而效。中华人民共和国成立后，在几次重大疫情中，中医中药都发挥了无可替代的重要作用，有效控制了疫情蔓延，充分展示了中医辨证论治和三因制宜的优势，这也再一次体现了中医中药强大的生命力，故中医药存在的价值是毋庸置疑的。但中医药的发展也要与时俱进，不能故步自封，应注意中西医优势互补，要借助现代医学技术，加快推进中医药现代化、国际化、产业化，充分发挥中医药的独特优势，为建设健康中国而努力奋斗。

二、中医理论与学术探讨

中医理论博大精深、知识浩瀚无边，中医经典是每位中医医生的必修课，其中《内经》《伤寒论》《金匮要略》《神农本草经》等是具有影响深远、重大贡献和里程碑意义的经典巨著。《内经》是我国现存最早的蕴含丰富中医理论和中医治法的一部医学典著，是研究人的生理、病理、诊断、治疗原则的医学巨著，是中医学发展的指导思想，奠定了临床各科的理论基础，被历代医家尊之为“医家之宗”;《伤寒论》是一部阐述外感及其杂病治疗规律的专著，是第一部理法方药完备、理论与实践相结合的医学经典著作，它不仅提出了辨证论治的纲领和方法，也为中医临床各科提供了辨治示范，在中医学发展史上具有划时代意义和承前启后的作用;《金匮要略》是仲景所著的《伤寒杂病论》之杂病部分，为方书之祖，奠定了中医杂病辨证论治的基础。该书具有病证结合、突显脉学的特点，为后世医家诊治疾病产生了较为深远的影响。《神农本草经》是现存最早的中药学著作，其中规定的大部分中药学理论和配伍规则以及提出的“七情和合”原则在几千年的用药实践中发挥了巨大作用，是中药学理论发展的源头。

龙老指出临证辨证论治应以病机为核心，要把握好病机这个关键环节，《素问·至真要大论》云："审察病机，无失气宜。"张介宾认为"机者，要也，变也，病变所由出也"。平时临床工作中，要注重培养司外揣内的本领，在望、问、闻、切四诊的基础上，采用取象比类法，通过疾病外在表现，推断出疾病的本质，获得正确的辨证结论。临床上，要"谨守病机"，才能做到理法方药一致，治疗才会显效。准确把握病机，不仅要以患者的临床表现作为客观依据，而且要擅于抓主症，兼顾次症，做到主次分明，并做好类证鉴别，这样才能使辨治精准。龙教授常告诫我们，要牢记《素问·至真要大论》"病机十九条"即："诸风掉眩，皆属于肝；诸寒收引，皆属于肾；诸气膹郁，皆属于肺；诸湿肿满，皆属于脾；诸热瞀瘛，皆属于火；诸痛痒疮，皆属于心；诸厥固泄，皆属于下；诸痿喘呕，皆属于上；诸禁鼓栗，如丧神守，皆属于火；诸痉项强，皆属于湿；诸逆冲上，皆属于火；诸胀腹大，皆属于热；诸躁狂越，皆属于火；诸暴强直，皆属于风；诸病有声，鼓之如鼓，皆属于热；诸病胕肿，疼酸惊骇，皆属于火；诸转反戾，水液浑浊，皆属于热；诸病水液，澄彻清冷，皆属于寒；诸呕吐酸，暴注下迫，皆属于热。"病机十九条对于中医辨证尤其重要。另外，要重视脏腑病机，例如对脾气亏虚与脾虚水停、脾不摄血等病机的鉴别，从而指导临床治疗；例如脾为后天之本，补脾宜加运化，补脾不宜呆补，宜动静结合；如肝体阴而用阳，清肝而勿忘柔肝养肝。

要正确理解"病""证""症"三者之间的概念。"病"也就是指"疾病"，是一组具有特征性的临床症状，一般能反映出疾病发生、发展、转化、传变等病理过程和变化规律。"证"即"证候"，指归纳分析患者某一阶段出现的各个症状、体征而做出的诊断。症即"症状"，指人体因患病而表现出来的种种异常状态和不适。证是多种临床症状的综合表现，又是疾病某一阶段的特征性改变，包括病因、病性、病位、病机、病势等。疾病的本质和属性，往往是通过"证"的形式表现于临床，而病又是各种证的综合表观。因此，病、证、症既相互联系，又有区别。辨证是中医独特的诊断方法，是对疾病临床表现及其动态变化的综合认识，具有较强的个性。辨病是对疾病本质和特异性的认识，可把握疾病的重点和关键，加强治疗的针对性，也有助于治疗无症状的疾病，避免单纯辨证的局限性。所以，临床诊病应"病""证""症"结合，相互参照，才能全面认识和诊治疾病。中医内科疾病，不外乎外感病和内伤杂病两大类。外感病主要按六经、卫气营血和三焦进行辨证论治；内伤杂病中脾胃病症主要按中焦气机升降失常进行辨证论治，以恢复脾主运化、主升清，胃主降浊的功能。肝系病症主要按肝的疏泄功能失常及藏血功能失常进行辨证论治，以恢复肝的疏泄、藏血等功能。

其次，要坚持百家争鸣、百花齐放。中医学经数千年的发展历程，涌现出扁鹊、华佗、张仲景、孙思邈等一大批著名医家。前贤们在学术上独树一帜、自成一家、各领风骚，形成了不同的学术流派。长期的学术争鸣与渗透，促进了中医学的发展，使中医理论日趋完善，临床疗效不断提高，形成了中医学“一源多流”的学术特色。后学者既不能唯我独尊，也不能拘泥于一“家”一言、一“派”一论，不管什么学术流派，都有其独特优势和某些不足，要取其精华、去其糟粕、兼蓄并收，把各家学术思想融会贯通、相互印证、灵活应用，要勤求古训、博采众方。任何中医理论的产生都有其独特的时代背景，我们应深入挖掘研究，探寻其理论渊源、发展情况，使中医理论得到更好的传承与创新，进一步发扬光大。定期开展各种形式的学术交流，多学科、多地域交叉，进行思维碰撞，以期产生智慧的火花，便于拓展医者思路的宽度和深度。另外，任何时候都不能忽视中医基础理论的学习，如果只追求单方验方，或单纯依靠西医诊断、化验检查结果开中药，就违背了中医的辨证论治原则，西医诊断及化验检查结果只能作参考，临证要用中医的理法方药去治病，才不会失去中医之根。辨证论治是中医诊治疾病的重要方法，是通过四诊合参，做出诊断和治疗的过程。龙老强调治病必求于本，本为阴阳，阴阳的变化贯穿于疾病的始终。龙教授强调辨识阴证和阳证的重要性。凡病在里、在血、属寒，正气不足，机体反应多呈衰退的表现均属阴证的范畴，临床多表现为精神萎靡、面色苍白、畏寒肢冷、气短声低、口不渴、便溏、尿清、舌淡苔白、脉沉迟微弱等；凡病在表、在气、属实、属热，正气未伤，机体反应多呈亢盛的表现均属阳证的范围，临床多表现为心情烦躁、面赤身热、气壮声高、口渴喜冷饮、呼吸气粗、腹痛拒按、大便秘结、尿短赤、舌红绛苔黄、脉浮洪或滑数有力等。《素问·阴阳应象大论》中提出“察色按脉，先别阴阳”，还说“阳病治阴，阴病治阳”。张仲景将伤寒病分为阴证、阳证，以三阴、三阳为总纲。明代医家张景岳也强调，“凡诊脉施治，必先审阴阳，乃为医道之纲领”。这阴阳是八纲辨证的总纲，它能统领表里、寒热、虚实三对纲领，故有人称八纲为“二纲六要”。由此可见，阴阳辨证在疾病辨证中的重要地位。

三、对培养中医人才的看法

如何在有限的时间内培养出合格的中医人才，一直是我们人才培养面临的一个重大课题。《国家中长期教育改革和发展规划纲要（2010—2020 年）》和《国务院关于扶持和促进中医药事业发展的若干意见》指出，中医人才培养模式要多元化，因材施教，将中医药基础理论和基本实践技能的培养作为培养重点，这是当前中医药高等教育必须遵循和迫切需要改革的问题。人才培养模式主要有院校培养模式和传统跟师模式。院校模式作为我国教育体系不可或缺的重要组成部分，为培养中医药人才、促进中医药事业的发展做出了巨大的贡献，成为中医药人才培养、中医药文化传播的重要基地，开展规模化教育，可改变以往"小而散"的传统跟师模式，可在短期内培养出大量的中医药人才，但也存在着一定的弊端，比如中医专科理论深度不够，中医特色不明显；而传统跟师模式虽培养周期较长，数量有限，但中医专科理论功底较为扎实，中医专科特色明显，但同时导师往往只注重对已有知识的传授，对学生的创新精神和创造能力的培养不够。两种模式均有优缺点，二者不可偏废，促进传统跟师模式与院校教育模式的有机融合，倡导研究生教育与师承教育并轨运行，建议在院校系统学习中医理论后，尽快进入临床进行传统跟师模式的教育，就可取长补短，既有院校培养的理论宽度，又有传统跟师的理论深度，既利于中医人才的培养，又利于适应临床的需要。

我们要充分认识到，目前尽管实现了院校培养的规模化、标准化，但院校教育的质量问题已引起广泛关注。首先，中医药理论尤其是经典理论的学习不够，不少学生仅满足于中医经典理论的背诵，没有真正读懂、弄通经典理论，更不会灵活应用于临床；其次，中医辨证论治能力差，往往用西医思维代替中医诊疗，缺乏整体观；再次，人文社会科学学习不够。随着医学模式的改变，传统的生物医学模式已向生物 - 心理 - 社会医学模式转变，医学的范围不再仅仅属于自然科学，而是自然科学与社会科学的有机结合，而目前的医学教育主要偏重医学专业教育，忽视人文教育，更谈不上主动提高自身传统文化素养；而中医讲究整体观，如果没有人文社会科学方面的相关知识，那四诊合参所采集的资料有可能不全或存在偏颇，势必会影响我们对疾病的判断。造成此局面的原因一是对人文社会科学重视不够，二是对中医理论联系实践不够，没有经过传统跟师模式的培养，理论与临床实践脱节，没有身临其境看病，缺乏感悟能力、理解能力及运用中医理论的能力，归根结底就是缺乏实战能力。龙老告诫我们，对中医人才培养我们千万不能摒弃传统跟师模式，否则培养出的医学生只会纸上谈兵。另外师资培养也很重要，尤其是要加强中医临床师资队伍的建设，提高师资队伍的整体素质，不断提高中医临床教学质量。重视中医药学科建设和专业建设，突出中医药教学资源建设和信息化建设，逐步建立中医药人才培养信息网络系统，定期或不定期传授中医临床诊疗经验，做到理论与实践密切结合，更好地培养学生的中医临床思维。

要处理好传承与创新的关系。传承是创新的基础和前提条件，传承就是要发扬好传统，但也绝不是一味地照搬前人的经验，而是应该要去伪存真；创新则是对传承的进一步发展，创新要以传承为根基，自主创新，才能使传承更具生命力和活力。创新是中医药人才培养的难点和重点问题，要在继承中创新、在传承中发展，中医事业才会充满生机活力、蓬勃发展。创新精神和能力的培养是中医药人才培养的重中之重，“创新是一个民族的灵魂，是一个国家兴旺发达的不竭动力”。理论需要创新，教学方法也要创新，要善于在实践中发现问题、解决问题，更新观念、探索前进；教学方法应摒弃“填鸭式”教育，而应采用启发式、引导式、讲解式、示范式教学模式，让学生多阅读、多观察、多思考或者采用专题讨论等方式，让学生养成勤于思考、勤于探索的能力与习惯，既要培养学生掌握知识的能力，也要培养学生运用知识的能力，也就是说不能让学生“死读书、读死书”，要活学活用、学以致用。古人云“师父领进门，修行靠个人”，诚然，老师在人才培养的道路上起着重要的领路人作用，但学生的努力更为重要。要培养学生爱祖国、爱中医、爱家、爱患者的家国情怀和仁爱精神，培养刻苦努力、坚守执着、开拓创新、学无止境的治学精神，崇经典、重基础、强临床、精专业，这样培养出来的学生才能适应竞争日趋激烈的市场需求。唐代大医孙思邈曾说：医学是至精至微之事，“唯用心精微者，始可与言于兹矣”，学者必须“博极医源，精勤不倦”。既然我们选择了医生这个职业，就要心中无尘，静志澄虑，潜心研究，无怨无悔，才能不辱救死扶伤的光荣使命。

（王华宁）

第七章　传承与创新

中医药学是中华民族几千年防治疾病形成的科学体系，是中华文明的瑰宝，凝聚着中华民族的伟大智慧。中医药学是中国传统文化的杰出代表，具有简、便、验、廉特色，为中华民族卫生保健做出了重大的贡献。我们中医人必须遵循中医药发展规律，秉承“传承精华，守正创新”的思想理念，坚定中医药文化自信，以历史视野、发展眼光，创新发展中医药是势在必行的历史使命和责任。“传承、创新”一直在推动国粹中医药走出一条适合自身发展规律的振兴之路。历经数千年发展的中医药学凝聚着中华民族的深奥理论和博大智慧，具有强大的生命力。当前有部分国家已立法承认和支持中医学的合法存在，显示了中医药强大的生命力；然而，国内中医药发展与人才配置结构出现了矛盾。虽然云南省中医院在探索中医药人才的资源配置及中医学术的传承中已进行了部分工作，取得了一定成绩，但随着时代发展，名老中医、名中医的数量及配置现已无法适应人民对医疗卫生日益增长的需求。

中医学具有鲜明的特点，与现代西方医学相比有着独特的优势：①整体观念。中医学将人置于自然、社会环境的变化之中，以天地人的系统整体观来系统分析机体的正常生理功能和异常的生命活动过程，结合环境变化的各种因素，进行预防、诊断、治疗、康复等一系列医学实践活动，从而克服了西方医学“头痛医头，脚痛医脚”的局限性。②辨证论治。运用四诊法来判断发病的病因，再结合地理环境、时令、气候、患者的体质、性别、职业等情况进行具体分析，从而找到疾病的本质，得出辨证的结论，以确定治疗法则，选方用药进行治疗。中医学“辨证论治”的指导原则在疾病谱不断发生变化的今天具有西医学难以比拟的运用前景和优势。正是中医药具有整体观念和辨证论治这两个特点，使得中医药在人类的疑难病、慢性病、亚健康、保健等方面具有独特的优势。

名老中医是中医学术造诣最深、临床水平最高的群体，是将中医理论、前人经验与当前临床实践相结合的典范。名老中医鲜活的临床经验和学术思想，是中医药薪火相传的主轴，也是中医药创新发展的源泉。中医药学发展的过程，始终是中医药学术不断积累、整理、总结、提炼和升华的过程。所谓传承，是指把前人的科学成果加以荟萃分析，取其精华，去其糟粕，将有价值的成果承接过来，用于建立新的科学理论。而创新则是指在传承的基础上，结合时代特征开拓新领域，发现新规律，发明新方法，提出新理论，解决新问题，创建新的学术和学科分支，构建新的知识体系，突破原有知识框架。传承、发扬、创新是中医发展的三个关键环节，也始终是中医药事业发展的核心，传承是基础，发扬是关键，创新是灵魂、动力，三者相辅相成，对于促进中医发展起着举足轻重的作用，充分继承中医学家的学术思想和临床经验，应用于临床实战，与时俱进，开拓创新，将其发扬光大，才能使中医学得到长久的发展。传承团队必不可少，是传承创新的核心和灵魂。

当今，中医药正在逐步走向世界，中医药、针灸、推拿赢得了全世界越来越多人的关注和青睐。云南省拥有非常丰富的中医药资源，名老中医也人才辈出，如刘复兴、李永康、刘以敏、罗铨、龙祖宏、赵淳等。但目前出现了名老中医学术后继人才不足现象，如不能及时扭转这种局面，云南珍贵的中医药学术宝典就很可能在我们这一代不能薪火相传，对人民的医疗卫生保障，以及中医药事业来说也是个损失。所以，构建合理的老中青传承队伍尤其重要。

目前中医的传承方式包括师徒型传承、院校型传承、科研型传承等。师徒型传承是中国医学独特、最直接、最有效的继承方法，中医学之所以能经久不衰就是靠历代中医学家接力棒似的不断传承并发扬光大，其中学术思想是传承的核心，也是中国传统传承的典范：中医教育，自古有之，师承制是中医传统的传承方法，如长桑君传扁鹊，再传子阳；李东垣师从张洁古学医，再传罗天益；叶天士一生拜十七位医学师等，类似例子比比皆是。中医自唐代就开始有了由太医令负责组织的官办医学教育途径，张仲景、叶天士等名医，都是通过师承制教育而得窥岐黄门径，进而为弘扬、发展中医文化做出了巨大的贡献。渊博与创新的学术思想是名老中医临床实践的理论依据，是名老中医传承研究可持续发展的基础。青年人要重点继承其创新的学术思想，包括创新学术思想的起源、发展与形成三部分，这是一个由博返约的过程，青年人只有深入研究其形成过程，才能全面传承其创新的学术思想。丰富与独特的临床经验是名老中医对其学术思想的验证与发展，是名老中医传承研究最为直接的内容。独特的临床经验来源于丰富的实践，青年医生在跟随名老中医的临床诊疗过程中，要重点传承其独特的临床思维过程，包括诊断方法、辨证方法、辨证依据、立法处方、用药心得等。青年医生不仅要传承名老中医的临床诊疗行为，更要传承其独特的临床思辨能力，如对中医方药的灵活运用。高尚的医德与严谨的治学是名老中医的必备条件，是名老中医传承研究的最高境界。正如《大医精诚》所言“凡大医治病，必当安神定志，无欲无求，先发大慈恻隐之心，誓愿普救含灵之苦”，范仲淹言“不为良相，便为良医”，《伤寒论·序》有云“勤求古训，博采众方”。纵观历代名医，无不是在严谨的治学态度与科学的治学方法下成长起来的。因此，青年医生只有传承其高尚的医德与严谨的治学方法，才能从根本上传承名老中医学术思想及临床经验。医院应构建集信息、经验、传承、创新为一体的学术平台，将全国各地的名老中医的学术思想、临床经验进行学习整合、分析利用，突破目前师承的局限性，创建新的传承方式，使名医经验传承难的问题从源头或根本上得到改观，培养更多的名医，让更多的患者得到优质的服务，加强医患之间的沟通，减少医疗纠纷，这对构建和谐的医患关系和促进中医药事业的蓬勃发展都有重要的意义。习近平总书记在多次重要讲话中强调：“要遵循中医药发展规律，传承精华，守正创新。”要大力推动中医药人才培养、科技创新和中药新药研发，充分发挥中医药在疾病预防、治疗、康复中的独特优势，在传承中创新，在创新中发展，实现中医药高质量、高水平可持续发展。

第一节 传承脉络

邓铁涛	第一代
龙祖宏	第二代
王华宁、杜义斌、淦家荣、陈必勤、李莉、冉滨	第三代
陈霞、沈静、李襄、祁燕、马可、李喜云、胡瑞、陈羲之、郭欢芳、吴疆等	第四代

第二节 传承团队

以国家级龙祖宏名医工作室及云南省中医医院脾胃病科为依托，开展脾胃病相关科研、教学、临床、传承与创新、科普宣传等相关工作。

学术指导老师：龙祖宏

工作室负责人：王华宁

王华宁，硕士研究生导师，从事中医内科医、教、研工作30余年，个人年门诊量达1万余人次，领衔获得云南省科技进步奖三等奖1项、云南省卫生科技成果三等奖1项。主持或参与国家级及省部级课题10余项。主编、参编专著5部，发表相关学术论文40余篇。担任云南省中医医院脾胃肝胆病科主任，国家级传染病基地学科带头人，云南省中医医院GCP中医肝病专业负责人，国家级龙祖宏名医工作室负责人，第五批全国老中医药专家学术经验继承人，云南中医药大学临床医学院西医内科学教研室主任，兼任中华中医药学会脾胃病分会常委、中华中医药学会肝胆病分会常委等。

余泽云，原名医工作室负责人。云南省名中医，主任医师、教授，硕士研究生导师。中华中医药学会脾胃病分会副主任委员、中华中医药学会肝胆病分会常委、中国民族医药学会脾胃病分会常委、云南省中医药学会脾胃病专业委员会主任委员、云南省女医师协会脾胃肝胆病分会主委、云南省医师协会感染病分会常委、云南省海外联谊会副秘书长，并且是云南省和昆明市的医疗事故鉴定委员会委员。临床擅长用中医、中西医结合诊治口腔疾病、胃肠病、肝胆病、胰腺病等病症。

团队人员：余泽云、王华宁、淦家荣、陈必勤、李莉、杜义斌、冉滨、曹艳萍、黄明霞、朱熔、陈霞、沈静、李襄、祁燕、马可、李喜云、胡瑞、陈羲之、郭欢芳、吴疆等。

（李　襄　蔡开莉）

第三节　传承团队所撰写的署名文章

[1] 王华宁. 中西医结合治疗肝炎后肝硬化腹水31例[J]. 中国中西医结合脾胃杂志，2000，8(3)：185.

[2] 淦家荣，梁亚敏，龙祖宏. 结肠康灌肠治疗溃疡性结肠炎40例[J]. 云南中医学院学报，2001，24(1)：33-34.

[3] 淦家荣，陈必勤，龙祖宏. 龙祖宏治疗慢性腹泻的经验[J]. 云南中医中药杂志，2001，22(3)：7.

[4] 淦家荣，陈必勤. 龙祖宏治疗脾胃病经验初探[J]. 云南中医中药杂志，2002，23(5)：7.

[5] 陈必勤，淦家荣. 龙祖宏辨证配合升降调理法治疗慢性胆囊炎[J]. 云南中医中药杂志，2002，23(6)：3-4.

[6] 王华宁，温伟波，冉滨，等. 中西医结合治疗慢性肝病所致粒细胞与血小板减少症33例[J]. 山西中医，2002，18(2)：30-31.

[7] 王华宁，冯妮. 中西医结合治疗肝硬化腹水的临床研究近况[J]. 河南中医，2003，23(1)：69-70.

[8] 王华宁，温伟波. 肝源性糖尿病临床研究进展[J]. 实用肝脏病杂志，2003，6(1)：59-61.

[9] 陈必勤，淦家荣. 调胃降逆散治疗功能性便秘 90 例疗效观察 [J]. 云南中医中药杂志，2003，24(4)：6.

[10] 李莉. 健脾化瘀汤加减治疗淤胆型肝炎 50 例 [J]. 现代中西医结合杂志，2003，12(3)：253-254.

[11] 陈必勤，淦家荣，龙祖宏. 辨证治疗肠易激综合征 94 例 [J]. 新中医，2003，35(1)：55-56.

[12] 曹艳萍，林恒，龙祖宏. 胃镜套扎配合中西医结合治疗肝硬化食管静脉曲张破裂出血的体会 [J]. 云南中医学院学报，2004，27(3)：43.

[13] 王华宁，余泽云. 丹红注射液治疗慢性萎缩性胃炎 31 例疗效观察 [J]. 云南中医中药杂志，2006，27(1)：27.

[14] 余泽云，唐晴，陈霞，等. 中西医结合治疗与护理溃疡性结肠炎的方法 [J]. 中国中西医结合消化杂志，2006，14(3)：203-204.

[15] 王华宁，余泽云，陈霞. 中西医结合治疗腹泻型肠易激综合征 35 例 [J]. 河南中医，2006，26(12)：57.

[16] 陈霞，余泽云，王华宁，等. 逍遥清胃汤配合抑酸剂治疗肝胃郁热型胃脘痛临床报道 [J]. 云南中医学院学报，2009，32(6)：59.

[17] 陈霞，余泽云，王华宁，等. 茵虎四君汤治疗便秘(气虚便秘)42 例 [J]. 昆明医科大学学报，2009，(3B)：399-400.

[18] 王华宁，余泽云，王宇静，等. 扶正养肝汤治疗慢性乙型肝炎 60 例 [J]. 中国中医药现代远程教育，2010，8(12)：236-237.

[19] 王华宁，沈静. 名老中医龙祖宏治疗胃食管反流病的临床经验 [J]. 中国社区医师，2011，13(24)：190.

[20] 曹艳萍，余泽云. 中医辨证配合加斯清治疗功能性便秘 40 例疗效观察 [J]. 云南中医中药杂志，2011，32(11)：39.

[21] 杜义斌，段艳蕊，李琦，等. 从脾论治早中期糖尿病肾病临床观察 [J]. 云南中医学院学报，2011，34(1)：48-50.

[22] 王华宁，沈静. 清霉汤联合制霉菌素片治疗霉菌性肠炎 32 例疗效观察 [J]. 新中医，2012，44(8)：42-43.

[23] 王华宁，陈羲之. 通便汤治疗习惯性便秘 32 例 [J]. 中国中西医结合消化杂志，2012，20(9)：419.

[24] 王华宁，陈霞. 龙祖宏教授治疗慢性胃炎经验简介 [J]. 云南中医中药杂志，2012，33(7)：8-9.

[25] 余泽云，杨洪英，段明，等. 浅谈胆胃康胶囊治疗胆汁反流性胃炎与胆囊炎的体会 [J]. 中外健康文摘，2012，9(36)：79-81.

[26] 冉滨. 龙祖宏教授治疗肝硬化的经验 [J]. 云南中医中药杂志，2013，34（3）：3-5.

[27] 万春平，熊尤龙，祁燕，等. 肠系膜淋巴结 Th1、Th17 细胞在小鼠结肠炎模型发病中作用的研究 [J]. 胃肠病学，2013，18（8）：477-481.

[28] 王华宁，何小林，余泽云，等. 扶正养肝汤对免疫性肝损伤小鼠的保护作用及机制研究 [J]. 中国中西医结合消化杂志，2013，2（8）：400.

[29] 杜义斌，王华宁，冉滨. 调胃汤治疗功能性消化不良的临床观察 [J]. 云南中医中药杂志，2013，34（5）：26-27.

[30] 冉滨. 中西医结合治疗老年便秘 69 例 [J]. 云南中医中药杂志，2013，34（2）：88.

[31] 王华宁，杜义斌. 疏肝清胆汤治疗肝胆湿热型慢性胆囊炎 35 例疗效观察 [J]. 云南中医中药杂志，2014，35（2）：20-21.

[32] 陈霞，王华宁. 从滞论治慢传输型便秘 [J]. 云南中医中药杂志，2014，35（10）：30-32.

[33] 沈静. 消化性溃疡胃镜表现与中医胃脘痛的相关性 [J]. 中国社区医师，2014（21）：90.

[34] 王华宁. 龙祖宏教授辨治复发性口腔溃疡探析 [J]. 中国民族民间医药，2015，24（18）：52-53.

[35] 王华宁，龙祖宏，陈霞，等. 调胃消痞方治疗功能性消化不良（脾虚湿热证）的临床研究 [J]. 湖北中医杂志，2015，37（11）：1-2.

[36] 杜义斌，杨柏风，王华宁，等. 健脾润肠法治疗老年功能性便秘 35 例临床观察 [J]. 云南中医中药杂志，2015，36（6）：52-53.

[37] 杜义斌，王华宁，龙祖宏. 龙祖宏教授治疗酒精性肝硬化浆膜腔积液的经验 [J]. 云南中医中药杂志，2015，36（4）：3-5.

[38] 陈霞，王华宁. 四逆散治疗功能性胃肠病的临床应用 [J]. 医药前沿，2015，5（25）：307-308.

[39] 祁燕，董骏，易静婷，等. 调胃消痞方对功能性消化不良大鼠胃肠动力及胃肠激素的影响 [J]. 云南中医中药杂志，2017，38（12）：63-66.

[40] 祁燕，万春平，李小丝，等. 溃结康对溃疡性结肠炎小鼠肠粘膜炎症因子及肠屏障功能相关蛋白的影响 [J]. 中药药理与临床，2017，33（6）：120-124.

[41] 陈羲之，王华宁. 张仲景健脾和胃之半夏架构探析 [J]. 中国民族民间医药，2017，26（20）：7-8，11.

[42] 王华宁. 龙祖宏教授辨治口苦的经验 [J]. 云南中医中药杂志，2018，39（1）：2-3.

[43] 陈凌云，陈坤，王华宁. 复方扶正养肝颗粒定性鉴别研究 [J]. 云南中医中药杂志，2018，39（8）：75-77.

[44] 王华宁，龙祖宏. 龙祖宏治疗慢性腹泻经验 [J]. 山东中医杂志，2014（6）：506-507.

[45] 万春平，祁燕，张兴宗，等. 扶正养肝方对急性免疫性肝损伤抗肝细胞凋亡及凋亡相关分子表达的研究 [J]. 时珍国医国药，2015，26（12）：2820-2822.

[46] 祁燕，袁志伟，万春平，等. 溃结康对溃疡性结肠炎小鼠结肠抗氧化作用及 Nrf2/ARE 信号通路的影响 [J]. 中药药理与临床，2019，35（2）：115-119.

[47] 陈坤，陈凌云，王华宁. 复方扶正养肝颗粒的制备工艺研究 [J]. 西北药学杂志，2019，34（3）：383-388.

[48] 祁燕，袁志伟，万春平，等. 溃结康对溃疡性结肠炎小鼠 NLRP3 炎性体基因表达及下游炎性因子影响 [J]. 中华中医药学刊，2020，38（3）：229-237.

（蔡开莉　韩　壮　张胜华　徐　敏）